高等医学院校实践实验系列教材

医学免疫学与病原生物学实验指导

主　编　沈敬华　包丽丽

副主编　木　兰

编　者（按姓名汉语拼音排序）

包丽丽（内蒙古医科大学）
富红丹（内蒙古医科大学）
胡　宾（内蒙古医科大学）
高权荣（内蒙古医科大学）
李　恋（内蒙古医科大学）
卢　莎（内蒙古医科大学）
木　兰（内蒙古医科大学）
彭洪涛（内蒙古医科大学）
任向宇（内蒙古医科大学）
沈敬华（内蒙古医科大学）
孙　娟（内蒙古医科大学）
孙晓琳（内蒙古医科大学）
陶格斯（内蒙古医科大学）
王晓娟（内蒙古医科大学）
于晶峰（内蒙古医科大学）
张明昱（内蒙古医科大学）

北京大学医学出版社

YIXUE MIANYIXUE YU BINGYUAN SHENGWUXUE SHIYAN ZHIDAO

图书在版编目（CIP）数据

医学免疫学与病原生物学实验指导 / 沈敬华，包丽丽主编 . -- 北京：北京大学医学出版社，2016.6
高等医学院校实践实验系列教材
ISBN 978-7-5659-1145-3

Ⅰ . ①医… Ⅱ . ①沈… ②包… Ⅲ . ①医学—免疫学—医学院校—教学参考资料②医学微生物学—医学院校—教学参考资料 Ⅳ . ① R392 ② R37

中国版本图书馆 CIP 数据核字 (2015) 第 139776 号

医学免疫学与病原生物学实验指导

主　　编：沈敬华　包丽丽
出版发行：北京大学医学出版社
地　　址：（100191）北京市海淀区学院路 38 号　北京大学医学部院内
电　　话：发行部 010-82802230；图书邮购 010-82802495
网　　址：http：//www.pumpress.com.cn
E － mail：booksale@bjmu.edu.cn
印　　刷：中煤（北京）印务有限公司
经　　销：新华书店
责任编辑：赵　欣　王孟通　　责任校对：金彤文　　责任印制：李　啸
开　　本：787 mm × 1092 mm　1/16　　印张：16.25　　字数：408 千字
版　　次：2016 年 6 月第 1 版　2016 年 6 月第 1 次印刷
书　　号：ISBN 978-7-5659-1145-3
定　　价：35.00 元

前 言

医学免疫学与病原生物学作为一门极具基础性、综合性的学科，主要研究抗原性异物的性状、机体免疫应答的机制，以及在一定条件下病原生物的生物学特性、生命活动规律、致病性与免疫性、实验室检查及特异性防治，是一门医学基础课。近年来，现代微生物、免疫学技术已经渗透到生命科学研究的每一个领域，不论是基础研究领域，还是临床医学诊断和研究，都离不开微生物、免疫学技术，该门课程已成为对当代大学生进行基础研究领域培养和临床医学诊断及研究训练的重要基础课程之一。

我们学院编写《医学免疫学与病原生物学实验指导》这部教材，就是以学院制订的人才培养方案作为指导思想，结合当前医学生在免疫学、医学微生物学及人体寄生虫学等方面的实际状况，针对学生学习的特点，将3门课程内容有机结合，既传承理论基础，又能较好地培养提高学生动手能力。将我们多年的教学经验进行提炼，在参考大量文献的基础上对医学免疫学与病原生物学实验内容进行精选和归类，力图编写一部适合医学生学习使用的教材。

第一篇医学免疫学实验部分，编写内容讲究实用性，理论阐述和实践紧密结合是教材编写的理念。医学免疫学培养学生的目标是让学生易学易懂易操作。在学习理论知识后，根据教学特点和各专业的教学需要，教材在编写过程中淡化了传统的重理论轻实践的教学模式，而是注重学生的实验室规则、生物安全知识及实验操作能力的训练。第二篇、第三篇病原生物学，着重于医学微生物学及人体寄生虫学，结合具体理论研究，并在此基础上辅以实验操作能力训练，从而达到学练同步的效果，提升学生的综合素质水平。

全书共分三篇十三章，由沈敬华、包丽丽主编、统稿。在编写过程中，参阅大量论著，谨在此向原著作者致以衷心的感谢！应该特别提到的是，在本书编写过程中得到了院校相关部门的鼎力支持，在此一并表示感谢！我们身怀真诚奉献此书，但自知水平有限，加之时间紧迫，书中难免遗珠之憾，恳请广大读者不吝指正，使之日臻完善！

编者谨识

目 录

第一篇 医学免疫学实验

第二篇 医学微生物学实验

第三篇 医学寄生虫学

绪　论

一、医学免疫学与病原生物学实验目的与要求

医学免疫学与病原生物学实验课是医学专业的基础必修课。本课程内容包括医学免疫学、医学微生物学与医学寄生虫学三部分。基本要求是使学生能掌握医学免疫学的基本理论和基本技术，对临床常见的免疫现象与免疫性疾病、病原性细菌及病毒等传染病的发病机制、实验室检查和特异性防治等方面正确理解并做出合理的解释；掌握各类微生物和人体寄生虫的形态结构、生长代谢、遗传变异及其在临床中的应用；加深对病原微生物与人体和环境间相互关系的认识，建立无菌观念。突出理论与应用相结合，培养学生主动思考和分析问题的能力，为学生今后从事医疗工作打下坚实的基础，并为后续相关课程的学习积累必要的知识。

（一）实验课的目的

1. 加深和巩固对理论知识的理解与体会。

2. 熟悉和掌握医学免疫学与病原生物学实验的基本技能。

3. 培养正确的科学态度和思维分析能力。

（二）实验课的要求

1. 为提高实验课效果，每次实验前必须认真预习，了解实验原理、材料与方法、注意事项及预期的实验结果。

2. 加强基础训练，每次实验过程中应注意基本技术、基本操作、基本训练。坚持严肃性、严格性和严谨性。

3. 要仔细观察示教实验。

4. 自行操作要认真、准确。

5. 为提高科学思维、分析、总结能力，每次实验结束后必须认真、及时地记录实验结果，进行分析，得出结论，完成实验报告。

（胡　宾　高权荣）

二、医学免疫学与病原生物学实验室规则

为保证实验效果及实验课的教学目的，加强实验人员认真负责的态度，保障实验操作者的安全，维护实验室的安全卫生，特制定以下规则：

1. 学生在实验课前，应该认真对实验内容进行预习，明确实验目的与要求，了解实验原理和操作步骤，熟悉所要使用的仪器、药品的性质和注意事项，预测实验结果。如有疑问，请及时咨询实验指导教师。

2. 进入实验室应该身着白大衣，离开时将白大衣脱下并内面朝外折叠带走。尽量不携带个人生活物品进入实验室，与实验无关的物品应放置在指定位置。

3. 实验室内应遵守纪律，不得大声喧哗，不随意走动，不玩弄动物，不随地吐痰。

4. 实验室内禁止吸烟、进食及饮水，严禁用口接触实验器材及湿润标签，尽量避免用手接触头面部及身体其他暴露部位。

5. 注意保持科学实验的严肃性、严格性和严谨性。实验前，应该仔细认真地观察教师的演示，实验中严肃认真地按规定步骤进行操作。

6. 仔细、耐心地观察实验过程中出现的各种现象，及时、真实、客观地记录实验结果。积极思考，认真分析，得出结论。

7. 实验所用的仪器、器材和试剂须按照要求摆放，严格按照操作程序进行，以保证实验过程顺利，并取得预期结果。

8. 若出现实验器皿破损，传染性材料、有毒材料流洒于桌面、地面及衣服上，或发生割破皮肤、被动物咬伤等意外时，要及时报告实验指导教师，做好妥善处理，不要隐瞒或自行处理。

9. 要爱护公共财物，节约水电、试剂材料，不得将实验室任何物品私自带出实验室。如将仪器、器材损坏，应及时报告教师，并登记备案。

10. 实验中被污染的器材、仪器及其他接触过有菌物的物品，应该在使用完毕后立即投入已准备的消毒剂中或放置于指定位置，不可随意放置。

11. 实验结束后，应清理实验用品，物归原处。实验废弃物（包括实验动物）应该放入或倒入指定的位置或容器内。服从值日安排，认真负责地做好清洁卫生工作。

12. 离开实验室前应该清洗或消毒双手。最后离开的同学注意关好水、电、门、窗等，如有借用的物品和仪器要及时归还。

（胡 宾 高权荣）

三、普通光学显微镜的使用与保护

【实验目的】

1. 学习并掌握普通光学显微镜的构造和原理。
2. 掌握油镜的使用技术及维护的基本知识。
3. 初步认识细菌的形态特征。

【实验内容】

细菌个体微小，肉眼不可见。在细菌的形态学研究过程中，必须借助于显微镜及适当的染色，才能看到较清晰的物像。因此，学生应该熟练掌握显微镜尤其是油镜的使用和保护。通过以下实践，掌握普通光学显微镜的原理，熟悉方法步骤、结果判断及注意事项。

【实验原理】

显微镜（microscope）是观察细胞的重要工具。根据光源不同，可分为普通光学显微镜（图 1）和电子显微镜两大类。前者是以可见光为光源，后者是以电子束为光源。

普通光学显微镜是由多个透镜组成的精密光学仪器，显微镜物像是否清晰不仅由其放大倍数决定，还与其分辨力（resolution，R）有关。分辨力是指显微镜（或人的眼距目标 250mm 处）能分辨物体最小间隔的能力。分辨力的大小取决于光的波长和物镜数值孔径以及介质的折射率，用公式表示为：

$$R=0.61\lambda/N.A \qquad N.A=n\sin(\alpha/2)$$

λ 为入射光波长；n 为物镜与标本之间介质的折射率；α 为镜口角（光线进入物镜的最大

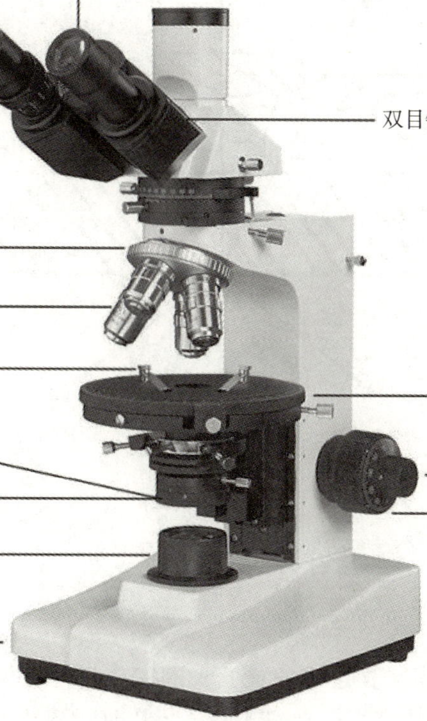

图 1 普通光学显微镜

夹角）；*N.A* 为物镜数值孔径（numerical aperture）。

镜口角总要<180°，因此 sin(α/2) 的最大值必然<1。普通光线的波长为 400～700nm，因此，显微镜分辨力数值不会<0.2μm，人眼的分辨力是 0.2mm，所以一般显微镜设计的最大放大倍数通常为 1000 倍。

使用油镜观察时，需要在玻片上滴加香柏油（cedar wood oil），否则视野不清。这是因为油镜的物镜直径很小，光线通过不同密度的介质物体（玻片→空气→透镜）时，部分光线在空气中发生折射而散失，进入镜头的光线少，致使视野较暗，物像不清。如在玻片与镜头间滴加香柏油，因为香柏油的折射率（n=1.515）和玻片（n=1.52）相近，可使进入镜头的光线增多，从而增强视野的亮度，获得清晰的物像（图 2）。

普通光学显微镜是通过物镜与目镜组成的透射镜使物体放大而成像，放大倍数是物镜放大倍数和目镜放大倍数的乘积。细菌个体微小，以 μm 为测量单位，人眼的分辨力是 mm，肉眼无法识别，因此必须用光学显微镜油镜放大 1000 倍左右才能看到细菌的形态特点。

【材料】

1．普通光学显微镜、香柏油、擦镜纸、无水乙醇。

2．染色的标本片。

【方法】

1．放置　将显微镜置于平稳的实验台上，不能使载物台倾斜，避免镜油外流，坐正，

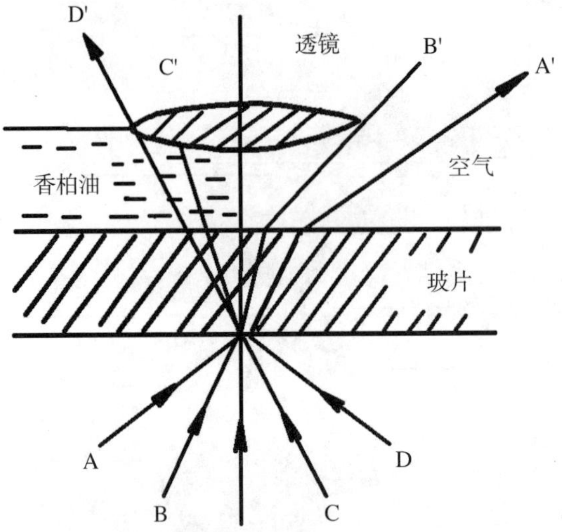

图 2 油镜使用的原理

练习用左眼观察。

2. 对光 将低倍物镜转到工作位置，光圈完全打开，依据光源的强弱转动反光镜的位置。观察染色装片时，光线宜强；观察未染色装片时，光线不宜太强。

3. 滴油 升高物镜后将细菌标本片固定于载物台上，将其染色的部位正对集光器中央。先用低倍镜对好光，并调至视野最亮，找出标本的位置，然后提高镜筒，滴加香柏油 1 滴，再换油镜观察。首先要正确识别油镜头，其上都有一些标记，如标有 100×，镜头前端有白、黑或红色的圆圈，刻有"oil"或"HI"等。其孔径与其他物镜相比也较小。

4. 调焦 换用油镜后，先用眼从侧面看准油镜头，调节粗调节螺旋让载物台缓缓上移，使油镜头浸入油滴内，但勿接触玻片，以免损坏镜头和标本片。然后在目镜下观察，调节粗调节螺旋让载物台缓缓下移至看到模糊物像时，再改用细调节螺旋，使物像变清晰。注意下调载物台的过程中不可使油镜头与油滴脱离开。

5. 观察标本 在观察时，宜两眼同时睁开。只准调节细调节螺旋，使镜筒微微上升或下降以调节焦点，绝不可以将镜头下降过度，以免造成破损。如果没有看清视野物像，一边移动标本片，一边观察，寻找合适的视野。边观察，边绘图和记录。

6. 擦镜 镜检完毕，将镜筒向上升起，取出玻片，在擦镜纸上滴取少量无水乙醇擦拭 2 次。最后将物镜转为"八"字形，并将集光器下降，再下降镜筒固定，套上防尘罩，用一只手握镜臂，另一只手掌托镜座将显微镜归位。

【结果观察与分析】

分别绘制油镜下观察到的球菌、杆菌、螺形菌、真菌、衣原体、支原体、立克次氏体、螺旋体等的形态，绘制荚膜、芽胞、鞭毛、异染颗粒等的形态并注明物镜的放大倍数及总放大率。

【注意事项】

1. 保持显微镜的洁净，对金属部分不得轻易拆卸。保养时要用软布擦拭，镜头必须用擦镜纸擦拭，切勿用手或用普通布、纸等，以免损坏镜头。

2．使用油镜必须按先用低倍镜和高倍镜观察，再用油镜观察。下降镜头时，一定要从侧面注视。切忌用眼对着目镜，边观察边下降镜头的错误操作，以免压碎玻片及损坏镜头。

3．显微镜放置的位置要防潮，同时避免阳光暴晒，避免腐蚀，勿接触强酸、强碱、三氯甲烷、乙醚等。

【问题与思考】

1．用油镜观察时滴的是什么油？有什么作用？

2．显微镜油镜的使用原理及操作要领有哪些？

3．观察细菌形态时如何区分细菌和杂质？

（任向宇）

第一篇

医学免疫学实验

第一章　体液免疫相关的基本实验

抗体作为体液免疫主要的免疫效应物质，可以与抗原在体内或体外特异性的结合。在体内表现为体液免疫应答，可以介导杀菌、吞噬、中和毒素等作用。在体外一定条件下表现为凝集、沉淀等现象。因此，抗原抗体反应成为免疫治疗和免疫诊断的基础。免疫学基本实验在免疫学的发展中曾起到非常重要的作用。近些年，随着更迅速、更灵敏的技术出现，经典的免疫学实验方法逐渐被取代。但经典的免疫学实验在教学及基础研究中，仍具有广泛的应用价值。

第一节　抗原抗体反应的基本原理

抗原与相应的抗体在体内或体外发生特异性结合，生成免疫复合物的反应，称为抗原抗体反应。可以通过抗原和抗体在体外特异结合后出现的各种现象，对样品进行定性、定量的检测。

一、抗原抗体反应的基本原理

抗原与抗体能够特异性结合是由于抗原表位和抗体的互补决定区互相作用。目前认为 4 种分子间相互作用参与抗原抗体间的特异性结合，分别是疏水作用、氢键、静电引力、范德瓦尔斯力。抗原与抗体间有较强的亲和力，可结合为抗原抗体复合物，后者在环境因素的影响下，发生交联、聚集。表现为凝集、沉淀、溶解等肉眼可见的反应。

多数抗原为蛋白质，它们溶解在水中会形成胶体溶液，所以不会发生自然沉淀，抗原与抗体结合后，可以使亲水胶体转化为疏水胶体，当加入电解质后，可使疏水胶体相互聚集，进而形成肉眼可见的复合物。

二、抗原抗体反应的特点

1. 特异性　抗原与抗体的结合是特异性的，是由抗原表位与抗体互补决定区的化学组成和空间立体构型决定的。比如白喉抗毒素只能与白喉外毒素结合，不能与破伤风外毒素结合。大分子蛋白质常含有多种抗原表位，因此不同的抗原之间可以有共同抗原表位，产生交叉反应，对临床诊断可能产生干扰。

2. 可逆性　抗原抗体结合后形成的复合物在一定条件下可发生解离，而且解离后各自生物活性不变。抗原与抗体的结合是一种非共价键结合，结合虽然稳定但可逆。两者若亲和性高，则不易解离，反之容易解离。

3. 比例性　在抗原抗体特异性反应时，由于抗原一般是多价的，而抗体是 2 价的，所以只有当抗原抗体比例合适时，抗原抗体才会充分结合，产生的抗原抗体复合物最多，结果出现最快。抗体过多或抗原过多，都不能形成高度交联的抗原 – 抗体大分子复合物，不出现明显的肉眼可见反应。

4．反应的阶段性　抗原抗体特异性反应可以分为两个阶段：第一为抗原抗体发生特异性结合的阶段，此阶段反应快，只需数秒至数分钟，不出现可见反应。第二为反应的可见阶段，抗原抗体复合物在周围环境因素的影响下进一步交联、聚集出现凝集、沉淀等肉眼可见反应。此阶段反应慢，需数分钟至数小时。

5．敏感性　抗原抗体特异性反应不但具有高度特异性，还具有较高的敏感性，不仅可以用于定性实验，还可以用于检测抗原或抗体的含量。

三、抗原抗体反应的影响因素

1．电解质　抗原与抗体特异性结合后，其亲水性减弱，常用生理盐水或各种缓冲液作为抗原及抗体的稀释液，使第一阶段已形成的可溶性结合物能进一步交联，出现明显的凝集或沉淀现象。

2．温度　一般而言温度越高，形成可见反应的速度越快，但过高则会使抗原或抗体变性失活。常用的抗原抗体反应温度为37℃。

3．酸碱度　抗原抗体反应必须在合适的pH值环境中进行。由于蛋白质具有两性电离性质，因此每种蛋白质都有固定的等电点。pH值过高或过低都将影响抗原与抗体的理化性质，所以抗原抗体反应一般在pH值为6～9进行。

4．振荡　适当的振荡、搅拌能促进抗原抗体分子的接触，可以加快反应速度。

四、抗原抗体反应的类型

抗原抗体反应可根据抗原的物理性状不同或参与反应的成分不同分为：凝集反应、沉淀反应、补体结合反应及中和反应等。

第二节　凝集反应

【实验目的】

1．掌握凝集反应的概念及类型。

2．掌握玻片凝集试验的操作方法与结果判定。

3．掌握血清倍比稀释的操作方法与试管凝集试验的结果判定。

【实验内容】

1．玻片凝集试验

2．试管凝集试验

3．胶乳凝集抑制试验

在有电解质存在的条件下，细菌、红细胞等颗粒性抗原与相应抗体结合一定时间后，形成凝集团块（图1-2-1），这种现象称为凝集反应（agglutination）。反应中的抗原称为凝集原，抗体称为凝集素。

凝集试验既是一个定性的检测方法，即根据凝集现象的出现与否判定结果阳性或阴性，也是一个半定量的检测方法，即将标本做一系列倍比稀释后进行反应，以出现阳性反应的最高稀释度作为滴度。凝集反应方法简便，敏感度高，因而在临床检验中被广泛应用。凝集反应可分为直接凝集反应和间接凝集反应两大类。

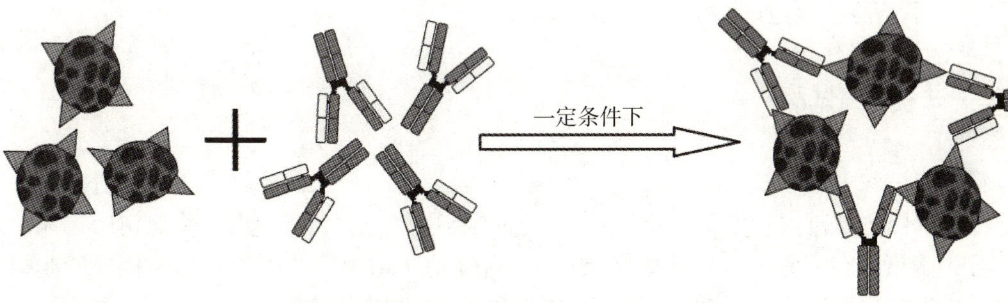

图 1-2-1　凝集反应原理

一、直接凝集反应

直接凝集（direct agglutination）反应是指细菌、红细胞等颗粒性抗原，在适量电解质参与下，直接与相应抗体结合而出现的凝集现象。常用的凝集试验有玻片法和试管法两种。

（一）细菌的玻片凝集试验

【原理】

用已知的标准诊断血清鉴定未知的细菌。在有适当电解质存在的情况下，如果诊断血清与未知的细菌特异性结合，就会出现肉眼可见的凝集现象，为阳性。反之，为阴性。因此，玻片凝集试验多用作定性实验。此法简便、快速，适用于对从患者标本中分离得到的菌种进行鉴别或分型。也常用于 ABO 血型的鉴定。

【材料】

1. 痢疾志贺菌诊断血清、生理盐水。
2. 待检细菌甲或乙的平板或斜面培养物。
3. 载玻片、接种环、酒精灯、记号笔等。

【方法】

1. 取洁净玻片 2 张，在第一张玻片用蜡笔划出 1、2 区，第二张划出 3、4 区。
2. 用接种环取生理盐水 2 环分别置于两张玻片的 1、3 区内。诊断血清 2 环分别置于两张玻片的 2、4 区内。
3. 用接种环在酒精灯上烧灼灭菌，冷却后取待检菌甲少许于 1 区生理盐水中研磨均匀；取待检菌乙于 3 区中研磨均匀。
4. 用接种环取甲、乙菌液适量分别置于 2、4 区诊断血清中，并混匀。
5. 将玻片轻轻晃动，1 ~ 3min 后，室温下观察结果。

【结果观察与分析】

在诊断血清中，细菌与相应抗体反应出现肉眼可见的凝集块，为阳性结果。如为均匀浑浊的乳状液，表明未发生凝集，为阴性结果。

【注意事项】

1. 在载玻片两端涂布细菌时，应先涂生理盐水一侧，后涂诊断血清一侧，以免将血清误带入生理盐水一侧。

2．实验后应将使用过的载玻片放入消毒缸内。

3．严格无菌操作。

（二）试管凝集试验

【原理】

试管凝集试验为半定量实验，用已知细菌作为抗原液与一系列稀释的受检血清混合，保温后观察每管内抗原凝集程度，通常以产生明显凝集现象的最高稀释度作为血清中抗体的效价，亦称为滴度。在实验中，由于电解质浓度和 pH 值不适当等原因，可引起抗原的非特异性凝集，出现假阳性反应，因此必须设不加抗体的稀释液作为对照组。

【材料】

1．血清　待检血清（用生理盐水 1：10 稀释）。

2．抗原　伤寒杆菌 H 菌液或伤寒杆菌 O 菌液。

3．其他　生理盐水、小试管、吸管、试管架、吸头或吸球、蜡笔、水浴锅等。

【方法】

1．取洁净小试管 14 支，排列试管架上，每排 7 支，标记笔标明 H1 ~ H7 及 O1 ~ O7。按图 1-2-2 所示加样。

2．于每排 1 ~ 7 号试管中各加入生理盐水 0.5ml。

3．取 0.5ml 待检血清至 1 号试管，连续抽吸 3 次，使血清与生理盐水充分混匀。自 1 号吸管吸取 0.5ml 加至 2 号试管，依次类推，稀释到 6 号试管，自 6 号试管吸出 0.5ml 弃去。至此，1 ~ 6 号试管的血清稀释度依次为 1：20、1：40、1：80、1：160……1：640。7 号试管不加血清留作对照（图 1-2-2）。用同法吸取 1：10 待检血清加入第二排第一管，并依此法稀释。

4．于 H1 ~ H 7 号试管中各加伤寒诊断 H 菌液 0.5ml。此时，每支试管中的液体量均为 1ml，H1 ~ H6 号试管的血清最终稀释度分别为 1：40、1：80、1：160、1：320、1：640、1：1280。第二排 H1 ~ O7 管各加伤寒诊断 O 菌液 0.5ml。

5．持试管架轻轻振荡摇匀，置 37℃恒温培养箱中过夜或 56℃水浴锅中 2h 后观察结果。

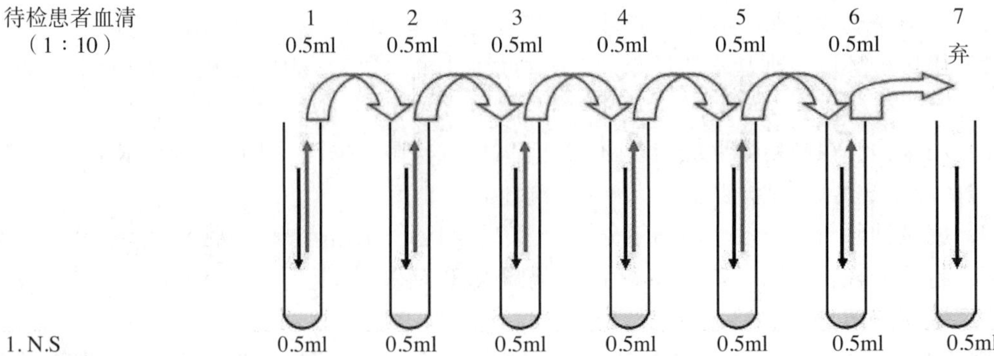

1. N.S	0.5ml	0.5ml	0.5ml	0.5ml	0.5ml	0.5ml	0.5ml
2. 待检血清（1：10）	0.5ml						对照
血清稀释度：	1：20	1：40	1：80	1：160	1：320	1：640	
3. 伤寒杆菌 O 抗原	0.5ml	0.5ml	0.5ml	0.5ml	0.5ml	0.5ml	0.5ml
或伤寒杆菌 H 抗原	0.5ml	0.5ml	0.5ml	0.5ml	0.5ml	0.5ml	0.5ml
血清最终稀释度	1：40	1：80	1：160	1：320	1：640	1：1280	对照

图 1-2-2　血清倍比稀释法图示

【结果观察与分析】

首先观察对照管，对照管正常，接下来观察 1 ~ 6 号管，先观察液体浑浊度，再观察试管底部凝集物。O 菌液形成的凝集物为颗粒状，沉于管底，轻摇时不易散开；H 菌液形成的凝集物呈絮状，疏松而大块地沉于管底，轻摇时易离散。根据凝集的强弱程度，可把结果分为以下 5 级。

－：不凝集，同阴性对照管。

+：弱，仅少量细菌凝集，需要仔细观察才能发现，液体浑浊。

++：中等强度，细菌部分凝集，液体半澄清，但仍明显。

+++：强，表示细菌绝大部分凝集，凝集块沉于管底，液体有轻度浑浊。

++++：很强，表示细菌全部凝集，凝集块沉于管底，上清液澄清透明。

以出现“++”凝集的血清最高稀释度作为该血清的凝集效价。

☞【注意事项】☚

1. 判定结果时应在暗背景下通过强光观察。

2. 做血清倍比稀释时应逐个试管进行，防止跳管。

3. 试管凝集试验只有在抗原抗体比例适当时才会出现肉眼可见的反应，一般情况下，随着血清稀释度的增高，反应强度会越来越弱。

二、间接凝集反应

将可溶性抗原（或抗体）先吸附于大小均匀的载体微粒表面，然后与相应抗体（或抗原）作用，在适宜的电解质存在的条件下，出现特异性凝集现象，称间接凝集反应（indirect agglutination）。这种反应适用于各种抗体和可溶性抗原的检测，其敏感度高于沉淀反应，因此被广泛应用于临床检验。

（一）类风湿因子免疫乳胶试验

【原理】

类风湿因子（rheumatoid factor, RF）是在类风湿关节炎患者血清中发现的，是一种以针对变性 IgG Fc 段的自身抗体，主要存在于类风湿关节炎患者的血清和关节液中。实验中将 IgG 吸附于聚苯乙烯胶乳颗粒上，如血清中含有 RF，可与乳胶颗粒出现凝集反应（图 1-2-3）。

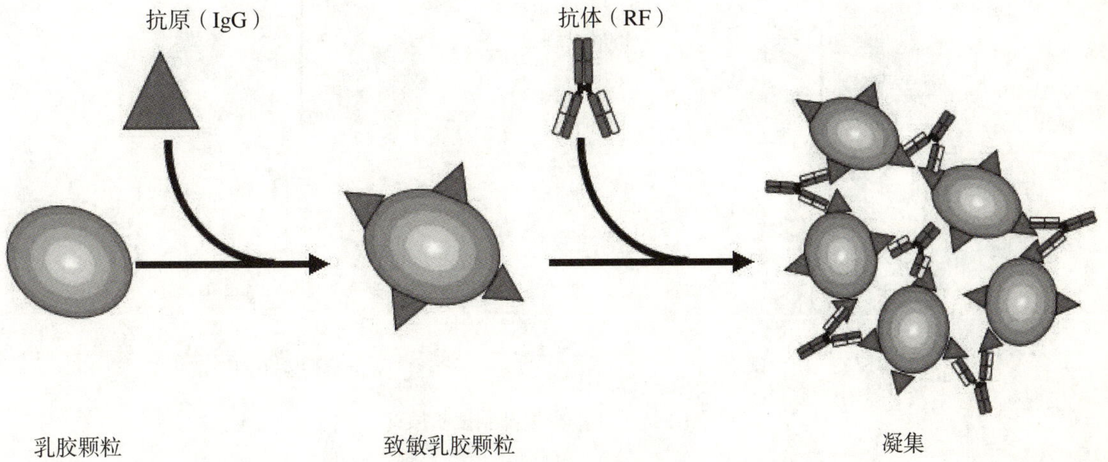

图 1-2-3　间接凝集试验原理

【材料】

1. 待检血清。

2. 人 IgG 致敏乳胶试剂、类风湿因子诊断试剂、类风湿因子阳性和阴性对照血清。

3. 生理盐水、反应板、吸管等。

【方法】

1. 用生理盐水将待检血清按 1∶20 稀释。

2. 用吸管分别加待检血清、阳性对照血清、阴性对照血清各 1 滴于反应板上 3 个格中，然后每个格内加入 IgG 致敏乳胶试剂 1 滴，晃动反应板使之混匀。

【结果观察与分析】

连续摇动 2 ~ 3min，观察结果。5min 内出现均匀的乳白色凝集颗粒者为阳性，无凝集者为阴性。

【注意事项】

1. 试剂应保存在 4℃环境中，使用前使试剂接近室温并摇匀。

2. 应在 5min 内观察结果，放置过久可出现假阳性。

（二）胶乳凝集抑制试验

将待测抗原（或抗体）与特异性抗体（或抗原）先行混合，作用一段时间后，再加入相应的致敏载体悬液。如待测抗原与抗体对应，即发生中和，随后加入的相应致敏载体颗粒不再被凝集，即原来本应出现的凝集现象受到抑制，故称间接凝集抑制试验（图 1-2-4）。本次实验以临床上常用的检测绒毛膜促性腺激素（human chorionic gonadotropin，HCG）的妊娠试验为例。

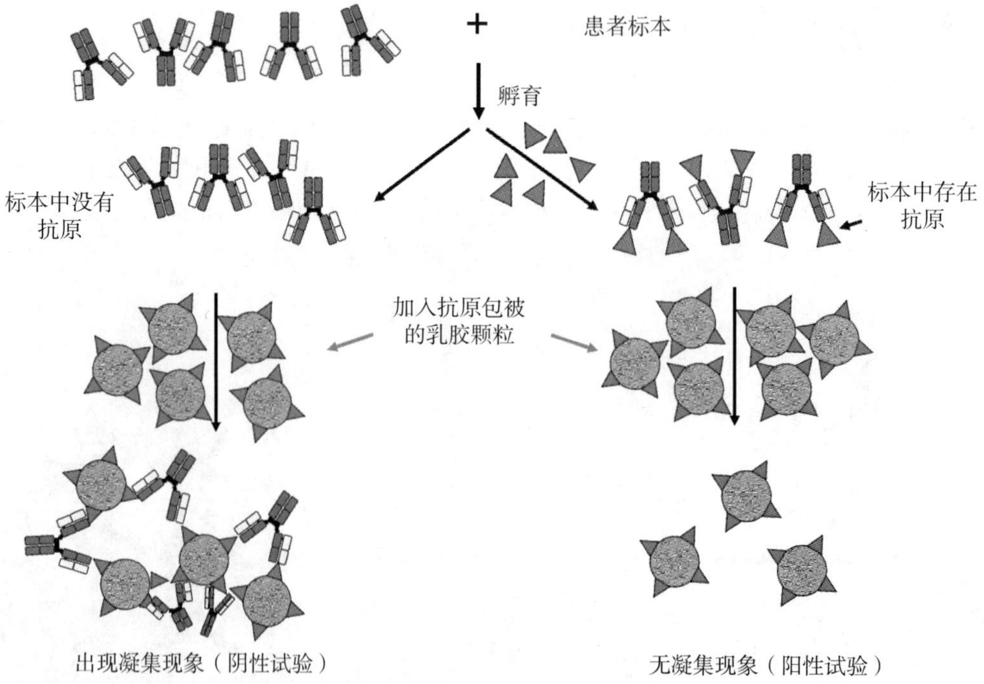

图 1-2-4 间接凝集抑制试验原理

【原理】

孕妇尿中HCG的含量比正常尿液高。因此在孕妇尿中加入抗HCG抗体时，由于抗原和抗体特异性结合，抗体被消耗，此时再向尿中加入乳胶抗原（吸附有HCG的聚苯乙烯乳胶颗粒），不会发生反应，抗原仍呈乳状液体，即为妊娠试验阳性。反之，被检尿中HCG含量甚少（非妊娠尿）不足以把加入的抗体消耗，当乳胶抗原加入后，抗体便与抗原结合发生反应，出现均匀细小颗粒，妊娠试验为阴性。

【材料】

1. HCG致敏乳胶试剂。
2. 抗HCG抗体与妊娠诊断试剂。
3. 孕妇尿液、正常人尿液、待测尿液。
4. 生理盐水、反应板、牙签、毛细滴管、刻度吸管、试管、水浴锅等。

【方法】

1. 在黑色方格反应板上取3个格，用毛细滴管分别加待测尿液、孕妇尿液、正常人尿液1滴，然后每格加抗HCG抗体1滴，连续摇动1～2min。

2. 于上述3格每格加HCG致敏乳胶试剂1滴，分别用牙签混匀后，连续摇动2～3min后观察结果。

【结果观察与分析】

出现凝集现象，即凝集未被抑制，说明待检尿液中无HCG，即妊娠诊断试验阴性。不出现凝集，凝集被抑制，说明待检尿液中有HCG，即妊娠诊断试验阳性。

【注意事项】

1. 所用试剂应保存于4℃冰箱，使用前一定要摇匀。
2. 放置时间不应过长，一般不超过5min。
3. 注意不出现凝集为阳性，出现凝集为阴性。
4. 测定HCG时，最好取晨尿，此时HCG含量最高。

【问题与思考】

直接凝集反应与间接凝集反应有何区别？

第三节　沉淀反应

【实验目的】

1. 掌握沉淀反应的概念及反应类型。
2. 掌握各个实验的原理及结果判断，熟悉其基本操作方法。

【实验内容】

1. 环状沉淀试验
2. 单向琼脂扩散试验
3. 双向琼脂扩散试验
4. 火箭电泳
5. 对流免疫电泳
6. 免疫电泳

沉淀反应（precipitation）是指可溶性抗原与相应抗体结合，当两者比例适当并有适量电解质存在下，经过一定时间，形成肉眼可见的沉淀物或沉淀线。根据实验中使用的反应介质不同，可把沉淀反应分为液体内沉淀反应和凝胶扩散试验。

一、环状沉淀试验

先将含抗体的免疫血清加到直径<0.5cm的小试管底部。将稀释的含有可溶性抗原的材料重叠于上，让抗原与抗体在两液体的界面相遇，形成白色免疫复合物沉淀环，故名为环状沉淀试验。常用于抗原的定性试验，如细菌分型、疾病诊断及血迹鉴定等。

【原理】

当抗原与相应抗体在沉淀小管内形成一个接触面时，若两者的比例适当，接触面上可产生一个乳白色的环状物，即为阳性沉淀反应。

【材料】

1．抗原　人血清稀释液。

2．抗体　兔抗人血清。

3．其他　沉淀小管及试管架、毛细吸管，生理盐水等。

【方法】

1. 取沉淀小管2支，做标记1、2，用毛细吸管分别吸取兔抗人血清0.2ml，加入1、2号管。

2．用毛细吸管分别取人血清及生理盐水各0.2ml，分别加入到1、2号管中。加液体时试管要倾斜，溶液可沿管壁缓慢流下，使形成一个明显的界面，切勿使之相混。

3．置于室温中，10～20min后观察结果。

【结果观察与分析】

观察液面（界面）有无乳白色沉淀环，凡有白色环者为阳性。

【注意事项】

1．此法敏感性低，可定性鉴定粗制样本中的抗原。

2．加样时应注意勿使吸管触及下面的抗体部分，否则会使抗原抗体混合，不能形成清晰的界面。

二、单向琼脂扩散试验

单向琼脂扩散试验简称单扩，此法是将一定的抗体混合于琼脂凝胶内，将一定量的抗原加入后，抗原沿着高浓度向低浓度的方向在凝胶内扩散，与相应抗体结合，在抗原抗体比例合适处形成白色沉淀环。

【原理】

将一定的抗体混合于琼脂内，制成含抗体的琼脂板，再于琼脂板上打孔，将一定量的抗原加入孔中，抗原向孔四周扩散，与相应抗体结合，在合适的位置形成沉淀环。沉淀环的直径大小与抗原的浓度相关，利用已知浓度的抗原进行试验，通过制作标准曲线，对未知浓度的抗原进行测量（图1-3-1）。本试验为定量试验，通常以已知抗体测定未知抗原，常用于免疫球蛋白、补体等含量的测定。

【材料】

1．待检人血清。

2．标准人血清、兔抗人IgG血清。

3．1% 盐水琼脂、生理盐水。

4．打孔器（内径 3mm）、0.1ml 刻度吸管、微量加液器、针头、琼脂板。

5．水浴锅、湿盒（盒内铺有湿纱布）等。

【方法】

1. 沸水浴溶化 1% 琼脂的试管，置于 56℃水浴锅。将已稀释的兔抗人 IgG 血清与之混匀，每板内灌注 3.3ml，制成含已知抗体的免疫琼脂板。

2．标准人血清倍比稀释成 1∶10，1∶20，1∶40……1∶160 等 5 种浓度；待测血清按 1∶40 稀释。

3．打孔器打孔，孔径 3mm，间距 15mm，孔内琼脂用注射针头挑出。

4．用微量加样器吸取 10μl 各种不同浓度的标准人血清，准确加入琼脂板的孔内。另取 1∶40 的待检人血清，加入琼脂板的 2 个检测孔内，每孔 10μl，将加样的琼脂板置于温盒内，于 37℃条件下反应 24～48h，取出反应板，测量沉淀环直径并做记录。

5．如图 1-3-1 所示，以各浓度标准抗原的沉淀环直径为纵坐标，相应孔中抗原（IgG）浓度含量为横坐标，在坐标纸上绘制标准曲线。

6．以待检标本的沉淀环直径查标准曲线，将查得的 IgG 含量乘其稀释倍数，即得该标本 IgG 含量。

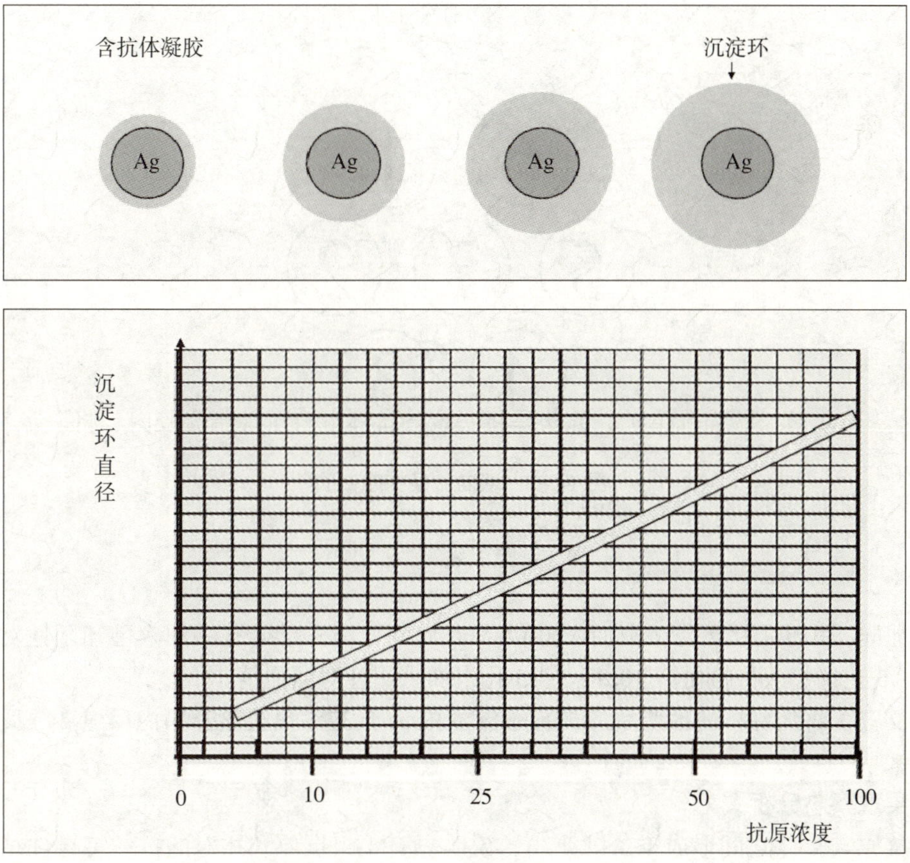

图 1-3-1　单向琼脂扩散试验原理

☞【注意事项】☚

1．抗体要与琼脂充分混合，温度宜在 50～56℃，琼脂板应水平放置。

2．加样时勿使液体外溢。

三、双向琼脂扩散试验

【原理】

可溶性抗原与抗体分子均可在琼脂凝胶中扩散，在比例适宜处，形成肉眼可见的白色沉淀线。不同的抗原、抗体在琼脂中扩散的速度不同，可在琼脂中出现多条沉淀线。根据沉淀线的位置、外形可对抗原抗体进行分析。本试验为定性试验，可用来检测抗原、抗体的纯度，或分析和鉴定某些抗原成分或免疫血清效价。

【材料】

1．待检血清，甲胎蛋白（AFP）阳性血清，阴性对照血清（正常人血清），AFP 诊断血清。

2．1%盐水琼脂，生理盐水。

3．打孔器、微量加样器或毛细吸管、针头、琼脂板，恒温培养箱，湿盒等。

【方法】

1．琼脂反应板的制备　取用沸水浴融化的 1%盐水琼脂 3.3ml 置于琼脂板内，待冷却制成。用打孔器在琼脂板上打孔（图 1-3-2），孔径 3mm，孔距 5mm，呈梅花形排列，即中间 1 孔，周围 6 孔，用注射针头挑出孔中琼脂。

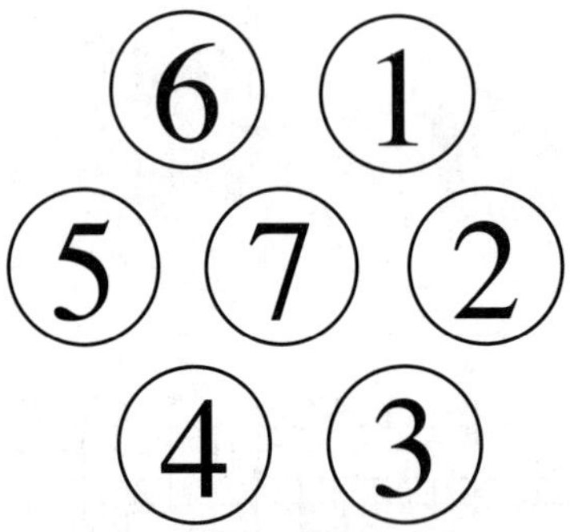

图 1-3-2　双向免疫扩散试验

2．加样　中央孔（7 孔）中加入 10μl AFP 诊断血清；1、4 孔中加入已知阳性对照血清 10μl；2、6 孔中加入待检血清 10μl；3、5 孔中加入阴性对照血清 10μl。

3．反应　将加好样的琼脂反应板置于湿盒内，于 37℃恒温培养箱内反应 24h 后，取出观察结果。

【结果观察与分析】

1．抗原与抗体之间形成 1 条沉淀线，说明只有 1 组抗原和相对的抗体特异性结合，如出现数条沉淀线，说明有数组不同的抗原和相对应的抗体结合。

2. 根据抗原的特性可有下列 3 种现象（图 1-3-3）

（1）两种抗原相同时，形成一个完全融合的沉淀线。

（2）若两种抗原完全不同，当血清中分别含有与两种抗原相对应的抗体时，则 2 条沉淀线相交叉。

（3）如一种抗原与另一种抗原有部分相同时，沉淀线呈部分融合形状。

本试验 1、4 孔与 7 孔之间应出现清晰的白色沉淀线；2、6 孔也会产生沉淀线，并与相邻阳性对照所产生的沉淀线相互融合；3、5 孔无沉淀线产生。

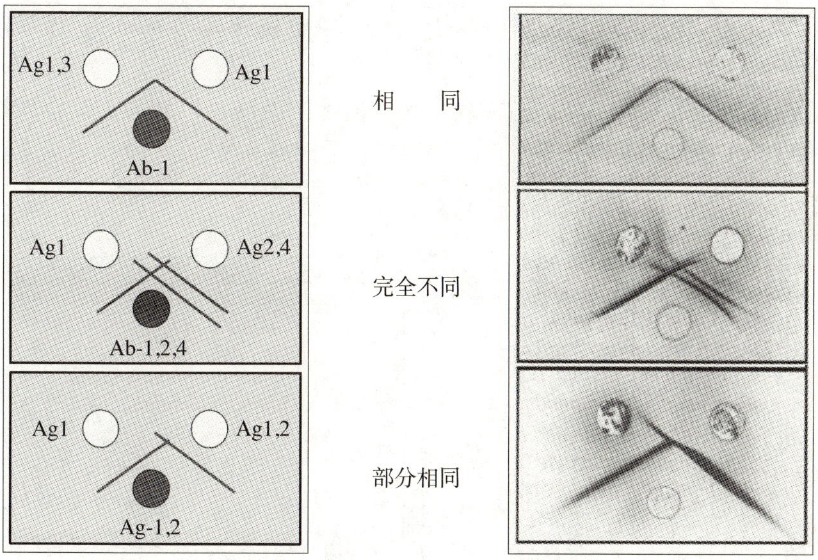

图 1-3-3　双向琼脂扩散出现的沉淀线

【注意事项】

1. 制备琼脂板时琼脂的温度不宜过高或过低。
2. 加样时勿溢出琼脂孔，琼脂板应水平放置，以免混淆，影响试验结果。
3. 反应时间要适宜，一般 72h 不出现沉淀线为阴性。

四、火箭电泳

【原理】

火箭免疫电泳是将单向免疫扩散和电泳相结合的一种定量检测技术。电泳时抗体在琼脂中不发生移动，抗原在电场作用下向正极移动，在适宜的部位形成火箭状的免疫复合物沉淀峰。峰的高度与抗原浓度呈正相关。当琼脂中的抗体浓度固定时，以不同浓度的标准抗原泳动后形成的沉淀峰高度为纵坐标，抗原浓度为横坐标，绘制标准曲线。根据样品的沉淀峰高度即可计算出待测抗原的含量。

【材料】

1. 抗血清、标准抗原、待检抗原。

2. 1% 琼脂糖凝胶、pH8.6 巴比妥缓冲液、生理盐水。

3. 电泳仪、玻璃板、打孔器、微量加样器，水浴锅。

【方法】

1. 琼脂板的制备 将 1% 琼脂糖凝胶溶解后，置于 60 ~ 65℃水浴中保温待用。将不同稀释度的抗血清与琼脂糖等量混合，立即浇于 5cm × 9cm 的洁净玻璃板上，制成厚薄均匀含抗体的琼脂板。

2. 打孔 琼脂凝固后，在琼脂板一端 1cm 处打一排小孔，孔径 3mm，孔距 5mm。

3. 加样 用微量加样器吸取待检抗原及不同浓度的标准抗原 10μl 加于孔内。

4. 电泳 将琼脂板放入电泳槽，电泳槽内加 pH8.6、0.05mol/L 巴比妥缓冲液，抗原孔靠近负极端，用双层滤纸将琼脂板与电泳槽相连。以电流强度为 40mA，板端电压 3V/cm，进行电泳 4 ~ 5h。

5. 观察结果 电泳完毕，将琼脂板放在生理盐水中漂洗，以洗去未结合的抗原和抗体。用 1% 鞣酸生理盐水浸泡琼脂板，晾干后观察结果（图 1-3-4）。

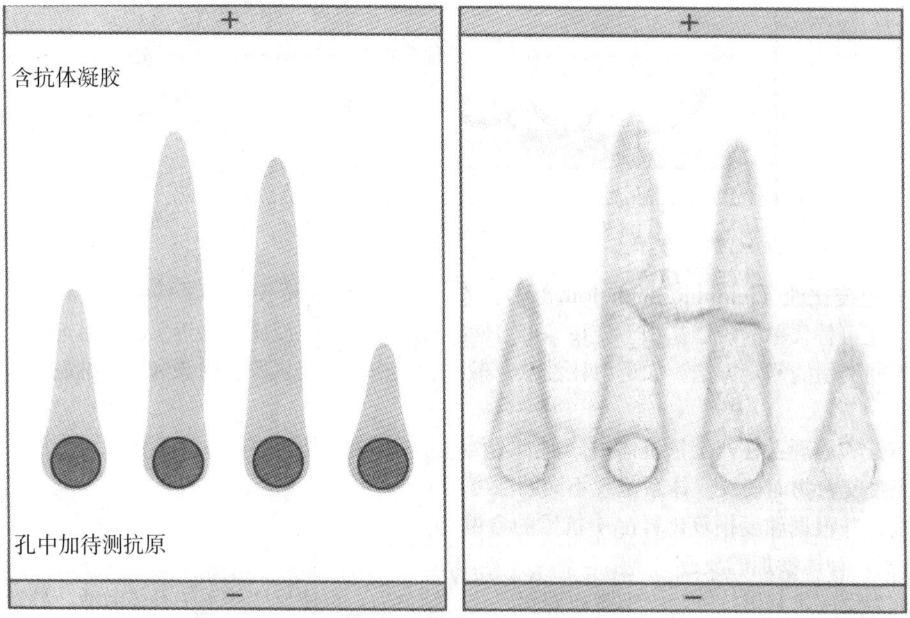

图 1-3-4 火箭电泳结果

【结果观察与分析】

测量小孔中心至火箭封顶的高度。用已知浓度的标准抗原形成的沉淀峰的高度作为纵坐标，以抗原浓度作为横坐标绘制标准曲线。根据待测血清沉淀峰的高度，从标准曲线中查出该待检抗原的含量。

☞【注意事项】

1. 调整好抗原、抗体的比例。

2. 如峰前端呈现不清晰的云雾状，提示未达到终点，应注意电泳时间。

五、对流免疫电泳

【原理】

对流免疫电泳是将双向琼脂扩散与电泳结合起来的一种方法。血清蛋白抗原的等电点为pH4～5，在pH8.2～8.6的缓冲溶液中，抗体所带负电荷较少，正电荷较多，而且分子在直流电场中易受溶液中负电离子的吸引作用及溶液的电渗作用而向负极迁移。在同样条件下，抗原所带正电荷少负电荷多，分子较少，电泳迁移快，虽也受电渗影响，但仍向正极泳动，若抗原抗体相对应，则在两者相遇于最适比例处形成白色沉淀线，此即为对流免疫电泳的阳性结果。本法比琼脂扩散法的灵敏度要高，可用于各种蛋白质的定性和半定量测定，反应时间短，故可用于快速诊断。

【材料】

1．正常人血清、兔抗人血清。

2．以pH8.6巴比妥缓冲液配成1%琼脂凝胶板。

3．打孔器、加样器、毛细吸管、电泳仪、电泳槽等。

【方法】

1．用打孔器在琼脂凝胶板打孔，孔径为3mm，每组孔间距为10mm。

2．在正极的小孔加入已知抗人血清，靠近负极端小孔加入人血清。

3. 加样完毕后，将琼脂板放入盛有0.05mol/L，pH8.6巴比妥钠-盐酸缓冲液的电泳槽内，抗原孔靠近负极端，用浸湿的滤纸片将离子琼脂板的两端与电泳槽内的缓冲液相接。

4．将电泳仪与电泳槽接通，开启后，调整电压，电压为4～6V，电流强度为6～8mA，通电为1～2h。

5．将电压调为0，切断电源，取出琼脂板，观察结果。

【结果观察与分析】

待检孔与抗体孔之间出现1条白色沉淀线为阳性，否则为阴性。若沉淀线不清楚，可将湿盒置于37℃温箱中数小时，再观察结果。

☞【注意事项】☚

1．抗原抗体的电泳方向切勿倒置。

2．抗原抗体的比例应适当，否则不易出现沉淀线。

3．电泳时电压不宜过高或过低，过高可能会将琼脂拉断，过低时沉淀线出现的时间会延长。

六、免疫电泳

【原理】

免疫电泳是将琼脂平板电泳和双相免疫扩散两种方法结合，用来定性分析抗原组分的一种方法。先将抗原加到琼脂板的小孔内进行电泳，使其中的各种成分因电泳迁移率的不同而彼此分开，然后沿电泳平行方向将凝胶挖1条沟槽，将抗体加入沟槽内，使抗原与抗体相互扩散，在两者比例适当的地方，形成肉眼可见的沉淀弧线。根据沉淀线的数量、位置和形状，分析样品的成分。

【材料】

1．抗血清、待测血清、人IgG、0.05mol/L pH8.6巴比妥缓冲液、离子琼脂。

2．玻璃板、小玻璃棒、电泳仪、电泳槽、刀片、湿盒、打孔器、恒温培养箱。

【方法】

1．在玻璃板的中央放置一小塑料条（直径为 2 ~ 3mm），把用 0.05mol/L pH8.6 巴比妥缓冲液配制 1% 琼脂倾注于载玻片上，制成琼脂板（厚约 2mm）。

2．在塑料条两侧，距玻璃棒 4 ~ 8mm 处，各打直径 3mm 的小孔。

3．将待测血清、纯的 IgG 用微量加样器各取 10μl，分别加入上、下 2 个孔中。

4．将玻璃板置电泳槽上进行电泳。电流为 4 ~ 6mA/cm，电压 3 ~ 6V/cm，电泳时间 1 ~ 3h。

5．结束电泳，取出塑料条，在槽内加入兔抗人血清，将琼脂板放于湿盒内，37℃（或常温）恒温培养箱扩散 24h，取出观察。

【结果观察与分析】

观察并记录沉淀弧的数量、位置及形状。在槽的正常人血清侧出现数条弧形沉淀线，而在提纯的人 IgG 侧出现一条弧形沉淀线（图 1-3-5）。根据试验结果识别主要的免疫球蛋白。

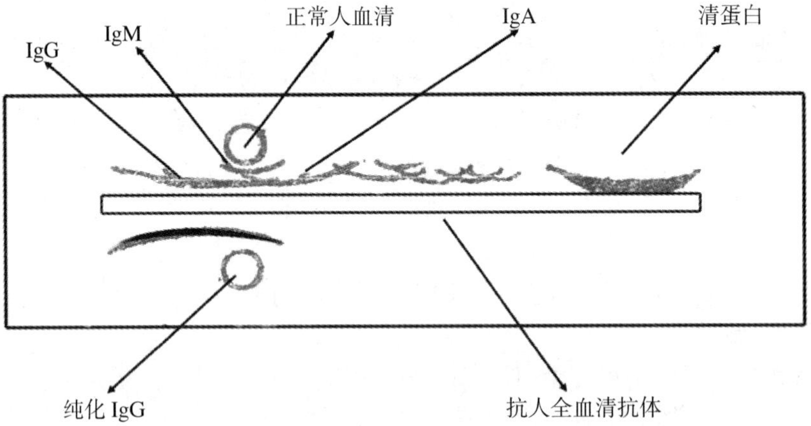

图 1-3-5 免疫电泳沉淀线

【注意事项】

1．浇板时要求厚度均匀，无气泡。加入抗体时，不要外溢。

2．抗原与抗体浓度比例应适当，否则会使某些成分不出现沉淀线。

3．抗血清虽然含有对所有抗原物质相应的抗体，但抗体效价有高有低，因此要适当考虑抗原孔径的大小和抗体槽的距离。

【问题与思考】

1．单向免疫扩散时，沉淀环直径的大小受哪些因素影响？

2．双向免疫扩散的基本原理是什么？

第四节　补体参与的反应

【实验目的】

1．掌握补体参与的各类型反应的原理、结果判定及意义。

2．熟悉各实验的基本操作方法。

【实验内容】

1．溶血试验

2．补体结合试验

3．血清总补体活性测定法（50% 溶血试验）

补体 (complement，C) 是存在于正常人和动物血清与组织液中的一组经活化后具有酶活性的蛋白质。由于可辅助和补充特异性抗体介导的免疫溶菌、溶血作用，故称为补体。补体的活性与一些自身免疫病等免疫相关疾病的发生、发展有关。所以对于补体的总活性，以及相关功能的检测不仅可以反映体内补体的状态，同时对免疫相关疾病的诊断、治疗具有重要的意义。

一、溶血试验

【原理】

红细胞在电解质存在时与相应抗体相结合，可产生凝集现象。若同时加入新鲜动物血清，则血清中的补体可与红细胞及其抗体（溶血素）形成的免疫复合物结合，从而激活补体导致红细胞溶解，产生溶血现象。

【材料】

1．抗原　2% 绵羊红细胞（sheep red blood cell，SRBC）。

2．抗体　溶血素（即 SRBC 抗体）。

3．补体　新鲜豚鼠血清。

4．其他　生理盐水、小试管、刻度吸管、试管架、水浴锅等。

【方法】

1．取小试管 3 支，编号后按表 1-4-1 加入各物质（容量单位均为 ml）。

表 1-4-1　溶血试验加样表

试管号	2% 绵羊红细胞	溶血素（2U）	补体（2U）	生理盐水	结果
1	0.5	0.5	0.5	0.5	
2	0.5	0.5	—	1.0	
3	0.5	—	0.5	1.0	

2．将试管摇匀后置于 37℃水浴锅内，15 ~ 30min 后取出观察有无溶血现象。

【结果观察与分析】

1．全溶血　试管底部无红细胞沉淀，液体红色透明。

2．部分溶血　液体红色透明，试管底部有少量红细胞残留。

3．不溶血　红细胞全部沉淀在试管底部。

☞【注意事项】☚

1．加样时取量一定要精确，加样完成后对比 3 支小试管加的液体量是否一样。

2．取出小试管时不要摇荡，以免影响实验结果的判定。

二、补体结合试验

【原理】

抗原与特异性抗体结合形成免疫复合物能固定补体，用一定量的补体和致敏红细胞来检测抗原、抗体间有无特异性结合，即补体结合试验（complement fixation test）。参与本反应的 5 种成分可分为 2 个系统：一为待检系统，即已知抗原（或抗体）和待检的抗体（或抗原）；二为指示系统，即绵羊红细胞（sheep red blood cell，SRBC）及其相应溶血素。待检的抗原、抗体和补体加入后，再加入指示系统，若不出现溶血，则为补体结合阳性，表示待检系统中的抗原与抗体相对应，两者特异性结合后固定了补体，指示系统无补体结合，故不发生溶血。反之若出现溶血现象，则为补体结合阴性，表示待检的抗原抗体不对应或缺少一方，不能固定补体，游离补体被后加入的指示系统固定，导致 SRBC 溶解。本反应敏感性、特异性均较高，可用于检测某些病毒病、立克次氏体病等。

【材料】

1．特异性抗原、灭活的待检血清、阳性血清和阴性血清（56℃，30min 灭活）。

2．补体：豚鼠的新鲜血清。

3．2% SRBC，溶血素（2 个单位）。

4．生理盐水、洁净的刻度吸管和小试管、橡皮吸头、水浴锅等。

【方法】

1．取小试管 7 支，分别注明管号。

2．按表 1-4-2，分别将血清标本、生理盐水、抗原及补体加入各管（容量单位均为 ml），摇匀后置于 37℃水浴锅中 30min。

3．将各管取出，按表 1-4-2 分别加入溶血素和 SRBC，摇匀后再次置于 37℃水浴锅 30min，然后取出观察结果。

表 1-4-2　补体结合反应试验

试管号	待检血清	生理盐水	抗原（2U）	补体（2U）	实验条件	溶血素（2U）	SRBC（2%）
1 待检血清	0.2	−	0.2	0.2	置	0.2	0.2
2. 阳性血清对照	0.2	0.2	−	0.2	37℃	0.2	0.2
3. 阴性血清对照	0.2	0.2	−	0.2	水	0.2	0.2
4. 抗原对照	−	0.2	0.2	0.2	浴	0.2	0.2
5. 溶血素对照	−	0.6	−	−	箱	0.2	0.2
6. SRBC 对照	−	0.8	−	−	30	−	0.2
7. 补体对照	−	0.4	−	0.2	min	0.2	0.2

【结果观察与分析】

观察、记录溶血的程度。

☞【注意事项】☚

1．本试验以定性检测为例，若做定量试验则应将待检血清、阴性、阳性对照血清配成多个相应稀释度。

2．上述方法主要用于临床检测抗体，若用于检测抗原，则应以标准特异抗血清为已知材料，加入待检抗原、补体及指示系统进行实验。

三、CH50 法测定血清总补体活性

【原理】

绵羊红细胞与相应的抗体结合后形成致敏绵羊红细胞，在补体存在的情况下，启动经典激活途径，导致致敏绵羊红细胞的细胞膜穿孔，释放血红蛋白，发生溶血。当致敏的绵羊红细胞浓度恒定时，溶血程度与补体含量及活性成正比关系。补体总活性测定方法是以红细胞的溶解为指示，以 50% 溶血为判断终点。

【材料】

1．2%SRBC 悬液、兔抗羊溶血素（3U）、待检新鲜血清。

2．pH7.4 巴比妥缓冲溶液、生理盐水等。

3．试管、吸管、离心机、水浴锅、分光光度计等。

【方法】

1．50% 溶血标准管的配置。取 2% SRBC 悬液 0.5ml 加入离心管内，2000r/min 离心 10min。弃上清液后加入蒸馏水，使其全部溶血。加 2ml NaCl 缓冲盐水，再加入 2%SRBC 悬液 0.5ml，混匀后与其他试管一起置于 37℃水浴锅中。

2．取洁净试管 10 支，编号后置于试管架上。

3．按表 1-4-3 加入各种试剂，混匀后置于水浴锅中 30min。

表 1-4-3　CH50 法测定总补体活性操作

试管编号	1：20 稀释血清 /ml	缓冲液 /ml	致敏 SRBC/ml	CH50/（U/ml）
1	0.10	1.40	1.0	200
2	0.15	1.35	1.0	133
3	0.20	1.30	1.0	100
4	0.25	1.25	1.0	80
5	0.30	1.20	1.0	66.5
6	0.35	1.15	1.0	57.1
7	0.40	1.10	1.0	50
8	0.45	1.05	1.0	44.4
9	0.50	1.0	1.0	40
10	—	1.50	1.0	—

【结果观察与分析】

1．将不同稀释度实验管与 50% 溶血标准管比较，以溶血状态最接近标准管者为终点管。

也可用分光光度计在542nm处，测量A值。

$$CH50(U/ml) = \frac{1}{引起50\%溶血的试管的血清量(ml) \times 血清稀释倍数}$$

2. 总补体活性升高，见于各种急性炎症、感染、恶性肿瘤等。总补体活性降低，可能有以下几种原因。

(1)补体合成不足：主要见于各种肝病患者，如肝硬化、慢性活动性肝炎等。

(2)补体消耗增多：常见于血清病、慢性肾炎、急性肾小球肾炎等。

(3)补体大量丧失：多见于肾病综合征、大面积烧伤等。

【注意事项】

1. pH值的变化、钙离子和镁离子增加、反应总容积的增加等均可使补体溶血活性下降，因此实验时需对反应的各个环节进行严格控制。

2. 缓冲液、致敏SRBC均应新鲜配制。

3. 待检血清标本必须新鲜，室温放置2h以上，可使补体活性下降。

【问题与思考】

1. 对流免疫电泳与双向琼脂扩散比较有什么优点？

2. 免疫电泳的基本原理是什么？

（彭洪涛）

第二章　免疫细胞功能测定

免疫细胞是指参与免疫应答或与免疫应答有关的细胞。包括参与固有免疫应答的细胞和获得性免疫应答的细胞及其前体。免疫细胞的检测是用体外试验对机体各种参与免疫应答的细胞进行功能测定，借以了解机体的免疫状态，并为某些临床疾病的诊断、疗效观察及预后等方面提供有价值的依据。

第一节　固有免疫细胞功能的检测

【实验目的】

1．掌握固有免疫功能的概念及意义。

2．掌握固有免疫功能检测实验的操作方法与结果判定。

3．掌握吞噬细胞体内外吞噬异物能力的测定方法，观察机体固有免疫现象。

【实验内容】

1．中性粒细胞吞噬功能测定

2．中性粒细胞硝基四氮唑蓝还原能力的测定

3．巨噬细胞吞噬功能的测定

固有免疫是生物进化过程中形成的，作用范围广，并非针对特定抗原，能早期非特异性的杀伤、清除病原体，在机体防御机制中具有重要的意义，是抵御致病微生物感染的第一道防线。固有免疫的效应细胞和效应分子在适应性免疫的启动、反应、效应阶段也发挥重要作用，并可以对适应性免疫应答各环节进行调节。固有免疫是适应性免疫的基础，适应性免疫又能影响固有免疫的作用。组织屏障、固有免疫细胞、固有免疫分子及具有抗菌作用的多肽、蛋白质和酶类物质共同参与固有免疫防御。对固有免疫细胞、固有免疫分子及具有抗菌作用的酶类等成分的检测，可以在一定程度上反映机体的固有免疫功能状态，间接反映机体的整体免疫功能。

本节主要介绍固有免疫细胞的检测技术。通过以下实验的实践，掌握中性粒细胞和巨噬细胞检测的原理，熟悉方法步骤、结果判断及注意事项。

一、中性粒细胞吞噬功能测定

【原理】

中性粒细胞是外周血循环和免疫系统中含量最丰富的免疫细胞，具有变形与吞噬能力，在抵抗疾病和保护机体方面起着非常重要的作用。中性粒细胞可以黏附于大静脉内皮细胞表面，在感染和应激时可被快速动员。具有趋化、吞噬和杀菌等多种生物学功能，是机体固有免疫系统的重要组成部分。将白细胞悬液与细菌混合一段时间后，取样涂片染色镜检，可以测定中性粒细胞吞噬百分率和吞噬指数，判断中性粒细胞的吞噬功能。本实验有助于监测机

体吞噬功能及诊断吞噬细胞功能障碍相关的疾病。

【材料】

1. 细菌 金黄色葡萄球菌（悬液）。

2. 抗凝剂 3.8% 枸橼酸钠。

3. 其他 小试管、载玻片、采血针、酒精棉球、吸管、滴管、水浴锅、普通光学显微镜、香柏油、擦镜纸。

【方法】

1. 取小试管 1 支，加入 3.8% 枸橼酸钠溶液 1 滴（0.4ml）。

2. 酒精棉球消毒手指和采血针，消毒部位取血 2～3 滴（约 0.2ml）加入小试管，混匀。

3. 取菌液 1 滴（约 0.1ml）加入小试管中，吹吸混匀。

4. 置 37℃水浴锅 15min，中途混匀 1 次。

5. 取出小试管，用吸管将试管中混合血液打匀后，取血半滴于载玻片上，用另一载玻片推成薄血片。

6. 载玻片静置，待血片自干后，瑞氏染色法染色。

【结果观察与分析】

油镜检查寻找中性粒细胞，可见细胞核及被吞噬的细菌染成紫色，而粒细胞的细胞质则为淡红色。

结果表示法

（1）吞噬百分率：计数 100 个中性粒细胞，计算其中吞噬细菌的中性粒细胞数，得出吞噬百分率。

$$\text{吞噬百分率} = \frac{\text{吞噬细菌的中性粒细胞数}}{\text{100 个中性粒细胞}} \times 100\%$$

（2）吞噬指数：计数 100 个中性粒细胞，计算其中被吞噬的细菌总数，平均每个中性粒细胞吞噬的细菌数即为吞噬指数。

$$\text{吞噬指数} = \frac{\text{100 个中性粒细胞吞噬的细菌总数}}{\text{100 个中性粒细胞}}$$

☞【注意事项】

1. 由于不同标本的个体差异及年龄和健康状况不同，吞噬能力有差别。

2. 涂血片时不宜过厚，否则不易观察结果。

3. 本实验属于活菌实验，注意无菌操作，注意个体生物安全。

二、中性粒细胞硝基四氮唑蓝还原能力的测定

【原理】

硝基四氮唑蓝（nitrotetrazolium blue chloride，NBT）是一种水溶性的淡黄色活性染料，为脱氢酶和其他过氧化酶的底物。中性粒细胞在吞噬、杀菌过程中，能量消耗和耗氧量增加，使已糖磷酸旁路糖代谢活性增强。葡萄糖分解的中间产物 6- 磷酸葡萄糖在氧化脱氢转变为

戊糖过程中，所释放的氢被摄入体内的NBT染料接受，使其被还原成点状或块状的蓝黑色甲臜颗粒，沉积于中性粒细胞胞质内。光镜下计数NBT阳性细胞，可反映中性粒细胞的杀伤功能。

【材料】

1. 工作液　2g/L NBT溶液（室温搅拌1h或80℃水浴中搅拌溶解，滤纸过滤，4℃保存，有效期3～6个月），使用时与0.15mol/L的PBS（pH7.2）等量混合，即为工作液。

2. 其他　肝素、10g/L沙黄水溶液、甲醇溶液、毛细滴管、小试管、恒温培养箱、玻片、普通光学显微镜、香柏油、擦镜纸等。

【方法】

试管法

（1）肝素抗凝血0.1ml滴于小试管底部，再加入0.1ml NBT工作液。

（2）置于37℃恒温培养箱30min（中间摇动1次），之后置于室温15min。

（3）摇匀，毛细滴管取1滴放于玻片一端，做血涂片。

（4）立即用电吹风吹干，甲醇溶液固定1min，10g/L沙黄水溶液染色5min。

（5）PBS冲洗、自然干燥、油镜检测。

【结果观察与分析】

血片中有部分中性粒细胞的胞质中有蓝紫或蓝黑颗粒沉着，其沉着颗粒形状大小不一，呈块状、点状或放射状，此为NBT阳性细胞。

正常人外周血中性粒细胞NBT阳性率约为10%。

【注意事项】

1. NBT配制一定要完全溶解，滤液要呈透明的淡黄色，并储存于棕色瓶中。

2. NBT工作液应于使用前配制。

3. 血液与NBT要充分混合，但孵育时间不能过长。

4. 血涂片要求推出尾部，不可过厚或过薄，影响观察。

三、巨噬细胞吞噬功能的测定

【原理】

巨噬细胞对颗粒性异物具有很强的吞噬功能。当鸡红细胞被注入小鼠腹腔时，会被腹腔中的巨噬细胞吞噬，由于鸡红细胞有细胞核，吞噬后不易被消化，便于观察吞噬情况。取小鼠腹腔液涂片、染色，在油镜下可见到鸡红细胞被吞噬的现象。计算吞噬百分率和吞噬指数，可判断巨噬细胞的吞噬功能，从而评价机体的免疫状态。

【材料】

1. 动物　体重20～25g的健康小鼠。

2. 1%鸡红细胞（CRBC）悬液　鸡翼下静脉或心脏采血，放入Alsever液中保存（鸡血与Alsever液1∶5混合），置4℃可有效保存30d，使用前用生理盐水将CRBC洗涤3次，按血细胞比容配成1%CRBC悬液。

3. 6%可溶性淀粉肉汤培养基　将可溶性淀粉6g加入100ml肉汤培养基，混匀，置100℃水浴煮沸消毒。冷却后置4℃保存（可保存7d），使用时37℃水浴溶解。

4. 其他试剂　瑞氏染液、生理盐水等。

5. 器材　无菌注射器、针头、剪刀、镊子、解剖盘、载玻片、普通光学显微镜、香柏油、擦镜纸等。

【方法】

1. 试验前3天，小鼠腹腔注射6%可溶性淀粉肉汤培养基1ml（见附：小鼠腹腔注射法）。

2. 试验当天，小鼠腹腔注1%CRBC悬液0.5ml，轻揉腹，促鸡红细胞分散。

3. 30min后小鼠颈椎脱臼处死，取腹腔液涂片，瑞氏染色，油镜观察。

【结果观察与分析】

镜下可见吞噬细胞核呈蓝色，被吞噬的鸡红细胞呈椭圆形，胞浆呈红色，核被染成蓝色。油镜下随机计数100个巨噬细胞，计数吞噬有鸡红细胞的巨噬细胞数和吞噬的鸡红细胞总数。

$$吞噬百分率 = \frac{吞噬有鸡红细胞的巨噬细胞数}{100个巨噬细胞} \times 100\%$$

$$吞噬指数 = \frac{100个巨噬细胞吞噬的鸡红细胞总数}{100个巨噬细胞}$$

【注意事项】

1. 涂片的薄厚要适当，否则影响计数。

2. 小鼠腹腔注射时不要刺伤内脏。

3. 如小鼠腹腔液过少，可注入适量生理盐水。

4. 剪开小鼠腹腔时应避免出血，否则将影响试验结果。

5. 被吞噬的鸡红细胞时间过长可被消化，时间过短则未被吞噬，必须掌握好作用时间。

附：小鼠腹腔注射法（图2-1-1）

1. 用消毒好的注射器，无菌操作法抽鸡红细胞悬液后，再用无菌镊子夹一灭菌棉花包，将针头刺入棉花包内，排出注射器内的气泡，将注射器平担于试管架上。

2. 用右手轻提鼠尾，放在鼠笼（或其他粗糙面）上，向后轻拉其尾，小鼠即固定于鼠笼上，迅速用左手拇指和示指抓紧小白鼠颈部及两耳，将鼠体收入手掌中，再用左手手掌夹住小白鼠尾根，以环指和小指夹住其左下肢。

3. 无菌镊子取碘酒棉球，消毒小白鼠左下腹部，用镊子取去注射器针头上的棉花包放入消毒罐中。左手倾斜使小鼠头部向下，然后将注射器针头自小白鼠左侧腹股沟部刺入皮下，使针头在皮下组织内前进1cm左右，接着使注射针头与皮肤成45°刺入腹肌，穿过腹肌进入腹膜腔，当针尖穿过腹肌进入腹膜腔后抵抗感消失后注射菌悬液。然后将小白鼠用染料做好标记。注射量为0.1～0.2ml/10g（体重）。

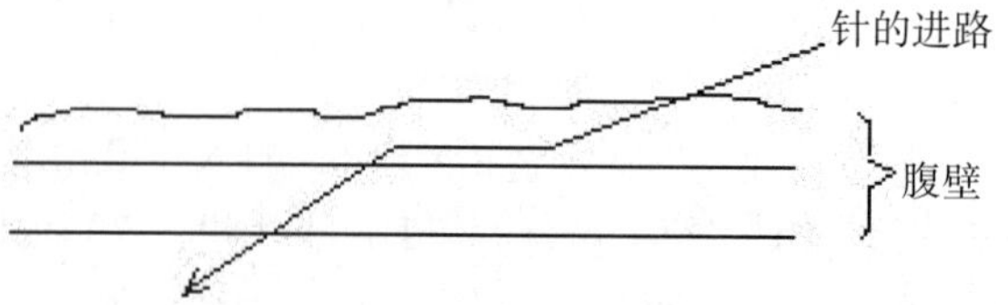

图2-1-1 小白鼠腹腔注射法

【问题与思考】

1. 中性粒细胞吞噬功能测定的意义是什么？

2. 吞噬细胞吞噬功能的检测能否反映机体的整体免疫状态？

第二节　获得性免疫细胞功能的检测

【实验目的】

1. 掌握淋巴细胞功能的检测方法及意义。

2. 掌握淋巴细胞培养的无菌技术。

3. 熟悉相关仪器的使用。

【实验内容】

1. 淋巴细胞转化试验

2. E 花环试验

机体免疫系统接受抗原刺激后，抗原特异性淋巴细胞识别抗原，发生免疫应答。在此过程中，淋巴细胞发生活化、增殖、分化或失能、凋亡等，表现出一定的生物学效应。淋巴细胞在获得性免疫应答中起主要作用，其功能状态反映了机体的免疫状态。在体内外对各种淋巴细胞进行分离、纯化、鉴定、计数和功能测定，研究其在免疫应答中的作用，借以了解机体免疫功能状态，为基础理论的研究提供实验依据，探讨某些疾病的发生机制，并用于观察疾病的发展和转归、疗效和预后判断。本节主要介绍淋巴细胞功能的研究方法。

一、淋巴细胞转化试验

淋巴细胞转化试验是检测淋巴细胞免疫功能常用的体外试验方法。淋巴细胞在体外培养时，受到特异性抗原或有丝分裂原，如植物血凝素（phytohemagglutinin，PHA）或刀豆蛋白A（ConA）等刺激后，细胞的代谢和形态发生变化，表现为蛋白质及核酸合成增加、细胞体积增大、胞质增加、出现空泡、核仁明显、染色质疏松，并能进行有丝分裂，称为淋巴细胞增殖或淋巴母细胞转化。因此，淋巴细胞转化试验又称为淋巴细胞增殖试验，其增殖能力或转化率的高低，可以反映机体的细胞免疫水平，是测定机体免疫功能的指标之一。测定淋巴细胞转化的方法主要有形态学检测法、^{3}H-胸腺嘧啶核苷（^{3}H-TdR）掺入法及 MTT 比色法。本节主要介绍形态学检测法。该法操作简便易行，无须特定试剂及仪器设备，结果直观，易于开展。

【原理】

T 淋巴细胞在体外培养过程中，受到有丝分裂原等刺激后，可转化为体积较大的淋巴母细胞，胞质增多而深染，核增大并可见核仁，部分细胞可出现有丝分裂。将细胞做涂片染色镜检，可观察到细胞转化的典型形态，计数转化细胞的百分率，可反映出机体的细胞免疫功能状态。

【材料】

1. 标本　肝素抗凝血。

2. 细胞培养液　含 10% 小牛血清的 RPMI- 1640 细胞培养液（10%FCS-RPMI-1640 培养液），使用前加入抗生素。

3. 抗生素 青霉素、链霉素（100U/m1 加入培养液中，抗生素：培养液 =1：99）。

4. 试剂 0.5% PHA、生理盐水、瑞氏染液。

5. 器材 24 孔培养板或培养瓶（可用灭菌的青霉素小瓶代替）、水浴锅、无菌过滤装置、培养管、超净台、高压灭菌器、CO_2 培养箱、普通光学显微镜、香柏油、擦镜纸等。

【方法】

1. 取 0.2ml 肝素抗凝血于 24 孔培养板中，加 1ml 10% FCS-RPMI-1640 培养液（含抗生素）。

2. 每份标本设 A、B 两孔，A 孔加入 0.5% PHA 20μl，B 孔加入 20μl 生理盐水做阴性对照。

3. 混匀后置 5%CO_2 培养箱中，37℃培养 3d，每日摇动数次。

4. 培养结束后，将上清液尽量吸弃，混匀沉淀物，取 1 滴在载玻片上，推成血膜（头体尾分明）干燥（图 2-2-1）。

5. 甲醇固定 3～5min，滴加瑞氏染液 1min，水洗，自然晾干镜检。

【结果观察与分析】

油镜下观察每张玻片的头、体、尾 3 段。每段各一纵列，减少推片中分布不均的误差。

每张玻片计数 200～400 个细胞，计算转化率，其中头部 50～100 个，体部 50～100 个，尾部 100～200 个。未转化和转化的淋巴细胞的形态特征见表 2-2-1。

表 2-2-1 转化和未转化淋巴细胞的形态特征

细胞特征	转化的淋巴细胞		未转化淋巴细胞
	母细胞	过渡型	
细胞直径 (tam)	12～22	12～16	6～8
胞核与染色质	增大、疏松	疏松	密集
核仁	清晰 1～4 个	有或无	无
有丝分裂	有或无	无	无
胞质	增多、嗜碱	增多、嗜碱	少、天青色
浆内空泡	有或无	有或无	无
伪足	有或无	有或无	无

$$淋巴细胞转化率 = \frac{转化淋巴细胞数}{转化淋巴细胞数 + 未转化淋巴细胞数} \times 100\%$$

参考值：淋巴细胞转化率 =60.1（±7.6）%。

【注意事项】

1. PHA 只激发 T 细胞转化，本试验得出的转化率只反映 T 细胞的功能。

2. 形态学检测法简单易行，不需特殊设备，没有放射性污染。但结果判断时易受主观因素影响，而且有相当数量的中等大小的淋巴母细胞难以分类。此法效率低，准确性和可重复性较差，已逐渐被同位素掺入法取代。

3. 细胞培养时应规范操作，以防细菌污染。

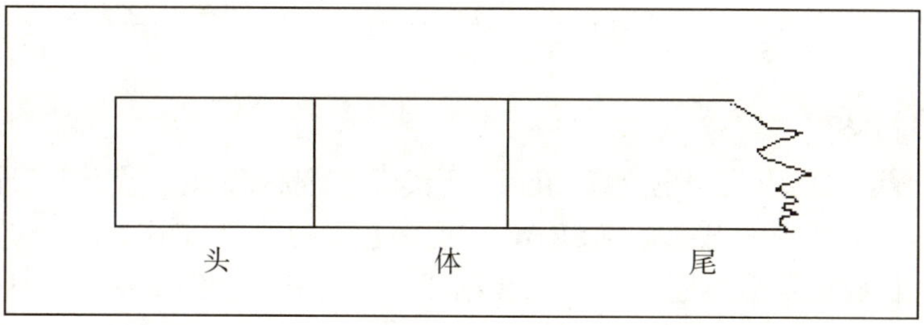

图 2-2-1　血膜

二、E 花环试验

【原理】

成熟的人 T 细胞表面表达绵羊红细胞（sheep red blood cell，SRBC）受体，即 CD_2 分子，是正常人的 T 细胞所特有的表面标志。该分子是一种糖蛋白，能与绵羊红细胞表面糖肽相结合。在一定条件下，T 细胞在体外能直接与 SRBC 结合，SRBC 吸附在 T 细胞表面形成玫瑰花样细胞团，称为 E 玫瑰花环。此实验即为 E 花环试验 (erythrocyte rosette test)。该试验常用于检测 T 细胞的数量、活性及分离 T 细胞，由此可间接反映机体的细胞免疫功能状态。

【材料】

1. 标本　肝素抗凝血

2. 试剂　Hank's 液（pH7.2 ~ 7.4）、Alsever 液、瑞氏染液、淋巴细胞分离液。

3. SRBC 悬液　无菌脱纤维的绵羊静脉血 100ml 加 Alsever 液 50ml，置 4℃冰箱保存，一般不宜超过 14 天。使用前以 Hank's 液洗涤 3 次，1500r/min 离心 l0min，弃上清，将血细胞比容用 Hank's 液配成 1% SRBC 悬液，细胞浓度约为 8×10^7 个 /ml。

4. 灭活小牛血清　小牛血清经 56℃ 30min 灭活后，取 1 体积压积 SRBC，加 2 体积灭活小牛血清，混匀后置 37℃水浴 30min，2000r/min 离心 20min 沉淀红细胞，吸取上清，4℃冰箱保存备用。

5. 0.8%戊二醛溶液　用 Hank's 液将戊二醛配成 0.8%，然后用 1mol/l NaOH 将 pH 值调至 7.2 ~ 7.4。

6. 器材　水平式离心机、水浴锅、细胞计数板，吸管、滴管、普通光学显微镜、香柏油、擦镜纸等。

【方法】

1. 取肝素抗凝血 1ml，加 1ml Hank's 液稀释，沿试管壁缓慢将血加入 2ml 淋巴细胞分离液之上，2000r/min 水平离心 20min。

2. 小心吸取分离液界面白色的淋巴细胞层，Hank's 液洗涤 2 次，每次 1500r/min 离心 l0min。弃上清液，使用 Hank's 液调整细胞浓度为 2×10^6 个 /ml 的淋巴细胞悬液。

3. 取 0.1ml 淋巴细胞悬液加入试管，再加入 0.1 ml 1% SRBC 及 0.1ml 灭活小牛血清，混匀，37℃水浴 5min。

4. 低速 500 r/min 离心 5min，置于 4℃冰箱 2h 或过夜。

5. 取出试管轻轻旋转，使沉淀细胞重新悬浮，取 1 滴置玻片上，盖以滴加瑞氏染液的盖片，于高倍镜下计数。或在细胞悬浮前，吸弃一半上清液，加入 0.8%戊二醛溶液 0.1ml，轻轻旋转混匀，置4℃冰箱固定15min。制成湿片镜检观察计数，或制成干片，经瑞氏染液染色，镜检计数。

【结果观察与分析】

1．此试验所形成的E花环称为Et花环，t代表T细胞总数。部分T细胞具有高度亲和力的SRBC受体，若减少淋巴细胞与SRBC的比例，低速离心后不经低温放置，经短时间后即行涂片染色，仍可见部分淋巴细胞形成E花环，称为Ea花环(active T rosette)。活性T细胞是T细胞的亚群，它与T细胞的体内外功能活性密切相关，能更敏感地反映人体细胞免疫的水平和动态的变化。故Ea花环试验是目前检测细胞免疫功能最为简便快速的方法之一。

2．凡能结合3个或以上SRBC者即为E花环阳性细胞。计数200个淋巴细胞，计算花环形成细胞的百分率。

$$\text{E花环形成率} = \frac{\text{形成花环的淋巴细胞数}}{\text{形成花环的淋巴细胞数} + \text{未形成花环的淋巴细胞数}} \times 100\%$$

Et花环正常值为60% ~80%；Ea花环正常值仅为Et花环的1/2 ~ 1/3，为20% ~40%。

【注意事项】

1．最好使用新鲜的SRBC，一般采血后保存在Alsever液中，如超过2周SRBC与淋巴细胞的结合能力下降。

2．从采血到测定，不得超过4h，若用分离的淋巴细胞，放置时间也不得超过4h，否则SRBC受体容易自行脱落。同时可用台盼蓝检查活力，活细胞应不少于95%。

3．计数前应将沉于管底的细胞予以重悬，但只宜轻缓旋转试管，使细胞团块松开即可，不能过猛或强力吹打，否则花环会消失或减少。

4．要求全部试验在室温(16 ~ 23 ℃)下进行。

5．SRBC与淋巴细胞的比例应以80 ~ 100 : 1为宜。

【问题与思考】

1．淋巴细胞转化试验的优缺点各是什么?

2．为什么Ea花环比Et花环更有参考意义?

（胡　宾）

第三章 免疫标记技术

免疫标记技术（immunolabelling technique）是在抗原抗体特异性结合的基础上，将某种可测定的物质（如放射性核素、荧光素、酶、化学发光剂等）偶联到抗原（抗体）上制成示踪剂，加入到抗原抗体的反应体系中与相应的抗体（抗原）反应，通过检测标记物的有无和含量对样品中待检抗原或抗体进行的定性、定量和（或）定位的一种检测方法。

近三十几年来，免疫标记技术和检测方法有长足的发展，酶、荧光素、放射性核素、化学发光剂等标记物的发展使检测的敏感性和特异性都大大提高。20 世纪 80 年代以来多种更灵敏和化学性质更稳定的新型荧光物质的发展使得免疫荧光检测 (immunofluorescence assay，IFA) 得到发展，在临床、科研及其他多种领域都有广泛的应用，放射免疫 (radio immunoassay，RIA) 在 20 世纪 60 年代兴起，而酶标记物建立于 20 世纪 70 年代，化学发光技术兴起于 20 世纪 80 年代。这些将标记技术与抗原抗体反应相结合的免疫学检测技术以其敏感性高、准确性好、易于操作、具有商品化和自动化等特点替代了经典的凝集试验、沉淀试验等免疫学检验方法，是目前应用最为广泛的免疫学检测技术。无论采用何种标记物，对标记物的要求原则是标记物与抗体或抗原偶联后不能改变后者的免疫学特性，并且也不能严重影响自身的灵敏度、稳定性及可测性等理化性质。

本章主要介绍免疫荧光技术、免疫酶技术、放射免疫分析基本原理、主要方法和应用。

第一节 免疫荧光技术

【实验目的】

掌握免疫荧光标记技术的原理和方法，熟悉免疫荧光标记技术的应用。

【实验内容】

1. 直接免疫荧光法测抗原
2. 间接免疫荧光法测抗原

免疫荧光技术 (immunofluorescence technique) 又称荧光抗体技术，根据抗原抗体反应的原理，将荧光素偶联到已知的抗原或抗体上制成荧光探针，与血清或体液、细胞、组织中存在的相应抗体（或抗原）结合，从而对这些组织中存在的抗原或抗体进行定性、定量和（或）定位的检测。免疫荧光技术包括荧光抗体法、荧光抗原法和免疫荧光细胞 / 组织化学技术。荧光抗体法指用荧光抗体示踪或检测液相中的相应抗原；荧光抗原法指用已知荧光抗原示踪或检测液相中的相应抗体；免疫荧光细胞 / 组织化学技术指用免疫荧光技术显示和检查细胞或组织内抗原性物质或者抗体。荧光抗体实验有直接法、间接法、补体结合法及双标记法。本节主要介绍直接法和间接法。

一、直接免疫荧光法测抗原

【原理】

将荧光素标记在相应的抗体上，直接与相应抗原反应。其优点是方法简便、特异性高，非特异性荧光染色少。缺点是敏感性偏低，而且每检查一种抗原就需要制备一种荧光抗体（图 3-1-1）。此法常用于细菌、病毒等微生物的快速检查和肾炎活检、皮肤活检的免疫病理检查。

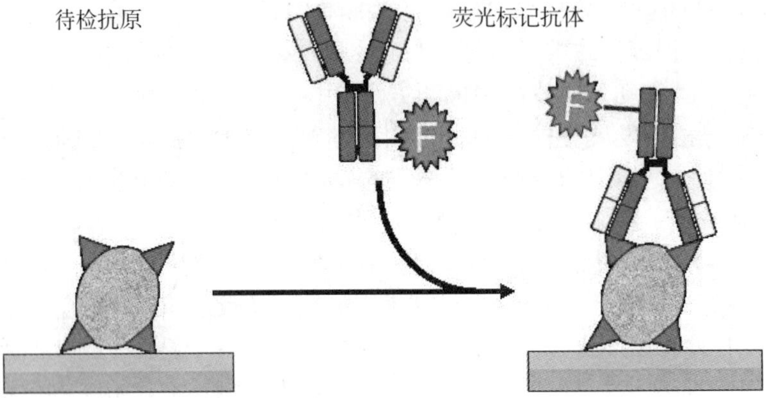

图 3-1-1　免疫荧光标记技术直接法

【材料】

1. 磷酸盐缓冲盐水（PBS），0.01mol/L pH7.4。
2. 荧光标记的抗体溶液，以 0.01mol/L pH7.4 的 PBS 进行稀释。
3. 缓冲甘油，分析纯无荧光甘油 9 份 + pH9.2 0.2M 碳酸盐缓冲液 1 份配制。
4. 搪瓷桶 3 只（内有 0.01mol/L pH7.4 的 PBS 1500ml）。
5. 有盖搪瓷盒 1 只（内铺一层浸湿的纱布垫）。
6. 荧光显微镜、玻片架、滤纸、恒温培养箱等。

【方法】

1. 滴加 0.01mol/L，pH7.4 的 PBS 于待检标本片上，10min 后弃去，使标本保持一定湿度。

2. 滴加适当的荧光标记的抗体稀释溶液，使其完全覆盖标本，置于有盖搪瓷盒内，保温一定时间（参考：30min）。

3. 取出玻片，置玻片架上，先用 0.01mol/L pH7.4 的 PBS 冲洗后，再按顺序过 0.01mol/L pH7.4 的 PBS 3 缸浸泡，每缸 3～5 min，不时振荡。

4. 取出玻片，用滤纸吸去多余水分，但不使标本干燥，加 1 滴缓冲甘油，以盖玻片覆盖。

5. 立即用荧光显微镜观察。

【结果观察与分析】

观察标本的特异性荧光强度，一般可用“+”表示。

（-）无荧光；（±）极弱的可疑荧光；（+）荧光较弱，但清楚可见；（++）荧光明亮；（+++）荧光闪亮。待检标本特异性荧光染色强度达“++”以上，而各种对照显示为（±）或（-），即可判定为阳性。

☞【注意事项】☚

1．对荧光标记的抗体的稀释，要保证抗体的蛋白质有一定的浓度，一般稀释度不应超过 1∶20，抗体浓度过低，会导致产生的荧光过弱，影响结果的观察。

2．染色的温度和时间需要根据各种不同的标本及抗原而变化，染色时间可以从 10min 至 2h，一般 30min 已足够。染色温度多采用室温（25℃左右），高于 37℃可加强染色效果。但对不耐热的抗原（如流行性乙型脑炎病毒）可采用 0～2℃的低温，延长染色时间，低温染色过夜较 37℃条件下 30min 效果更佳。

3．为了保证荧光染色的正确性，首次试验时需设置下述对照，以排除某些非特异性荧光染色的干扰。

（1）标本自发荧光对照：标本加 1～2 滴 0.01mol/L pH7.4 的 PBS。

（2）特异性对照（抑制试验）：标本加未标记的特异性抗体，再加荧光标记的特异性抗体。

（3）阳性对照：已知的阳性标本加荧光标记的特异性抗体。如果标本自发荧光对照和特异性对照呈无荧光或弱荧光，阳性对照和待检标本呈强荧光，则为特异性阳性染色。

4．一般标本在高压汞灯下照射超过 3min，就有荧光减弱现象，经荧光染色的标本最好在当天观察，随着时间的延长，荧光强度会逐渐下降。

二、间接免疫荧光法测抗原

【原理】

间接法是目前最常用的方法。首先用已知未标记的抗体（第一抗体）与待检抗原反应或用未知抗体与已知抗原反应，反应一定时间后，洗去未结合的抗体，再与标记的抗免疫球蛋白抗体（二抗）反应。在第一步反应中，若抗原抗体发生了反应，则抗体被固定在标本上，那么第二步反应中标记的抗体（二抗）必然与第一步反应形成的抗原抗体复合物中的抗体发生反应，这样就可以通过二抗的示踪，对标本中未知抗原或抗体进行鉴定（图 3-1-2）。其优点为：①敏感性较高，是直接法的 5～10 倍；②用 1 种标记的抗体，就能与 1 种以上的相应的抗体或抗原配合鉴定多种未知的抗原或抗体；③既能鉴定未知抗原，又能鉴定未知抗体。

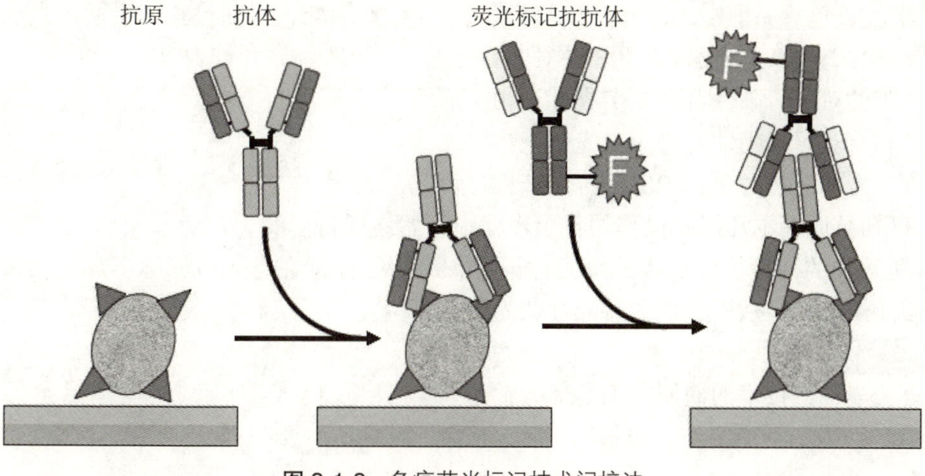

图 3-1-2 免疫荧光标记技术间接法

其缺点有：①在反应中有多种因子参与，容易产生非特异性染色，结果判断有时较困难；②操作步骤多，费时。

染色程序分为两步：第一步，用未知未标记的抗体（待检标本）加到已知抗原标本上，在湿盒中37℃保温30min，使抗原抗体充分结合，然后洗涤，除去未结合的抗体。第二步，加上荧光标记的抗球蛋白抗体或抗IgG、IgM抗体。如果第一步发生了抗原抗体反应，标记的抗球蛋白抗体就会和已结合抗原的抗体进一步结合，从而可鉴定未知抗体。

【材料】

1. 磷酸盐缓冲盐水（PBS）（0.01mol/L pH7.4）。
2. 缓冲甘油（分析纯无荧光的甘油9份 + pH9.2 0.2M碳酸盐缓冲液1份配制）。
3. 荧光标记的抗人球蛋白抗体，以0.01mol/L pH7.4的PBS进行稀释。
4. 搪瓷桶3只（内有0.01mol/L pH7.4的PBS 1500ml）。
5. 有盖搪瓷盒1只（内铺一层浸湿的纱布垫）。
6. 荧光显微镜、玻片架、滤纸、恒温培养箱等。

【方法】

1. 滴加0.01mol/L pH7.4的PBS于已知抗原标本片，10min后弃去，使标本片保持一定湿度。
2. 滴加以0.01mol/L pH7.4的PBS适当稀释的待检抗体标本，覆盖已知抗原标本片。将玻片置于有盖搪瓷盒内，37℃保温30min。
3. 取出玻片，置于玻片架上，先用0.01mol/L pH7.4的PBS冲洗1～2次，然后按顺序过0.01mol/L pH7.4的PBS 3缸浸泡，每缸5min，不时振荡。
4. 取出玻片，用滤纸吸去多余水分，但不使标本干燥，滴加1滴一定稀释度的荧光标记的抗人球蛋白抗体。
5. 将玻片平放在有盖搪瓷盒内，37℃保温30min。
6. 重复操作3次。
7. 取出玻片，用滤纸吸去多余水分，滴加1滴缓冲甘油，再覆以盖玻片。

【结果观察与分析】

荧光显微镜高倍视野下观察，结果判定同直接法。

☞【注意事项】

1. 荧光染色后一般在1h内完成观察，或于4℃保存4h，时间过长，会使荧光减弱。
2. 每次试验时，需设置以下3种对照。

（1）阳性对照：阳性血清 + 荧光标记物。

（2）阴性对照：阴性血清 + 荧光标记物。

（3）荧光标记物对照：PBS+荧光标记物。

3. 已知抗原标本片需在操作的各个步骤中，始终保持湿润，避免干燥。
4. 所滴加的待检抗体标本或荧光标记物，应始终保持在已知抗原标本片上，避免因放置不平使液体流失，从而造成非特异性荧光染色。

【问题与思考】

免疫荧光标记技术的使用范围是什么？

第二节　免疫酶技术

【实验目的】

1．掌握酶联免疫吸附试验的原理和操作方法。

2．熟悉酶标仪的使用方法。

【实验内容】

免疫酶技术（immunoenzymatic technique）是把抗原-抗体的特异性免疫学结合反应与酶的高效催化作用原理有机结合起来的一种方法，即把具有高效催化活性的酶类分子通过化学的方法和抗体（或抗原）结合起来成为酶标记物，而所结合的酶分子并不影响其标记的抗原（或抗体）的免疫反应性，使得酶标记物同时具有免疫反应性和化学反应性，将其与待测的抗原（或抗体）结合后，通过酶的活性降解相应底物呈现出肉眼可见的颜色反应，从而显示出该免疫学反应的存在，达到检测抗原（或抗体）的目的。酶的活性、被降解的底物的多少与最终显色反应的程度呈一定的比例关系，显色越深，说明酶降解底物的量越大，与酶标抗体（或抗原）相结合的对应的待测抗原（或抗体）量也就越多。此技术广泛用于已知或未知抗原、抗体的定性和（或）定量检测，可用于组织中抗原或抗体的定位研究，即酶免疫组织化学技术。

免疫酶技术的特点主要有：灵敏度高，检测能力可达纳克水平甚至皮克水平；应用范围广，既能检测抗体又能检测抗原，既能定性又能定量、定位，并可用于抗原、抗体的分析；不需要特殊设备；标本可长期保存；酶标记物有效时间较长，一般低温保存可达1年以上。

根据免疫酶技术的实际应用目的，可分为免疫酶组织化学技术（immunoenzymatic histochemistry，IEH）和酶免疫测定(enzyme immunoassay，EIA)两大类。后者根据抗原抗体反应后，是否需要将结合的酶标记物和游离的酶标记物分离，又分为非均相酶免疫测定（heterogeneous enzyme immunoassay）和均相酶免疫测定(homogeneous enzyme immunoassay)两种类型。非均相酶免疫测定是目前应用最广的一类免疫检测技术，可根据实验中是否使用固相支持物作为吸附抗体或抗原的载体，又分为固相酶免疫测定和液相酶免疫测定两种类型（图3-2-1）。

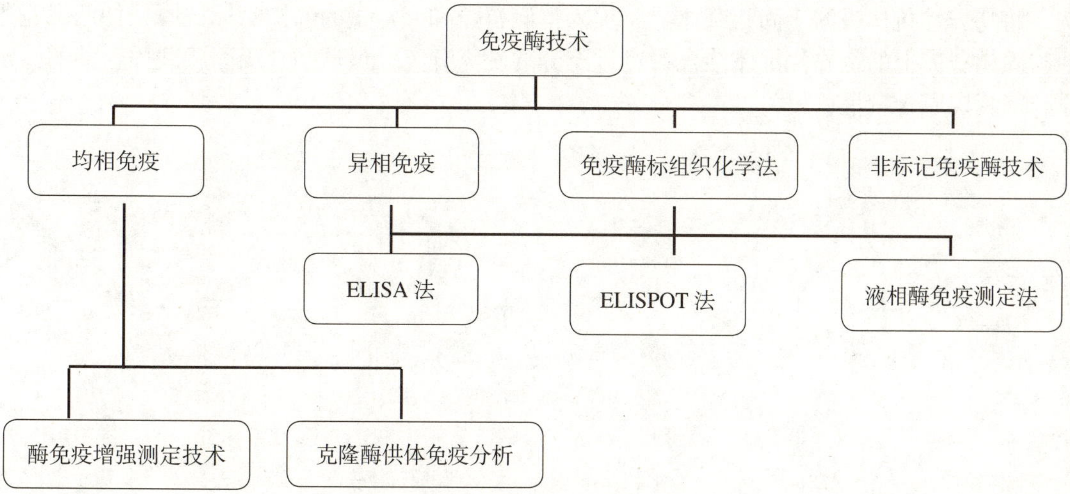

图3-2-1　免疫酶技术的分类

免疫酶技术已广泛应用于临床检测和实验研究，其中以酶联免疫吸附试验（enzyme-linked immunosorbent assay，ELISA）最为常用，测定抗体，又可测定可溶性抗原及细胞抗原。本节着重介绍 ELISA 的原理和方法。

甲胎蛋白检测（ELISA 双抗体夹心法）

【原理】

酶联免疫吸附试验，将已知抗体或抗原结合在某种固相载体上，并保持其免疫活性，测定时将待测样本和酶标抗体或酶标抗原按不同步骤与固相载体表面吸附的抗体或抗原发生反应，用洗涤的方法分离抗原 - 抗体复合物和其他的游离物成分，结合在固相载体上的酶量与标本中受检物质的量成一定比例，然后加入底物显色，有色产物的量与标本中受检物质的量直接相关，故可根据颜色反应的深浅进行定性或定量分析。由于酶的催化效率很高，故可极大地放大反应效果，从而使测定方法达到很高的敏感度。ELISA 法可用于检测抗体，也可用于检测抗原。根据检测目的和操作步骤的不同，通常有 3 种类型的检测方法，即间接法、夹心法及竞争法。

ELISA 法常用的酶有辣根过氧化物酶 (horse-radish peroxidase，HRP) 和碱性磷酸酶 (alkaline phosphatase，AKP)，相应的底物分别是邻苯二胺 (O-pherylene diamine，OPD) 和对硝基苯磷酸盐，前者呈色反应为棕黄色，后者为蓝色。可用目测定性，也可用酶标仪测定 *A* 值以直接或间接反映待测抗原（抗体）的含量。

【ELISA 法的分类】

1. 间接法检测特异性抗体：此法是用于筛检抗体（抗特定抗原成分的特异性抗体）最常用的方法。将已知抗原吸附于固相载体上，加入待测血清（抗体）与之结合，洗涤去除未结合的游离抗体后，加酶标抗体（抗抗体）和底物进行测定，有色产物的量与抗体的量成正比。其原理见图 3-2-2 所示。

2. 双抗体夹心法：此法常用于检测抗原。将已知抗体吸附于固相载体，加入待测标本（含相应抗原）与之结合，温育后洗涤，加入酶标抗体及底物溶液进行测定（图 3-2-3）。适用于检测血清、脑脊液、胸腹水等各种液相中的可溶性抗原及其含量。

3. 竞争法：此法可用于抗原及半抗原的定量测定，也可用于测定抗体。以测定抗原为例，将特异性抗体吸附于固相载体上，加入待测抗原和一定量的已知酶标抗原，使两者竞争地与固相载体上的特异性抗体结合，经过充分的洗涤分离，最后结合于固相载体上的酶标抗原与待测抗原含量呈负相关。

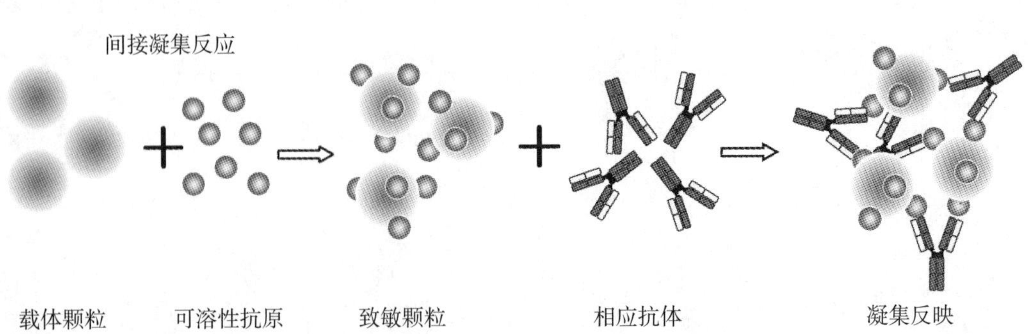

图 3-2-2 酶联免疫吸附试验（ELISA）间接法

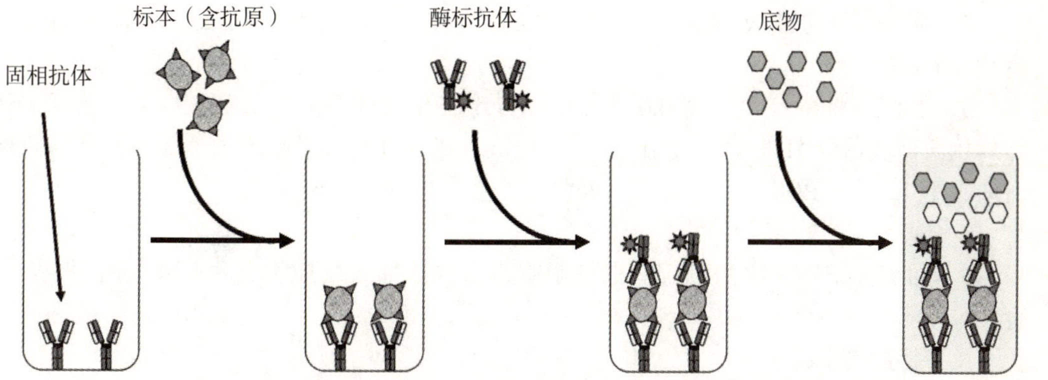

图 3-2-3　酶联免疫吸附实验（ELISA）双抗体夹心法

这种方法所测定的抗原只要有一个结合部位即可，因此，对小分子抗原如激素和药物之类的测定常用此法。该法的优点是快，因为只有一个保温洗涤过程。但需用较多量的酶标记抗原为其缺点。

ELISA 结果判定分目测法和比色法。结果表示有以下几种：①以“+”“−”表示阳性或阴性，通常用作定性或半定量；②酶标仪测定光吸收值，直接用 *A* 值表示，此法目前最为常用；③用终点滴度表示，即将标本连续稀释，以最高稀释度的阳性反应为该标本滴度；④以单位表示，将已知阳性血清做不同稀释进行滴定，以阳性血清的单位数为横坐标、以相对应的 *A* 值为纵坐标，绘制标准曲线。未知样品可根据其 *A* 值从标准曲线上找出单位数，再乘以稀释倍数，即可获得未知样品的单位数。

甲胎蛋白（alpha fetoprotein，AFP）由卵黄囊和胚胎肝产生，妊娠 13 周时，胎儿血清中的 AFP 值达到最高峰，约 3000ng/ml。此后 AFP 逐渐下降。胎儿出生时，约为 80ng/ml 血清，出生第 2 年末，达到最低水平，为 2～10 ng/ml 血清，一直维持到成年。当发生原发性肝癌或畸胎瘤时，AFP 水平都会有明显增加。发生肝炎时 AFP 也会有一定量的增高，一般在 50ng/ml 以下，而且 AFP 值的增加速度较慢。正常人血清 AFP＜20ng/ml。

【材料】

1. 抗甲胎蛋白抗体。
2. 待检血清，甲胎蛋白阳性血清、甲胎蛋白阴性对照血清。
3. HRP 标记豚鼠抗甲胎蛋白抗体。
4. 包被缓冲液：0.05mol/L pH 9.6 碳酸缓冲液。
5. 洗涤液：0.01mol/L pH 7.4 Tris-Cl-Tween 20。
6. 稀释液：0.01mol/L pH 7.4PBS。
7. 显色液：邻苯二胺 -pH 5.0 磷酸盐 - 枸橼酸缓冲液。
8. 终止液：2mol/L H_2SO_4。
9. 酶标仪、冰箱、恒温培养箱、微量移液器等。

【方法】

1. 包被　用 0.05mol/L 碳酸缓冲液（pH 9.6）稀释豚鼠抗甲胎蛋白抗体至 50μl/ml，然后将稀释好的豚鼠抗甲胎蛋白抗体用微量移液器加入反应板，每孔 0.2ml，放湿盒内置 37℃温育 2h，再转入 4℃冰箱过夜。

2．洗涤 将包被液倒掉后，用 0.01mol/L pH7.4 Tris-Cl-Tween 20 溶液洗涤 3 次，每次持续 3min。

3．加样 将待检血清用 0.01mol/L pH7.4 PBS 稀释（从 1：100，1：200 至 1：6400），然后用微移液器分别加入 1 ~ 7 孔，每孔 0.1ml，第 8 孔加阳性对照血清，第 9 孔加阴性对照血清，第 10 孔加 PBS 作空白对照，将反应板置 37℃孵育 2h。

4．洗涤 同 2。

5．加酶标记物 将酶标记豚鼠抗甲胎蛋白抗体加入反应板，每孔 0.1ml，再置 37℃温育 2h。

6．洗涤 同 2。

7．显色 每孔加显色液（临用前配制）0.1ml，放 37℃作用 15min。

8．终止反应 每孔加 2mol/L H_2SO_4 0.05ml。

【结果观察与分析】

将反应板置酶标仪上测定各孔的吸光度（*A* 值），然后按下列公式计算，判断阴性、阳性结果。

$$P/N = \frac{\text{待检}A\text{值} - \text{空白对照孔}A\text{值}}{\text{阴性对照孔}A\text{值} - \text{空白对照孔}A\text{值}}$$

当 P/N≥2.1 时判为阳性，以出现阳性结果的最高血清稀释孔的血清稀释度为该血清效价。

【注意事项】

1．包被缓冲液、洗涤液、稀释液等可提前配置，于冰箱中短期保存，使用前观察是否变质。

2．加样量力求准确，加样时应将液体加在孔底，避免加在孔壁上部，并避免出现气泡。

3．ELISA 操作需要一定温度孵育，为避免蒸发，酶标板上应加盖，或将酶标板平放在底部垫有湿纱布的湿盒中。

4．洗涤的目的是洗去反应液中没有与固相抗原或抗体结合的物质以及在反应过程中非特异性吸附于固相载体的干扰物质。一般应洗涤 3 ~ 4 次，每次 3min。

5．应设立空白对照、阴性对照、阳性对照。

【快速 ELISA 法】

在对 HBsAg、HBeAg、Anti-HBs、Anti-HBe 和 Anti-HBc 检测中，目前商品试剂盒常为快速 ELISA 法。

1．取出包被好的板，加入待测血清，再加入酶标记抗体，置湿盒 37℃ 30 ~ 45min。

2．取出洗涤液洗涤 3 次，每次 3 ~ 5min。

3．加入显色液，37℃或室温 15 ~ 30min。

4．取出加入终止液，最后置酶标仪读数。

【问题与思考】

1．ELISA 的原理是什么？

2．ELISA 的优点和用途有哪些？

第三节　放射免疫技术

【实验目的】

1．掌握放射免疫技术的概念及类型。

2．掌握放射免疫分析的操作方法与结果判定与分析。

【实验内容】

放射免疫测定甲胎蛋白

放射免疫技术（radio-nuclide labeling technique），又称为放射免疫分析法，是用放射性同位素标记抗原或抗体，应用 β 计数器、γ 计数器或放射自显影技术进行的免疫测定。可用于检测抗原。由于它既有抗原抗体结合的特异性，又有同位素的敏感性，因此灵敏度非常高甚至达到纳克（ng）至皮克（pg）水平，而且测定的准确性良好，ng 量的回收率接近 100%，特别适用于微量蛋白质、激素和多肽的定量测定。缺点是有放射性核素污染并需特殊的仪器设备。常用的放射性同位素有 ^{125}I、^{131}I、^{14}C 等，其中以 ^{125}I 最为常用。因其具有以下优点：① ^{125}I 的化学性质活泼，容易标记成功，可以用较简便的方法标记抗原或抗体；②衰变过程中不产生 β 射线，对标记蛋白质、多肽等抗原的免疫活性无显著影响；③容易获得高比放性的标记物，测定的灵敏度较高。放射免疫技术分 3 类，即放射免疫测定、免疫放射测定和放射受体分析。本节介绍放射免疫法测定。

放射免疫法测定

【原理】

放射免疫法测定（radioimmunoassay，RIA）用放射性核素标记的抗原检测待检抗原。基本原理是标记抗原 (Ag*) 和非标记抗原（Ag）对特异性抗体（Ab）的竞争结合反应。标记抗原 (Ag*)、未标记抗原 (Ag) 和特异性抗体 (Ab) 三者同时存在时，由于两种抗原具有相同的抗原表位，互相竞争结合抗体的能力相同，结果形成 Ag*-Ab 和 Ag-Ab 复合物。当 Ag* 和 Ab 的量固定时，两者结合形成免疫复合物就受到 Ag 含量的制约。两者通过竞争方式与 Ab 结合；随着 Ag 增加，Ag* 与 Ab 结合形成 Ag*Ab 复合物的放射量降低，两者变化成函数关系。以未结合的 Ag* 为 F，Ag*Ab 复合物为 B，则 B/F 或 B/(B＋F) 与 Ag 的量变存在着函数关系—剂量反应曲线。即抗原抗体复合物中的放射性强度与受检标本中抗原的浓度呈反比。用一系列不同剂量的标准抗原进行反应，计算相应的 B/F，可以绘制出一条剂量反应曲线。受检标本在同样条件下进行测定，计算 B/F 值，即可在剂量反应曲线上查出标本中抗原的含量（图 3-3-1）。

【材料】

1．血清　正常人血清，待检血清。

2．抗体　包括马抗 AFP 血清和羊抗马 IgG 血清。

3．^{125}I-AFP　使用时稀释成 100 000 ~ 120 000cpm/ml。

4．AFP 标准　6 个瓶，分别含 0、20ng/ml、50ng/ml、100ng/ml、200ng/ml、400ng/ml。

5．缓冲液　含 2% 正常马血清的 PBS。

6．器材　试管、水浴锅。

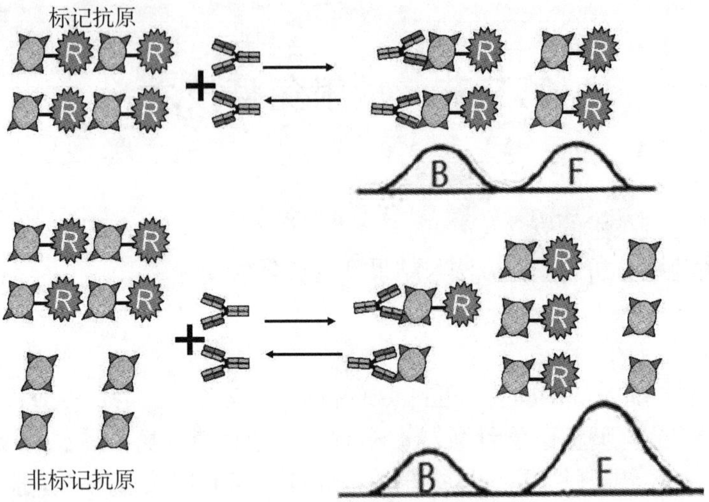

图 3-3-1 放射免疫法原理

【方法】

1．取 7 支试管，自 AFP 标准 6 小瓶中各吸出 0.1ml 分别加入 6 支管中，第 7 支试管为样品管。

2．取正常人血清加入前 6 支试管中，每只 0.1ml，第 7 管中加入 0.1ml 待检血清。

3．取马抗 AFP 血清 0.1ml，分别加入各管中。

4．取 ^{125}I-AFP0.1ml，分别加入各管中。

5．加缓冲液，前 6 管各加 0.6ml，第 7 管加 0.7ml，混匀后，置于 25～30℃水浴锅中 18～24h。

6．取出各支试管，加入羊抗马 IgG 血清，每管 0.1ml。

7．混匀，25～30℃水浴 1h 后，3500r/min 离心 15min，测各管总数放射活性 T（T 即是 B 与 F 的总和），吸出上清后，再测沉淀物放射活性 B，计算结合率。

【结果观察与分析】

$$\text{综合率 B\%} = \frac{B}{B + F} \times 100\%$$

以结合率为纵坐标，AFP 标准含量为横坐标，绘制标准竞争抑制曲线，并据此求出待检血清中 AFP 含量（图 3-3-2）。

【注意事项】

1．免疫活性标记时总有部分抗原活性损失，但应尽量避免。

2．放射性比度标记抗原必须有足够的放射性比度。比度或比放射性是指单位重量抗原的放射强度。标记抗原的比放射性用 mCi/mg（或 mCi/mmol）表示。比度越高，测定越敏感。

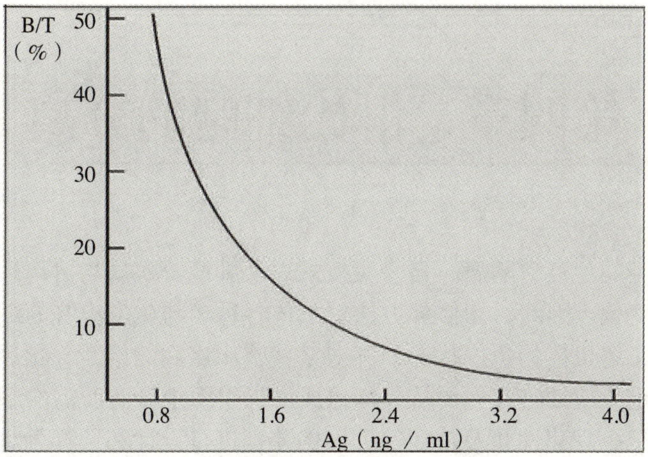

图 3-3-2　标准竞争抑制曲线

【问题与思考】

1．RIA 的原理是什么？

2．试比较 RIA、ELISA 和荧光标记技术的优缺点。

（富红丹）

第四章　淋巴细胞的分离

临床上各种类型的免疫缺陷病、自身免疫病以及肿瘤等疾病均可出现淋巴细胞或淋巴亚群的数量和功能的变化。因此，用体外方法对机体各种参与免疫应答的细胞进行鉴定、计数和功能测定，借以了解机体的免疫状态，并对某些临床疾病的诊断，预后及疗效观察等具有一定意义。体外测定免疫细胞首先要从外周血或淋巴组织中分离所需的细胞，其主要方法是根据细胞的表面标记、理化性状及功能等方面的差别进行设计和选择分离方法。本章主要介绍淋巴细胞的分离。

第一节　人外周血单个核细胞的分离

【实验目的】

掌握密度梯度离心法分离人外周血单个核细胞。

【实验内容】

葡聚糖 - 泛影葡胺密度梯度离心法分离人外周血单个核细胞。

人外周血中单个核细胞（peripheral blood mononuclear cell，PBMC）包括淋巴细胞和单核细胞，其比重与红细胞、多核白细胞及血小板不同，介于 1.075 ~ 1.090，红细胞及粒细胞在 1.092 左右，血小板为 1.030 ~ 1.035。根据其特点本节介绍目前最常用的葡聚糖 - 泛影葡胺（Ficoll-hypaque）密度梯度离心法。

【原理】

用来分离人外周血单个核细胞的分层液葡聚糖 - 泛影葡胺（Ficoll-hypaque）比重是 1.077 ± 0.001。红细胞和粒细胞密度大于分层液，离心后沉于管底，血小板因密度小而悬浮于血浆中，淋巴细胞和单核细胞的比重小于或等于分层液比重，离心后漂浮于分层液的界面上，呈白膜状，也可有少部分细胞悬浮在分层液中。吸取分层液液面的细胞，就可从外周血中分离到单个核细胞。

【材料】

1．葡聚糖 - 泛影葡胺分层液（相对密度为 1.077 ± 0.001）。

2．无钙、镁离子的 Hank's 液、RPMI-1640 培养液、5g/L 台盼蓝。

3．注射器、刻度离心管、吸管、滴管、血球计数板、载玻片、盖玻片、抗凝管、采血针、碘酒及酒精棉球、水平离心机、普通光学显微镜、香柏油、擦镜纸。

【方法】

1．采血稀释　无菌抽取静脉血 2ml，注入抗凝管中摇匀，5min 后加入等量的无菌 Hank's 液，轻轻摇匀。

2．分离淋巴细胞　无菌取淋巴细胞分离液 2ml 于灭菌的离心管内。用无菌滴管将稀释血液 3 ~ 4ml（稀释血液与淋巴细胞分离液体积比为 2：1）沿管壁缓慢加至淋巴细胞分离液的液面上，使血液平铺于淋巴细胞分离液之上，使两者之间有一清晰的界面，细胞分布如图 4-1-1（离心前）所示，将离心管平衡后置水平离心机，2000r/min 离心 20min，离心后细胞分布如图 4-1-1（离心后）所示，淋巴细胞悬浮于分离液界面上，呈白膜状，而红细胞与粒细胞沉积于管底。

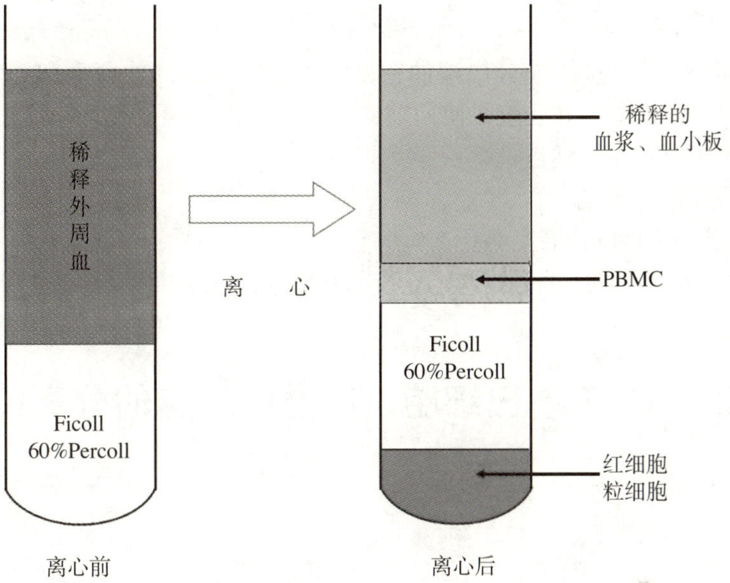

图 4-1-1　密度梯度离心法分离外周血单个核细胞

3．收集淋巴细胞洗涤　用无菌滴管轻轻插到白膜层，吸出该层细胞，移入另一无菌试管，加 5 倍体积的 Hank’s 液混匀，1500r/min 离心 10min。弃上清液，将试管底部细胞混匀，再加入 Hank’s 液，洗涤 2 次。

4．细胞计数　最后一次弃上清后，将细胞悬液体积还原至 1ml，取样记录单个核细胞数和淋巴细胞（计数方法详见本章附一）。

5．细胞活力鉴定　取 2 滴细胞悬液加 1 滴台盼蓝水溶液混匀，静置 5min 后取样做湿片镜检，活细胞排斥染料不被着色，但染料可渗入死亡细胞使细胞呈蓝色。正常情况下，活细胞的比例应不少于 95%。

【结果观察与分析】

1．用密度梯度离心法分离单个核细胞，速度快、纯度高，细胞得率可达 80% 以上，淋巴细胞纯度达 90% 以上，细胞活力达 95% 以上。

2．分离后得到的单个核细胞悬液，可满足许多实验的需要，是进行细胞免疫实验的基本技术之一，但仅用该法不能除去其中的单核细胞。

3．这是从外周血初步分离淋巴细胞的最常用方法，分离所得的单个核细胞可用于细胞的分类鉴定、计数及各种功能的测定，也可用于进一步纯化淋巴细胞。

☞【注意事项】

1．抽取人外周静脉血时要注意无菌操作，操作全程应尽可能短时间内完成，以免增加死细胞数。

2．分离人体外周血所用分层液的比重以 1.077 ± 0.001 为好，分离不同动物血中单个核细胞，对分层液比重要求不同，如小鼠为 1.088，马为 1.090 等。

3．将血液稀释可降低血液黏稠度和红细胞的聚集，提高淋巴细胞收获量。

4．用淋巴细胞分离液分离 PBMC 时，离心机转速的增加和减少要均匀、平稳，使保持清晰的界面。

5．温度的变化可直接影响分层液的密度，即影响细胞的收获率和纯度。故应在室温（18 ~ 25℃）下进行试验，分层液在使用前应预温至室温。温度过低，淋巴细胞丢失增多，温度过高，会影响淋巴细胞活性。

【问题与思考】

1．单核细胞分离的临床意义是什么?

2．常用的外周单核细胞的分离与纯化技术有哪些?密度梯度离心法的原理是什么?

第二节　T 淋巴细胞、B 淋巴细胞的分离纯化

【实验目的】

掌握淋巴细胞分离方法。

【实验内容】

1．免疫磁珠法分离淋巴细胞

2．花环沉降法分离 T 淋巴细胞、B 淋巴细胞

3．尼龙棉柱法分离 T 淋巴细胞、B 淋巴细胞

淋巴细胞主要分 T 淋巴细胞和 B 淋巴细胞两大亚群，它们具有不同的特性和功能，为此在进行某些免疫学实验时，首先需分离出纯的 T 淋巴细胞和 B 淋巴细胞。多年来，各种 T 淋巴细胞的分离技术均有不同的发展进步，有亲和板结合分离法、E 花环形成分离法、补体介导的细胞毒分离法、尼龙棉分离法、磁珠分离法、流式细胞术分离法等。

一、免疫磁珠法分离淋巴细胞

免疫磁珠法分离细胞是 20 世纪 90 年代初兴起的新型细胞分离技术，所获细胞纯度高（93% ~ 99%），获率可达 90%，活细胞率可达 95%，操作简单，省时费用低。

【原理】

免疫磁珠（immune magnetic bead，IMB）法分离细胞是基于细胞表面抗原能与连接有磁珠的特异性单抗相结合，形成细胞 - 特异性单克隆抗体 - 磁珠复合物，在外加磁场中，通过抗体与磁珠相连的细胞被吸附而滞留在磁场中，无该种表面抗原的细胞由于不能与连接着磁珠的特异性单抗结合而没有磁性，不在磁场中停留，从而使细胞得以分离。免疫磁珠法分离细胞可分为正选法和负选法。正选法即磁珠结合的细胞就是所分离获得的细胞，负选法即磁珠结合不需要的细胞，游离于上清液的细胞为所需要细胞。以下介绍免疫磁珠间接法分离 CD_4^+T 淋巴细胞（正选法）。

【材料】

1．鼠抗人 CD_4^+ 单克隆抗体。

2．缓冲液（pH7.4 PBS，0.5%BSA）。

3．磁架、玻璃管。

【方法】

1．样品制备 收集分离的淋巴细胞制成 1×10^7 个 /ml 的单细胞悬液。

2．鼠抗人的 CD 系列抗体包被 取 5 管 20μl 空白磁珠（浓度为 5mg/ml），用 0.1mol/L 浓度的 PBS 液（pH7.4）在磁力架上洗涤 2 次，分别加入 5μl、10μl、20μl、30μlCD_4^+ 抗体溶液（抗体浓度为 1μg/μl），于振荡器室温振荡 12h，用含 0.5%BSA 的 0.01mol/L PBS（pH7.4）洗涤 2 次，除去未结合的单抗，于 4℃环境保存。

3．磁珠结合 取 1×10^7 个 /ml 单细胞悬液，用 1×PBS 调节细胞溶液的体积至 50μl，加入 CD_4 抗体磁珠溶液 10μl，混合均匀，4～8℃孵育 20min；1.5ml 1×PBS 洗涤，4℃，2000r/min 离心 10min，彻底弃去上清，加入缓冲液重悬细胞调节细胞悬液体积至 0.5ml。

4．磁珠分离 分离柱固定在磁珠分离架上，将 0.5ml 1×PBS 加至分离柱内，平衡。将结合磁珠的细胞悬液 0.5ml 加至平衡好的磁分离柱，收集流出液，用 1ml 1×PBS 洗涤磁分离柱 2 次，收集流出液，即为非 CD_4^+T 淋巴细胞部分，取下磁分离柱，加入 0.5ml 1×PBS，收集流出液，为富集的 CD_4^+T 淋巴细胞，4℃下，2000r/min 离心 10min，收集细胞，计数。

【结果观察与分析】

经流式细胞仪分析细胞纯度和台盼蓝染色的方法对细胞活力进行评估。磁珠分离细胞的重要指标是纯度和得率。这取决于磁珠所连接单抗的特异性和磁珠大小（磁性），然而太大的磁珠会影响细胞活性，也无法直接上流式。

☞【注意事项】☚

1．分离的细胞悬液应尽量使单细胞悬液，避免细胞黏附成团，以免影响分离效果。

2．待分选细胞中如有贴壁细胞，建议在分选前先经消化处理，使之成为单细胞悬液。

3．操作过程中尽量减少细胞丢失。

二、花环沉降法分离 T 淋巴细胞和 B 淋巴细胞

【原理】

人类 T 淋巴细胞表面具有绵羊红细胞（SRBC）受体（E 受体，CD_2），经溴化二氨基异硫基异硫脲氢化物（AET）处理的 SRBC，能与 T 淋巴细胞形成稳定、细胞体积和密度较大的 E 花环 (AET-E 花环)。再用淋巴细胞分离液密度梯度离心分离，形成 AET-E 花环的 T 淋巴细胞沉于试管底部，而 B 淋巴细胞则留于分层液界面。取出形成 E- 花环的 T 淋巴细胞，用低渗溶液溶解吸附在 T 淋巴细胞周围的 SRBC，便可获得纯 T 淋巴细胞，从而可将 T、B 淋巴细胞分离开。

【材料】

1．标本 肝素抗凝人全血。

2．试剂 聚蔗糖 - 泛影葡胺分层液（相对密度 1.077±0.001）、pH7.2 的 NH_4C1-Tris 缓冲液、pH9.0 AET 溶液、SRBC 悬液、Hank’s 液、含 10％小牛血清的 RPMI 1640 培养液、生理盐水。

3．器材 离心管、试管、毛细吸管、水平式离心机、水浴锅等。

【方法】

1．AET溶液制备 称取AET粉剂402mg，溶于10ml去离子水中，用4mol/L NaOH溶液的9～10滴，调pH值至9.0，用0.2μm滤膜过滤除菌，用前临时配制。

2．分离淋巴细胞 将抗凝血用聚蔗糖-泛影葡胺分层液密度梯度离心法分离淋巴细胞。

3．AET-SRBC的制备

（1）SRBC中加生理盐水（1∶4），2000r/min离心5min，将红细胞表面的白细胞及上清吸出弃掉，连续洗涤5次。

（2）取1份压积的SRBC，加入4份新鲜配制的pH9.0的AET溶液（即1∶4），置37℃水浴中15min，每隔5min摇匀。

（3）加入预冷无菌生理盐水混匀，2000r/min离心5min，弃上清液，连续洗涤5次，观察有无溶血。

（4）用含小牛血清的RPMI 1640液配制成10% AET-SRBC悬液，置4℃环境保存，不得超过5d，使用时用10%小牛血清的RPMI 1640培养液稀释至1%。

4．E花环形成 取1ml分离的淋巴细胞与等量1%AET-SRBC混合，37℃水浴15min，1000r/min低速离心5min后，移至4℃冰箱45min。

5．分离细胞 取已形成E花环的细胞悬液用毛细吸管轻轻吹吸，使细胞散匀，再将细胞轻轻沿管壁铺于具有等量淋巴细胞分离液的试管液面上，于4℃下2000r/min离心20min，E花环细胞和SRBC沉于管底，B细胞浮于分层液界面上。

6．收集B细胞 再经第2次E花环实验，重复1次密度梯度离心，可得出进一步纯化的B细胞，纯度90%以上。

7．收集T细胞 合并两次E-花环细胞，用Hank's液洗1次后，加入NH_4Cl-Tris缓冲液或以双蒸水低渗裂解E-花环周围的SRBC，用Hank's液洗细胞1次，配制成所需浓度即可获得较纯的T淋巴细胞。

【结果观察与分析】

此法所获B细胞的纯度可达90%以上。T淋巴细胞测定活力在95%以上，纯度鉴定可达90%以上，亦可再进行进一步的纯化。

☞【注意事项】☚

1．pH7.2的NH_4Cl-Tris缓冲液必须新鲜配制，不可久存。

2．血液标本采集后应立即分离淋巴细胞，在室温下不能超过3h。

3．采取的无菌羊血应立即分离红细胞，加Alsever's液，置4℃冰箱保存。

4．配成的10% AET-SRBC悬液，应置4℃保存，不得超过5d。临用时再用含10%小牛血清RPMI 1640培养液稀释至1%。

三、尼龙棉柱法分离T淋巴细胞和B淋巴细胞

【原理】

尼龙毛即聚酰胺纤维，B细胞在37℃时易黏附于尼龙棉（聚酰胺）纤维上，而T淋巴细胞不具此能力，所以将淋巴细胞悬液通过尼龙毛柱流出的细胞均为T淋巴细胞，故可利用这一特性将T、B淋巴细胞分离。

【材料】

1．标本　单个核细胞悬液(自外周血分离，分离方法见前)。

2．试剂　尼龙毛、Hank’s 液、10%小牛血清(FCS)- Hank’s 液、双蒸水等。

3．器材　水平式离心机、恒温培养箱、聚乙烯塑料管(直径 0.5cm，长 10～15cm)、封口钳，剪刀、镊子、玻璃纸、细胞计数板等。

【方法】

1．尼龙毛柱的制备　将尼龙毛置于烧杯内，加双蒸水煮沸 10min，置漏斗内滴干，重复上述过程 6 次，后 2 次用去离子水，称取尼龙毛 50～70mg，细致地撕开，使其松散均匀，用 Hank’s 液浸透后装入聚乙烯塑料管或注射器，柱高约 2cm。

2．用 37℃预温的 Hank’s 液和含 10% FCS-RPMI-1640 培养液各 5ml 洗柱，流速为 1～2ml/10s，放 37℃恒温培养箱备用。

3．分离单个核细胞　用聚蔗糖 - 泛影葡胺分层液分离外周血单个核细胞。用含 10% FCS-RPMI-1640 培养液制成浓度为（2～3）$\times 10^7$/ml 的细胞悬液。

4．细胞过柱　取 lml 细胞悬液垂直滴加于制备好的尼龙毛柱中，在上端加少许 Hank’s 液以防柱子干涸，置 37℃温育 45～60min。

5．收集 T 淋巴细胞　取出尼龙毛柱，垂直放入 10ml 圆底试管，用预温 37℃含 10% FCS-RPMI-1640 培养液 5ml 洗脱，收集洗脱液，2000r/min 离心 20min，沉淀即为 T 淋巴细胞，纯度达 90%左右。

6．收集 B 淋巴细胞　将柱垂直放入另一试管，用冷的 10% FCS-RPMI-1640 培养液 5ml 冲洗柱床，边洗边挤压塑料管，收集洗脱液，2000r/min 离心 20min，沉淀即为 B 淋巴细胞，纯度达 80%左右。

7．细胞存活率检测　取 10μl 淋巴细胞悬液加入 0.4% 台盼蓝染色液 10μl，混匀。取 10μl 加入血细胞计数板，静置片刻，置显微镜高倍镜下观察。

【结果观察与分析】

活细胞不着色，折光性强。死细胞由于染料可渗入细胞内，故被染成蓝色，死细胞体积较大，无光泽。正常情况下，活细胞存活率应在 95% 以上。计算 200 个细胞中的死亡细胞数并计算其存活率：

$$\text{细胞存活率} = \frac{\text{活细胞数}}{\text{活细胞数} + \text{死细胞数}} \times 100\%$$

【注意事项】

1．尼龙毛柱的质量直接影响到分离的效果，尼龙毛必须洁净，尼龙毛柱应均匀、松散、连续、不留气泡，装柱的长度应与分离的细胞量成正比，一般柱高 6cm，可有效滤过（2～3）$\times 10^7$/ml 个细胞。

2．柱底开口的大小要适宜，口径太小流速太慢，T 淋巴细胞冲出不全细胞得率减少，并影响 B 淋巴细胞的纯度。口径过大时易将 B 淋巴细胞冲出，又使收获的 T 淋巴细胞纯度降低。

3．用手挤压尼龙毛柱时，柱内一定要充满液体。注意不可用力过重，否则会损伤 B 淋巴细胞，还会将黏附力大于B淋巴细胞的单核细胞也随之挤下。用力过轻则使B淋巴细胞流出不全。

4．冲洗尼龙毛柱时应注意保持溶液及环境的温度，温度过低，B淋巴细胞和单核细胞易脱落，使T淋巴细胞纯度下降，B淋巴细胞得率降低。

【问题与思考】

比较免疫磁珠法、花环沉降法、尼龙棉柱法分离T淋巴细胞和B淋巴细胞的不同点。

第三节 淋巴细胞片的制备

【实验目的】

掌握淋巴细胞标本片的制备。

【方法】

1．将分离得到的淋巴细胞以RPMI 1640培养液配成$1\times10^5\sim1\times10^6$/ml细胞悬液。

2．将细胞悬液用毛细吸管轻轻滴吹铺于玻片中央，约$1cm^2$。

3．以冷风吹干，根据不同的目的分别以冷丙酮、冷甲醇、10%中性缓冲甲醛溶液固定5～15min。

4．冷风吹干后，细胞片密封置-20℃以下低温保存备用。

☞【注意事项】

1．所用玻片必须干净，无油污。

2．操作要轻柔，保持细胞形态。

【问题与思考】

淋巴细胞片的制备有何意义？

附一：细胞计数方法

【原理】

培养的细胞在一般条件下要求有一定的密度才能生长良好，所以要进行细胞计数。计数结果以每毫升细胞数表示，细胞计数的原理和方法与血细胞计数相同。

【材料】

1．细胞计数板、毛细滴管。

2．淋巴细胞悬液、普通光学显微镜、香柏油、擦镜纸。

【方法】

1．准备计数板　用乙醇清洁计数板和盖玻片，然后用吸水纸轻轻擦干。

2．制备细胞悬液　用胰蛋白酶消化单层培养细胞或收集悬浮培养细胞，制成单个细胞悬液。要求细胞密度不低于1×10^4/ml，若细胞数很少，应将悬液离心（1000r/min离心2min），重悬浮于少量培养液中。

3．加样　将盖玻片盖在计数板两槽中间。用吸管轻轻吹打细胞悬液，吸取少量细胞悬液，在计数板上盖玻片一侧加细胞悬液，加样量不要溢出盖玻片，也不要过少或带气泡，否则要将计数板和盖玻片擦干净重新加样。

4．细胞计数　在显微镜下，用10×物镜观察计数板四角大方格中的细胞总数，细胞压中线时，只计左侧和上方者，不计右侧和下方者（图 4-3-1）。

【结果观察与分析】

血球计数板是特制玻片制成的，其中有 4 条下凹的槽，构成 3 个平台。中间平台较宽，其中间又被一短横槽隔为两半，每半边上面有 1 个方格网。方格网上刻有 9 个大方格，其中只有中间的 1 个大方格为计数室。这一大方格的长和宽各为 1mm，深度为 0.1mm，其容积为 $0.1mm^3$，即 1mm × 1mm × 0.1mm 方格的计数板。在血球计数板上，刻有一些符号和数字（图 4-3-1），XB-K-25 为计数板型号和规格，表示此计数板分 25 个中格。0.1mm 为盖上盖玻片后计数室的高。$1/400mm^2$ 表示计数室面积是 $1mm^2$，分 400 个小格，每小格面积是 $1/400mm^2$。

计数室通常有两种规格：一种是 16 × 25 型，即大方格内分为 16 中格，每一中格又分为 25 小格；另一种是 25 × 16 型，即大方格内分为 25 中格，每一中格又分为 16 小格。但是不管计数室是哪一种，都有一个共同点，即每一大方格都是由 16 × 25=25 × 16=400 个小方格组成。

以计数室 16 × 25 型计数板为例，将计数室放大，可见它含 16 中格，一般取四角：1、4、13、16 等 4 个中方格（100 个小方格）计数（图 4-3-1）。将每一中格放大，可见 25 个小格。计数重复 3 次，取其平均值。计数完毕后，依下列公式计算：

细胞个数 /ml=100 个小方格细胞总数 /100 × 400 × 10 000 × 稀释倍数

【注意事项】

1．消化单层细胞时，务求细胞分散良好，制成单个细胞悬液，否则会影响细胞计数结果。

2．取样计数前，应充分混匀细胞悬液。在连续取样计数时，特别应该注意这一点，否则前后计数结果会有很大误差。

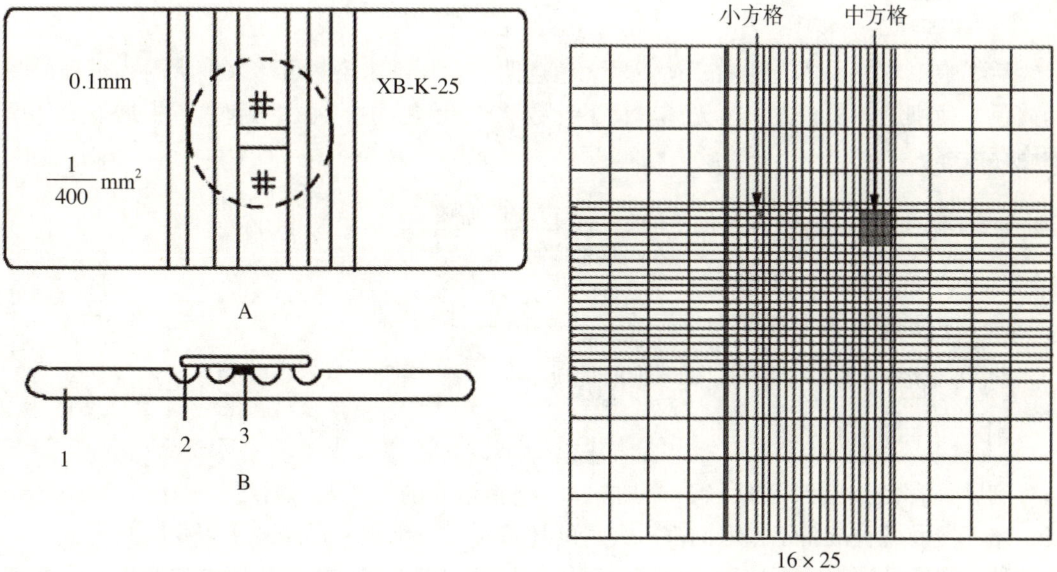

血细胞计数板构造（一）

A. 正面图　B. 纵切面图

1. 血细胞计数板；2. 盖玻片；3. 计数室

血细胞计数板构造（二）

放大后的方网格，中间大方格为计数室

图 4-3-1　血细胞计数板图解

3．镜下计数时，遇到 2 个以上细胞组成的细胞团，应按单个细胞计算。如细胞团占 10% 以上，说明消化不充分。或细胞数少于 $200/10mm^2$ 或多于 $500/10mm^2$ 时，说明稀释不当，需重制备细胞悬液、计数。

附二：细胞活性检测

【原理】

细胞活性的检测是体外细胞培养技术中常用的检测指标，细胞活力是指在总细胞样本中活细胞所占的百分比。测定细胞活力可以用于检查组织中分离的细胞是否受到损伤，检查复苏细胞的细胞活力。检查方法主要有台盼蓝染色法。台盼蓝染料可溶于水（10mg/ml）是细胞活性染料，常用于检测细胞膜的完整性。正常的活细胞，胞膜结构完整，能够排斥台盼蓝，使之不能够进入胞内；而丧失活性或细胞膜不完整的细胞，胞膜的通透性增加，可被台盼蓝染成蓝色。通常认为细胞膜完整性丧失，即可认为细胞已经死亡。所以，台盼蓝染料进入细胞内则说明细胞死亡，根据死细胞着色，活细胞不着色这一特性来区分死细胞与活细胞。本实验介绍台盼蓝染色法。

【材料】

1．4% 台盼蓝母液，即称取 4g 台盼蓝，加少量蒸馏水研磨，加双蒸水至 100ml，用滤纸过滤，4℃下保存。使用时用 PBS 稀释至 0.4%。

2．吸管、血细胞计数板、普通光学显微镜、香柏油、擦镜纸。

【方法】

1．制备单细胞悬液　并做适当稀释（1×10^6 细胞 /ml）。

2．染色　细胞悬液与 0.4% 台盼蓝溶液以 9∶1 混合混匀。

3．计数　取少许悬液加入血细胞计数板，置显微镜高倍镜下观察，3min 内完成计数活细胞和死细胞。

【结果观察与分析】

活细胞不着色，折光性强，镜下呈无色透明状。死细胞染料可渗入细胞内，被染成明显的蓝色，死细胞体积较大，无光泽。镜下计数 200 个细胞中的死亡细胞数，根据下式计算出细胞存活率。

$$\text{细胞存活率} = \frac{\text{活细胞数}}{\text{活细胞数} + \text{死细胞数}} \times 100\%$$

☞【注意事项】

3min 内完成死细胞计数，否则部分活细胞会被染色，影响实验准确性。

附三：细胞冻存

细胞冻存是细胞保存的主要方法之一。细胞培养的传代及日常维持过程中，在培养器具、培养液及各种准备工作方面都需大量的耗费，而且细胞一旦离开活体开始原代培养，它的各种生物特性都将逐渐发生变化并随着传代次数的增加和体外环境条件的变化而不断有新的变化。因此及时进行细胞冻存十分必要。细胞冷冻储存在 -70℃冰箱中可以保存 1 年之久。细胞储存在液氮中，温度达 -196℃，理论上储存时间是无限的。

【原理】

细胞冻存及复苏的基本原则是慢冻快融，可以最大限度的保存细胞活力。细胞在不加任何保护剂的情况下直接冷冻，细胞内外的水分会很快形成冰晶，从而引起一系列不良反应。如细胞脱水使局部电解质浓度增高，pH值改变，蛋白质变性等，胞膜上的类脂蛋白复合体也易破坏引起细胞膜通透性的改变，使细胞内容物丢失，而致细胞死亡。解决细胞冷冻技术的关键是尽可能地减少细胞内水分，减少细胞内冰晶的形成，目前细胞冻存多采用甘油或二甲基亚砜做保护剂，这两种物质分子量小，溶解度大，易穿透细胞，可以使冰点下降，提高细胞膜对水的通透性，且对细胞无明显毒性。慢速冷冻方法又可使细胞内的水分渗出细胞外，减少胞内形成冰结晶的机会，从而减少冰晶对细胞的损伤。

在低于–70℃的超低温条件下，有机体细胞内部的生化反应极其缓慢，甚至终止。因此，采取适当的方法将生物材料降至超低温，即可使生命活动固定在某一阶段而不衰老死亡。当以适当的方法将冻存的生物材料恢复至常温时，其内部的生化反应可恢复正常。所谓冷冻保存，就是将体外培养物或生物活性材料悬浮在加有或不加冷冻保护剂的溶液中，以一定的冷冻速率降至零下某一温度（一般是低于–70℃的超低温条件），并在此温度下对其长期保存的过程。而复苏就是以一定的复温速率将冻存的体外培养物或生物活性材料恢复到常温的过程。不论是微生物、动物细胞、植物细胞还是体外培养的器官都可以进行冻存，并在适当条件下复苏。

【材料】

1. 待冻存细胞　各种肿瘤细胞或杂交瘤细胞。

2. 试剂　冷冻保护液（10% 甘油 +90% 培养基，或者 10%DMSO+90% 培养基）、0.25% 胰蛋白酶。

3. 其他　冻存管（容量为 1ml 或 1.5ml）、吸管、离心管、喷灯、纱布袋。

4. 仪器设备　普通冰箱、–30℃低温冰箱和 –70～–80℃超低温冰箱、液氮冻存罐、高速离心机、电子计算机程控降温仪等。

【方法】

1. 待冻存细胞悬液的制备

（1）选择处于对数生长期的细胞，在冻存前一天最好换液。将多个培养瓶中的细胞培养液去掉，用 0.25% 胰蛋白酶消化。适时去掉胰蛋白酶，加入少量新培养液。用吸管吸取培养液反复吹打瓶壁上的细胞，使其成为均匀分散的细胞悬液，并计算细胞总数。

（2）将细胞悬液以 1000r/min 离心 5min，去上清夜收集细胞。

（3）向细胞沉淀物中加入冷冻保护液（10% 甘油 +90% 培养基，或者 10%DMSO+90% 培养基）制成细胞悬液，轻轻吹打混匀，使细胞密度达 1×10^6～1×10^7 个 /ml，并可适量增加牛血清，浓度至 20%。

（4）按每管 1.5ml 的量分装于冻存管内，拧紧管盖，装入沙布袋内。

（5）做好冻存记录。记录内容包括冻存日期、细胞代号、冻存管数、冻存过程中降温的情况、冻存位置及操作人员。

2. 分级冷冻

（1）先将冻存管放入普通冰箱冷藏室（4～8℃），约 40min。

（2）接着将冻存管置于普通冰箱冷冻室（–10～–20℃），为 30～60min。

（3）将冻存管转入低温冰箱（–30℃），放置 30min 左右。

（4）然后将冻存管转移到超低温冰箱（–70～–80℃），过夜。

（5）最后将冻存管投入液氮保存。

【结果观察与分析】

细胞冻存在液氮中可以长期保存，但为妥善起见，冻存6个月后，最好取出1只安瓿细胞复苏培养，观察生长情况，然后再继续冻存。

☞【注意事项】☚

常用的细胞冷冻储存器为液氮储存器，使用时要注意以下几点。

1. 一般2周需充液氮1次，至少1个月充氮1次。液氮温度达–196℃，使用时注意勿让液氮溅到皮肤上，以免引起冻伤。

2. 液氮容器为双层结构，中间为真空层，瓶口有双层焊接处，应防止焊接部裂开。

3. 在装入液氮时，要注意缓慢小心，并用厚纸卷筒或特制漏斗作为引导，使液氮直达瓶底，如有专用液氮灌注装置则更好。若为初次使用，加液氮时更要缓慢，以免温度骤降而使容器损坏。

【问题与思考】

1. 分离好的细胞如何保存？

2. 为什么要检测细胞活性？

（沈敬华）

第五章　细胞免疫功能检测

细胞毒性 T 细胞（cytotoxic T cell，CTL）及 Th_1 细胞是细胞免疫的主要效应细胞，对靶细胞的破坏 CTL 发挥直接杀伤作用，而 Th_1 细胞通过释放细胞因子间接破坏靶细胞。本章通过测定 CTL 杀伤功能和细胞因子检测，了解机体细胞免疫状态，探讨某些疾病的发病机制、疾病的发展与转归。

第一节　细胞毒性 T 细胞杀伤功能测定

【实验目的】

1．掌握淋巴细胞功能检测方法及意义。

2．熟悉相关仪器的使用。

【实验内容】

CTL 杀伤功能测定　细胞毒性 T 细胞（CTL）杀伤功能测定是体外检测机体细胞免疫功能的一种常用方法，其主要作用包括：利用靶细胞与淋巴细胞的相互关系阐明靶细胞的抗原性；测定机体免疫活性细胞直接杀伤肿瘤细胞的能力；判断肿瘤患者的预后；判断免疫治疗肿瘤患者的疗效；观察药物、肿瘤抗原及其他抗原对 CTL 杀伤功能的影响；鉴定淋巴细胞的功能性亚群。

【原理】

细胞毒性 T 细胞（CTL）是指已被抗原致敏的 CD_8^+T 细胞，在体内外均有很强的杀伤能力。活化的 CTL 杀伤相应的靶细胞，可通过形态学检查法和放射性核素标记法测定。形态检查法是用显微镜计数残留的靶细胞数，计算淋巴细胞对靶细胞生长的抑制率。放射性核素法根据铬酸钠（$Na_2{}^{51}CrO_4$）能进入到增殖的细胞内，与细胞质蛋白牢固结合，当标记的 ^{51}Cr 细胞受到损伤或死亡之后，可释放出 ^{51}Cr。本节主要介绍放射性核素标记法，以 ^{51}Cr 释放实验为例。

^{51}Cr 释放法用放射性核素 ^{51}Cr 标记靶细胞，再与 CTL 细胞共同孵育，CTL 细胞发挥杀伤功能，使靶细胞膜受损，胞质内容物质释放到上清液中，靶细胞 ^{51}Cr 释放量与效应细胞活性成正比，通过检测培养液中的 ^{51}Cr 的放射计数率（*cpm*），可判断 CTL 细胞的杀伤活性。

【材料】

1．效应细胞　从人外周血（肝素抗凝血）分离的单核细胞。

2．靶细胞　K562 细胞。

3．主要试剂　Hank’s 液、ConA、$Na_2{}^{51}CrO_4$、10% FCS-RPMI-1640 培养液，淋巴细胞分离液。

4．主要器材　96 孔培养板（应无细胞毒作用）、112μm 孔径筛网、微量加样器、^{51}Cr 计数器、离心机、CO_2 培养箱等。

【方法】

1．靶细胞标记

（1）收集对数生长期的K562细胞，用10% FCS-RPMI-1640培养液调整细胞浓度为5×10^7/ml。

（2）细胞悬液加入0.2ml 1mci/ml$Na_2{}^{51}CrO_4$及20μlFCS混匀，37℃下，5%CO_2细胞培养箱放置1～2h，20～30min摇匀1次。

（3）收集细胞用10% FCS-RPMI-1640培养液将^{51}Cr标记的靶细胞洗3次去除游离的核素，调整细胞浓度1×10^5/ml。

2．制备效应细胞　收集新鲜分离的T淋巴细胞，用ConA3μg/ml刺激培养5天获得效应CTL细胞，调整浓度为1×10^6/ml。

3．细胞毒实验　96孔板按每样品3重复孔的原则加入^{51}Cr标记的靶细胞依据下列方案进行。

（1）自发释放组：加入100μl 10% FCS-RPMI-1640培养液。

（2）最大释放组：加入100μl 2% Triton X-100。

（3）CTL活性测定组：各孔效靶细胞比40∶1、20∶1、10∶1和5∶1加入100μlCTL，1200r/min离心30s，促进靶-效细胞接触，37℃下，5%CO_2细胞培养箱放置4～6h。

4．上机测定放射活性　培养结束，1200r/min离心5min，收集每孔上清液100μl于小玻璃管内，用γ计数器测上清的*cpm*值。

【结果观察与分析】

测定每管*cpm*值，依下式计算：

$$细胞特异性杀伤率（\%）=\frac{实验组释放_{cpm}-自发释放_{cpm}}{最大释放_{cpm}-自发释放_{cpm}}\times100\%$$

【注意事项】

1．操作^{51}Cr溶液时，严格遵守核素条例。

2．靶细胞选对数生长期的细胞，靶效细胞最适温度37℃。

3．^{51}Cr半衰期为28天，标记后的靶细胞尽快加入效应细胞中，与效应细胞作用时间不宜过长，随时间延长细胞死亡多，自然释放率随之增高。

【问题与思考】

1．哪些细胞具有杀伤功能？有何区别。

2．NK细胞如何测定杀伤功能？

第二节　细胞因子检测技术

【实验目的】

掌握检测细胞因子IL-2含量的免疫学方法。

【实验内容】

IL-2 的免疫学检测

细胞因子 (cytokine，CK) 是由免疫细胞和某些非免疫细胞经刺激而活化分泌的一类具有广泛生物活性的小分子多肽或糖蛋白的统称。在免疫应答过程中，细胞因子在免疫调节、炎症应答、肿瘤转移等生理和病理过程中起重要作用。细胞因子的检测不仅是基础免疫研究的有效手段，同时在临床疾病诊断、病程观察、疗效判断及细胞因子治疗监测方面具有重要价值。

【原理】

白细胞介素 -2（Interleukin-2，IL-2）主要由 T 细胞（CD_4^+）受抗原或丝裂原刺激后分化成 Th_1 细胞分泌。IL-2 的生物活性：①刺激 T 细胞生长；②诱导细胞毒作用；③促进 B 细胞生长分化；④增强巨噬细胞抗原递呈能力、杀菌力及细胞毒性。IL-2 产生或表达异常与临床多种疾病有密切关系，通过测定人外周血、尿液中 IL-2 水平，或激活淋巴细胞上清液中 IL-2 水平，可为疾病的早期诊断，预后及疗效观察提供可靠数据。

T 淋巴细胞在体外必须有 IL-2 才能生长，可选用对 IL-2 呈依赖性的 T 淋巴细胞株（如 CTLL-2）进行检测。在 CTLL-2 细胞培养过程中，加入待检标本（如用 PHA 刺激的 PBMC 培养上清液），如果 CTLL-2 细胞得以生长，表明待测标本中含有 IL-2。IL-2 的活性与 CTLL-2 细胞增殖的速度和数量成正比，因此通过检测细胞的增殖状态便可测得 IL-2 的有效水平。DNA 合成量的检测可采用 ^{3}H-TdR 掺入法，以 DNA 合成酶活性为指标，测出 IL-2 的活性；也可采用 MTT 法测定活细胞的数量来反应 IL-2 的活性。本节介绍 MTT 法测定 IL-2 生物学活性。

【材料】

1．待检 IL-2 样品　受试者外周血或 PHA 刺激的淋巴细胞上清液。

2．靶细胞株　IL-2 依赖 CTLL-2 细胞株（来自小鼠脾细胞受同种异型抗原刺激后，能在天然的 T 细胞培养上清液中增殖的 T 细胞系仅对人、鼠 IL-2 和 IL-4 有应答）。

3．试剂

（1）IL-2 标准品（活性为 500U/ml）。

（2）RPMI 1640 细胞培养液（内含 10％灭活的小牛血清、L- 谷氨酰胺 20mg/ml、青霉素 100U/m1、链霉素 100 μ g/ml ）。

（3）PBS-G（0.5% 葡萄糖磷酸缓冲液）。

（4）MTT：3-（4，5- 二甲基噻唑 -2）-2，5- 二苯基四氮唑溴盐，用 PBS-G 配制成 1mg/ml 使用液，4℃避光。

（5）DMSO（二甲基亚砜）、Ficoll 分离液、PHA 等。

4．器材　96 孔细胞培养板、酶标仪、微量加样器等。

【方法】

1．制备 CTLL-2 细胞悬液。收集生长良好的 CTLL-2 细胞，用 RPMI 1640 细胞培养液洗涤 2 次，1500r/min 离心 5min，用 0.5% 台盼蓝液染色检测细胞存活率（95% 以上），制成细胞浓度 1×10^5/ml 细胞悬液备用。

2．标本的处理及 IL-2 诱生。无菌采取受试者静脉血，肝素抗凝血。用 Ficoll 分离液分离出淋巴细胞，用 RPMI 1640 培养液洗涤 2 遍，最后用含 PHA(1μg/m1) 的培养液配成浓度为 1×10^6/ml 的细胞悬液 2.0ml，放入清洁的无菌培养瓶中，置 37℃，5% CO_2 培养箱中培养 48h，将细胞悬液 1500r/min 离心 20min，吸取上清液，经 0.22μm 的微孔膜过滤，这便是含

IL-2 的待测标本。如不立即使用，需置 –20℃环境保存。

3．加样。将制备好的 CTLL-2 细胞悬液加入 96 孔细胞培养板内，每孔 100μl 再分别加入倍比稀释的含 IL-2 的待测标本及标准 IL-2 溶液，每孔 100μl，每个稀释度做 3 个复孔，对照孔不加含 IL-2 的培养液。

4．混匀后将细胞培养板置于 37℃，5%CO_2 中孵育 32 ~ 40h。

5．轻吸弃上清液 100μl，加 MTT 10μl/ 孔，振荡混匀 1min，继续培养 6h。

6．取出培养板，每孔加入 DMSO120μl，振荡 30min 后静置 10min，用酶标仪测定波长 570nm 和 630nm 处的 *A* 值。

【结果观察与分析】

$$\text{IL-2 活性（U / ml）} = \frac{\text{待检样品 } A \text{ 值最大值的 50\% 所需稀释度}}{\text{标准品 } A \text{ 值最大值的 50\% 所需稀释度}} \times \text{标准品活性（U/ml）}$$

IL-2 低于正常，提示 T 淋巴细胞或巨噬细胞功能低下，临床上对艾滋病、其他原发性免疫缺陷病及红斑狼疮和实质性恶性肿瘤诊断有参考价值。

【注意事项】

1. 检测 IL-2 活性前需充分洗涤 CTLL 细胞，目的是除去残留的 IL-2，以免干扰检测结果。但操作必须无菌、轻柔，离心速度不宜过高，保持细胞活性。

2．加 MTT 的最佳时机是对照孔细胞开始全部死亡。

【问题与思考】

常用的细胞因子检测方法有哪些？

（沈敬华　胡　宾）

第六章　超敏反应检测

超敏反应（hypersensitivity）指机体再次受到某种抗原刺激时，出现生理功能紊乱或组织细胞损伤的异常适应性免疫应答，依据超敏反应的发生机制，可将其分为Ⅰ型、Ⅱ型、Ⅲ型、Ⅳ型。其中Ⅰ型又称为速发型超敏反应或变态反应（anaphylaxis），Ⅳ型为迟发型超敏反应（delayed hypersensitivity）。本章主要介绍动物过敏反应试验和Ⅰ型、Ⅳ型超敏反应的检测，其中动物过敏反应模型建立的机制也属于Ⅰ型超敏反应。

Ⅰ型超敏反应变应原的检测可分为体外和体内两种：体外试验主要是血清IgE的测定，包括血清总IgE的测定和特异性IgE的测定；体内试验是指各种皮肤试验，是在皮肤进行的体内免疫学试验，简称皮试。体外试验中血清总IgE测定虽然不能说明对何种物质过敏，但在鉴别过敏与非过敏的问题上有一定价值。血清特异性IgE的测定在Ⅰ型超敏反应体外诊断中具有重要地位，其定量检测具有较高的可信度。体内试验多用于Ⅰ型和Ⅳ型超敏反应，常用的有皮内试验（intradermal test，IT）、点刺试验（skin prick test，SPT）、斑贴试验（patch test，PT）。皮肤试验可寻找变应原、评价机体的细胞免疫功能状态，还可预防药物或疫苗过敏，对传染病的诊断也有一定的帮助。

第一节　动物过敏反应试验

【实验目的】

1. 熟悉Ⅰ型超敏反应动物模型的建立。
2. 了解成功建立动物模型的标准。
3. 通过动物过敏反应试验，掌握Ⅰ型超敏反应的发生条件、机制及其表现。

【实验内容】

建立动物过敏反应模型

【原理】

能够引起Ⅰ型超敏反应的抗原称为变应原，变应原可刺激动物产生IgE，此抗体与肥大细胞、嗜碱粒细胞表面的IgEFc受体结合，动物即处于致敏状态。同一变应原再次刺激机体后，可使动物产生严重的过敏性休克症状。动物过敏反应模型的建立就是先给动物注射少量异种蛋白质，经过一定的潜伏期，使动物处于致敏状态，当第2次用较大剂量相同异种蛋白质注射后，动物可产生过敏性休克症状。本反应具有严格的特异性，只在较大剂量注入同一变应原时才能产生，用同种抗原小量多次注射可使动物脱敏。

由此法诱发的动物过敏反应属于Ⅰ型超敏反应，与临床常见的青霉素和异种血清所引起的过敏性休克相似，有助于加深对Ⅰ型超敏反应机制的理解，并提高防治青霉素等药物产生过敏反应的认识。

【材料】

1．动物 健康豚鼠（体重 200 ~ 300g）。

2．抗原 新鲜鸡蛋清（按 1：10 稀释）、马血清（按 1：10 稀释），生理盐水。

3．其他 注射器、棉球、碘酒、针头、乙醇等。

【方法】

1．取健康豚鼠 3 只，分别做好标记，按表 6-1-1 操作。

表 6-1-1 豚鼠过敏反应试验注射程序

豚鼠标号	A	B	C
致敏（皮下注射）	0.1ml 鸡蛋清	0.1ml 鸡蛋清	0.1ml 生理盐水
间隔时间	2 ~ 3 周	2 ~ 3 周	2 ~ 3 周
发敏（心内注射）	1ml 鸡蛋清	1ml 马血清	1ml 生理盐水

2．末次注射后 30min 内观察有无过敏反应发生。

【结果观察与分析】

出现过敏反应的动物多有如下症状：烦躁不安、耸毛、抓鼻、喷嚏、呼吸困难、抽搐、大小便失禁，甚至窒息死亡。解剖时见肺高度水肿。编号为 B、C 的豚鼠无症状。根据表 6-1-2 判断过敏反应的级数，一般达到 2 级，即可认为过敏反应阳性。

表 6-1-2 豚鼠过敏实验判定表

反应级数	反应症状
0	无明显反应
1	偶有抓鼻，轻微竖毛或颤抖
2	咳嗽，跳跃，有呼吸困难
3	多次咳嗽，抓鼻，竖毛，有抽搐
4	痉挛，大小便失禁，休克死亡（解剖可发现肺气肿）

☞【注意事项】☚

1．掌握正确持拿豚鼠的方法，避免使动物窒息死亡。

2．由于动物个体反应性不同，大多数豚鼠会发生过敏反应，但也有部分不出现任何症状。为此，应将实验动物进行分组实验，每一组多设几只动物。

3．心内注射时，应在确认心搏最明显处进针，注射器内有回血后方可注射变应原。

【问题与思考】

如何分析上述 3 只豚鼠出现的实验结果？

第二节 Ⅰ型超敏反应检测

一、Ⅰ型超敏反应皮肤试验

【实验目的】

1. 熟悉皮内试验、点刺试验的原理和用途。

2. 掌握皮内试验、点刺试验的基本操作方法。

【实验内容】

Ⅰ型超敏反应皮肤试验

【原理】

皮肤试验是一种在皮肤组织完成的体内免疫学试验。其原理主要是Ⅰ型超敏反应患者皮肤中的肥大细胞或嗜碱粒细胞上结合有特异性 IgE 抗体，使机体处于致敏状态，当相同的变应原再次注入皮内以后，相应变应原、抗体发生特异性结合，肥大细胞或嗜碱粒细胞脱颗粒并释放出多种血管活性介质，因而局部出现肉眼可见的红肿反应。

Ⅰ型超敏反应皮肤试验在临床上多用于检查患者对哪种或哪些变应原过敏，通过这种皮肤试验可大大减少过敏性休克的发生，以避免严重后果的发生。

【材料】

1. 试剂　青霉素、蒿属花粉皮试液（原液）、无菌0.01mg/ml磷酸组胺、注射用生理盐水、有机碘剂、尘螨等变应原。

2. 注射器材　1 ml 无菌注射器、木棉针、棉球、碘酒、乙醇等。

【方法及结果观察与分析】

1. 皮内试验　至少停止服抗过敏药 8h，将使用部位（前臂掌侧）用酒精棉球消毒后，取 200U/ml 青霉素 0.02 ~ 0.03ml 经针头注射入皮内，形成直径为 3 ~ 4mm 的皮丘，20min 后观察结果，局部皮肤上出现红肿皮丘，其直径＞0.5cm 为阳性反应，表示该试剂于受试者不宜使用。皮肤指数（SI）＝ 0.5 为 +，SI ＝ 0.5 ~ 1.0 为 ++，SI ＝ 1.0 ~ 2.0 为 +++，SI≥2.0 为 ++++。

2. 点刺试验　至少停止服抗过敏药 8h，暴露前臂，用酒精棉球消毒前臂皮肤，干燥后滴 1 滴 1∶1000 蒿属花粉变应原溶液，然后用消毒木棉针通过该液滴轻轻斜刺，使皮肤稍隆起而不至出血，阴性对照为生理盐水 1 滴，阳性对照为 1∶10 组胺滴 1 滴，针刺方法同上，行列间距 2cm。30min 后观察结果，局部皮肤上出现红肿皮丘，其直径＞0.5cm 为阳性反应，表示该试剂于受试者不宜使用。皮肤指数（SI）＝ 0.5 为 +，SI ＝ 0.5 ~ 1.0 为 ++，SI ＝ 1.0 ~ 2.0 为 +++，SI≥2.0 为 ++++。

3. 皮试用试剂的剂量参考如下。

（1）青霉素，20 ~ 100U/0.1ml。

（2）蒿属花粉皮试液（原液），按 1∶1000 稀释。

（3）其他变应原根据国家有关规定采用适宜浓度和剂量。

☞【注意事项】☚

1. 严格消毒，严禁重复使用注射器或针头。

2．有些人在皮肤试验时可能发生过敏性休克，应备肾上腺素，并在观察时间内密切注意受试者的反应，如果出现休克症状应及早进行抢救。

3．有可能出现假阳性和假阴性结果，对结果有怀疑时要认真分析其原因。

【问题与思考】

1．能引起Ⅰ型超敏反应的物质有哪些，如何防治？

2．皮肤试验时应注意些什么？

二、血清总 IgE 检测

【实验目的】

1．熟悉用双抗体夹心法（ELISA）测定血清总 IgE 的原理及操作方法。

2．了解血清总 IgE 检测的临床意义。

【实验内容】

血清总 IgE 检测

【原理】

本试验采用 ELISA，用羊抗人 IgE 抗体包被固相载体，加入待检血清，再加酶标羊抗人 IgE 抗体，最后加入显色剂和底物。通过显色，用待检样品的吸光度值反映样品中的 IgE 含量。IgE 升高主要见于Ⅰ型超敏反应性疾病，如过敏性鼻炎、荨麻疹、哮喘等。

【材料】

1．抗体：羊抗人 IgE 抗体；酶标记羊抗人 IgE 抗体。

2．待检血清。

3．IgE 标准参考品：通常用国际单位“U”表示，1U=2.4ng。

4．洗涤液：0.02mol/L，pH7.4，PBS-Tween20。

5．底物：邻苯二胺 - 过氧化氢溶液。

6．终止液：2mol/L 硫酸。

7．器材：恒温培养箱、吸水纸、微量移液器。

【方法】

1．包被　将羊抗人 IgE 抗体用 pH9.6 碳酸盐缓冲液稀释成 10μg/ml，包被聚苯乙烯微孔，每孔 0.2ml，在 4℃条件下过夜，倒掉孔内的液体，用洗涤液清洗 3 次，每次 3min。

2. 加样　第 1 排孔加入连续倍比稀释的 IgE 标准参考品 0.2ml。第 2 排孔加入浓度为 1∶10 和 1∶100 的待检血清各 0.2ml，设 2 个复孔，同时设阴性、阳性和空白对照。

3．孵育　将加好样的各孔放入湿盒内，加盖置于 37℃恒温培养箱内孵育 2h。取出后用洗涤液清洗 3 次，每次 3min，在吸水纸上轻轻拍干。

4．加酶标抗体　每孔加入 0.2ml 酶标羊抗人 IgE 抗体，37℃恒温培养箱内孵育 2h。取出后用洗涤液清洗 3 次，每次 3min，在吸水纸上轻轻拍干。

5．加入底物和终止液　每孔加入 0.2ml 底物，37℃恒温培养箱内孵育 30min，取出后加入终止液，每孔 0.05ml，终止反应。

【结果观察与分析】

用酶标仪测定并记录各孔吸光度值，以 IgE 标准参考品含量对应的吸光度值为横坐标，以标准品各孔的吸光度值为纵坐标，绘制标准曲线。由标准曲线查出样品中 IgE 的相应含量，再乘以稀释倍数，即为待检血清中 IgE 含量。

【注意事项】

1．IgE 含量与吸光度值呈线相关，如果待检血清结果不在标准曲线范围内，可进一步稀释样品后再次测定。

2．要准确稀释 IgE 标准参考品。

【问题与思考】

1．血清总 IgE 测定是否可确定患者某种物质过敏？

2．血清总 IgE 还可以用什么方法检测？

三、血清特异性 IgE 检测

【实验目的】

1．掌握血清特异性 IgE 检测的方法。

2．了解血清特异性 IgE 检测的临床意义。

【实验内容】

血清特异性 IgE 检测

【原理】

特异性 IgE 是指能与某种变应原特异性结合的 IgE。如果过敏症患者接触过某种变应原，体内则有该变应原特异的 IgE 抗体，使机体处于致敏状态，当相同的变应原再次进入机体，相应抗原、抗体发生特异性结合，肥大细胞脱颗粒并释放出多种血管活性介质，因而局部出现肉眼可见的红肿反应。检出该抗体则可确定这种变应原，有助于过敏性疾病的防治。

【材料】

1．待检血清。

2．过敏原定量检测试剂盒。

3．敏筛定量过敏原检测仪、孵育暗盒、离心机、移液器、混匀仪等。

【方法】

1．采血 2 ~ 3ml 放置 20min，然后离心 15min，分离出血清。

2．试剂盒恢复到室温（20 ~ 22℃）。

3．用蒸馏水以 1∶25 比例稀释洗液。

4．取出试剂条卡在孵育暗盒的把柄上，用洗液润湿槽 5 ~ 10min，甩干。

5．用移液器将血清加到试剂条上（250μl 血清），放入孵育暗盒中，在混匀仪上孵育 45min。

6．倒掉血清，用洗液冲洗 3 ~ 5 遍，加入白盖试剂（抗人 Ab）5 滴，孵育 45min。

7．倒掉液体，用洗液冲洗 3 ~ 5 遍，加入红盖试剂（链 - 霉亲和素）5 ~ 6 滴，孵育 20min。

8．倒掉液体，用洗液冲洗 3 ~ 5 遍，加入蓝盖试剂（酶 - 底物复合物）5 ~ 6 滴，孵育 20min。

9. 倒掉液体，用流水冲洗，晾干后用专用阅读仪读取并打印出报告单，质控 control＞2.5，实验有效。

【结果观察与分析】

结果判定见表 6-2-1。

表 6-2-1 过敏原特异性 IgE 含量检测表

	分 级	过敏原特异性 IgE 含量
<0.35U/ml	0	无
0.35 ~ 0.75U/ml	1	低
0.75 ~ 3.50U/ml	2	增加
3.50 ~ 17.5U/ml	3	显著增加
17.5 ~ 50.0U/ml	4	高
50.0 ~ 100U/ml	5	较高
>100.0U/ml	6	极高

【注意事项】

1. 采血时注意不要溶血。
2. 室温每下降 1℃反应时间需延长，各步反应时间均需延长。
3. 整个实验过程中，试剂条不能经阳光照射，3 个试剂瓶也避免阳光照射。

【问题与思考】

1. 适于血清特异性 IgE 检测的变应原有哪些？
2. 血清特异性 IgE 的临床意义？

第三节 迟发型超敏反应皮肤试验

【实验目的】

1. 通过植物血凝素试验，掌握Ⅳ型超敏反应的发生条件、机制及其表现。
2. 了解植物血凝素试验的临床意义。

【实验内容】

植物血凝素试验。

【原理】

植物血凝素试验其本质属于迟发型超敏反应。植物血凝素（phytohemagglutinin，PHA）是一种非特异性促进有丝分裂因子，进入机体可刺激 T 淋巴细胞转化为淋巴母细胞，此时细胞可释放多种淋巴因子，经 24 ~ 72h 后导致皮肤局部发生以单核细胞浸润为主的迟发型变态反应性炎症，表现为皮肤红肿、硬结。因用 PHA 做皮肤试验与结核菌素（OT）反应相似，故可用于判定人体细胞免疫功能，该反应可作为判断机体细胞免疫功能的指标之一。

【材料】

1. 实验对象为学生本人。
2. 试剂为 PHA 试剂、生理盐水。
3. 1 ml 无菌注射器，小号针头，酒精棉球等。

【方法】

1．取 PHA1 支（10mg/ 支）用生理盐水稀释成每 0.1ml 5μg、10μg 或 20μg。

2．消毒前臂内侧皮肤用 1ml 注射器抽取适量药液，皮内注入 0.1ml 使局部形成白色小泡。

【结果观察与分析】

于注射 18 ~ 24h 后测量局部红肿、硬结的直径，一般大于 5mm 为阳性，但红肿常于 24h 后开始逐渐消退，48h 后已无明显红肿存在。本试验可用于各种年龄组，对小儿更为适用。

☞【注意事项】☛

1．此方法可与其他细胞免疫测定方法同时进行，以便综合分析判断。

2．PHA 用量应做预试，不同产地及批号可有差异，应找出合适剂量。

【问题与思考】

1．植物血凝素皮肤试验出现的阳性结果反映什么问题？

2．皮肤试验在临床应用中有哪些实际价值？

（孙　娟）

第二篇

医学微生物学实验

第七章　病原生物学实验室常用仪器和设备

本章简要介绍病原生物学实验中常用的一些仪器的构造、原理、操作方法及注意事项。包括高压蒸汽灭菌器、恒温培养箱、超净工作台、超低温冰箱、生物安全柜、无菌室、接种环和接种针。

一、高压蒸汽灭菌器

【构造及工作原理】

高压蒸汽灭菌器（图 7-1-1）是目前应用最广泛、灭菌效果最好的灭菌器具，也是微生物学实验中最常用的灭菌仪器。高压蒸汽灭菌器是基于水的沸点随着蒸汽压力的升高而升高的原理设计，从而利用饱和压力的蒸汽对物品（如医疗器械、敷料、玻璃器皿、溶液培养基以及传染性标本和工作服等）进行迅速而可靠的消毒灭菌的设备。灭菌器主体为一个双层的金属圆筒，两层之间可以盛水。外层为坚厚的金属板，其上有金属厚盖，盖上有螺旋，借以紧闭厚盖，厚盖与锅体之间有密封圈，使蒸汽不能外溢。灭菌器内装有带孔的金属搁板，用以放置待灭菌的物品。高压蒸汽灭菌器盖上装有排气阀、温度计、压力表及安全阀，排气阀用于排出空气；压力表表示的是锅内压力及温度（公制压力单位为 kg/cm^2，英制压力单位为

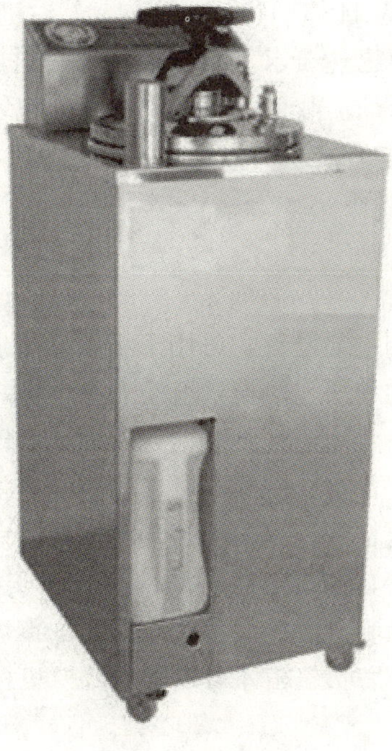

图 7-1-1　高压蒸汽灭菌器

lb_f/in^2；温度单位℃）；安全阀又称保险阀，利用可调弹簧控制活塞，超过定额压力即自行放汽减压，以保证灭菌工作中的安全。

加热后随着锅内蒸汽压力的升高，其温度也相应增高，从而达到使待灭菌物品灭菌的目的。当蒸汽压力达到 $1.05kg/cm^2$ 时，水蒸气的温度升高到 121.3℃，经 15～30 min，可杀灭锅内物品上包括孢子或芽胞的所有微生物。

【使用方法】

1. 在外层锅内加入适量的蒸馏水，将需要灭菌的物品放入内层锅，物品之间保持适当的间隙，盖好锅盖并扭紧螺旋。

2. 合上电源开关同时打开排气阀，加热使锅内产生蒸汽同时将冷空气排出，当排气阀排出持续的冷凝水时，将排气阀关好。

3. 继续加热，锅内蒸汽增加，压力表指针上升，当锅内压力增加到所需压力时，按所灭菌物品的特点，使蒸汽压力维持一定时间的所需压力，然后将灭菌器电源关闭，让其自然冷却至室温，压力表显示为“0”后再慢慢打开排气阀以排出余气，然后才能开盖取物。

☞【注意事项】☚

1. 无菌包不宜过大，不宜过紧，各包裹间要有间隙，使蒸汽能对流易渗透到包裹中央，否则降低灭菌效果。

2. 灭菌时必须将冷空气充分排出，否则锅内温度达不到规定温度，影响灭菌效果。

3. 灭菌完毕后，不可强行放气减压，否则瓶内液体会剧烈沸腾，冲掉瓶塞而外溢，甚至导致容器爆裂。须待灭菌器内压力降至与大气压相等后才可开盖。

4. 瓶装的液体进行高压蒸汽灭菌时，瓶塞上应插通气针头以平衡气压，否则瓶内液体会剧烈沸腾，冲掉瓶塞而外溢，甚至导致容器爆裂。

5. 为防冷凝水进入试管或试剂瓶，应在装培养基的试管或试剂瓶的棉塞上包上牛皮纸。

6. 为了确保灭菌可靠，应定期检查灭菌效果。常用的检测方法是将苯甲酸（熔点 121～123℃）或硫磺粉末（熔点为 115℃）置于试管内，然后进行灭菌实验。如上述物质熔化，则说明高压蒸汽灭菌器内的温度已达要求，灭菌的效果是可靠的。也可用检测灭菌器效果的专用胶带（其上有温度敏感指示剂）贴于待灭菌的物品外包装上，如胶带上指示剂变色，亦说明灭菌效果可靠。

二、恒温培养箱

【构造及工作原理】

恒温培养箱是培养微生物的主要设备，可用于细菌、细胞的培养繁殖。其原理是应用人工的方法在培养箱内造成微生物和细胞生长繁殖的人工环境，如控制一定的温度、湿度、气体等。恒湿培养箱箱体工作室一般为镜面不锈钢冲压而成。四周圆弧结构，容易清洗。箱体外壳采用优质钢板表面喷塑。工作室的网板高度可任意调整。工作室与箱体之间填充隔热性能好的聚胺酯发泡板，保温性能良好。箱内装有观测窗并附照明灯保持箱内明亮，观测窗采用双层玻璃，随时清晰的观测箱内状况。机器底部有高品质可固定式的 PU 活动轮。培养箱的各项参数都是由微电脑智能控制，液晶显示控制温度、湿度、时间，超温报警等功能。气体循环风道设计使冷热充分混合后吹至箱体可以确保温度更精确。

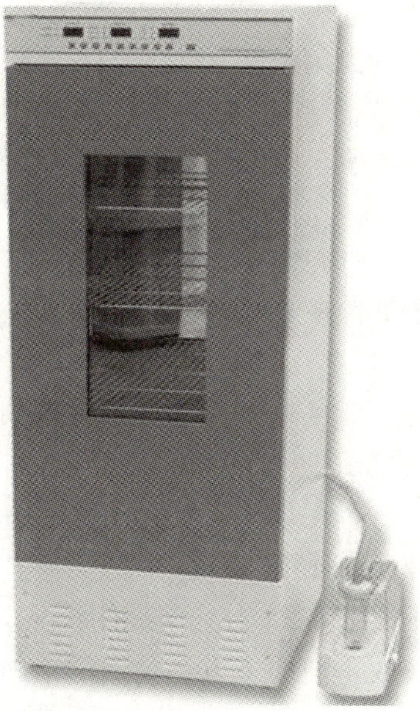

图 7-1-2　恒温培养箱

【使用方法】

1. 通电前，先检查培养箱的电气性能，并应注意是否有短路或漏电现象，如一切正常可合上电源开关。

2. 向水箱内加水，水位逐渐升高，当低水位指示灯灭，报警声消失，此时应立即停止加水。

3. 当所需加热温度与设定温度相同时不需设定，反之则需重新设定。其他参数也设置完毕后各项数据可长期保持。此时培养箱进入升温状态，加热指示灯亮。当箱内温度接近设定温度时，加热指示灯忽亮忽熄，反复多次，温度控制进入恒温状态。

4. 打开内外门，把所需培养的物品放入培养箱，关好内外门，如内外门开门时间过长，箱内温度有些波动，属正常现象。

☞【注意事项】☚

1. 培养箱外壳必须有效接地，以保证使用安全。

2. 定期观测水位。使用一段时间后水位降低，低水位指示灯亮时，应及时加水。

3. 培养箱应放置在具有良好通风条件的室内，在其周围不可放置易燃易爆物品。

4. 物品放置箱内不宜拥挤，否则冷热空气对流受阻塞，无法保持箱内温度均匀。

三、超净工作台

【构造及工作原理】

超净工作台的构造主要有电气部分、送风机、两级过滤器及紫外灯等。其工作原理是通过风机将空气吸入先经过称为“初效过滤器”的一块类似泡沫塑料的天井棉，将空气中的大颗粒尘埃过滤掉，然后经由静压箱进入“高效过滤器”过滤形成连续不断的无尘无菌的超净空气层流，它除去了直径大于 0.3μm 的尘埃、真菌孢子和细菌芽胞等。超净空气的流速为 24 ~ 30 m/min。过滤后的空气以垂直或水平气流的状态送出，使操作区域达到百级洁净度，这已足够防止附近空气可能袭扰而引起的污染，这样的流速也不会妨碍采用酒精灯对器械等的灼烧消毒。工作人员就在这样的无菌条件下操作，保证无菌材料在转移接种过程中不受污染。

【使用方法】

1. 工作前必须对工作台周围环境及空气进行超净处理，认真进行清洁工作，先经过清洁液浸泡的纱布擦拭台面，然后用消毒剂擦拭消毒。

2. 接通电源，提前 50min 打开紫外灯照射消毒，处理操作区内表面积累的微生物。

3. 30min 后关闭杀菌灯同时开启日光灯，启动风机。操作结束后，清理工作台面，收集各废弃物。

4. 关闭风机及照明开关，用清洁剂及消毒剂擦拭消毒。最后开启工作台紫外灯，照射消毒 30min 后关闭紫外灯并切断电源。

【注意事项】

1. 每隔 2 个月用风速计测量 1 次工作区平均风速，如发现不符合技术标准，应调节调压器手柄，改变风机输入电压，使工作台处于最佳状况。

2. 超净台进风口在背面或正面的下方，金属网罩内有一普通泡沫塑料片或无纺布，用以阻拦大颗粒尘埃，应常检查、拆洗，如发现泡沫塑料老化，应及时更换。

3. 超净工作台一般宜安装在避免日光直射、清洁无尘的房间内。若能放在无菌操作区内则更佳，不仅效果好，而且滤器（料）的使用寿命长。

4. 净化工作区内严禁存放不必要的物品，以保持工作区的洁净气流流动不受干扰。

5. 要经常用纱布蘸上乙醇将紫外线杀菌灯表面擦干净，保持表面清洁，否则会影响杀菌能力。

四、生物安全柜

【构造及工作原理】

生物安全柜是最常用的空气净化设备之一，是在操作原代培养物、菌毒株及诊断性标本等具有感染性的实验材料时，用来保护操作人员身体健康、实验室环境或工作材料等，使其避免暴露于传染性气溶胶与溅出物而设计的。生物安全柜可以有效减少由于气溶胶暴露所造成的实验室感染及培养物交叉污染，同时也能保护工作环境。事实上生物安全柜更侧重于保护操作人员和环境，防止操作的病原微生物扩散造成人员伤害和环境污染。根据生物安全防护水平的差异，生物安全柜可分为一级、二级和三级 3 种类型。

生物安全柜主要由带工作台的特制金属柜、过滤装置、排风装置、照明系统等组成。一级生物安全柜可保护工作人员和环境而不保护样品。其气流原理和实验室通风橱基本相同，不同之处在于排气口安装有 HEPA 过滤器，外排气流经过废气通道到达过滤器进而防止微生物气溶胶扩散造成污染。二级生物安全柜在设计上不但能提供个体防护，而且能保护工作台面的物品不受房间空气的污染。二级生物安全柜有 4 种不同的类型（分别为 A1、A2、B1 和 B2 型），它们不同于一级生物安全柜之处为，只让经 HEPA 过滤的（无菌的）空气流过工作台面。三级生物安全柜柜体完全气密，工作人员通过连接在柜体的手套进行操作，俗称手套箱，试验品通过双门的传递箱进出安全柜以确保不受污染。工作空间为经高效过滤器净化的无涡流单向流空气。正面上部为观察窗，下部为手套箱式操作口。箱内对外保持负压，可确保人体与柜内物品完全隔绝。

生物安全柜放置位置：穿过生物安全柜前开口的风速约为 0.5m/s，在这一风速上，单向流的完整性相当脆弱，安全柜近处走动的人员，打开窗户，调节通风装置，开关门等产生的气流都很容易打乱生物安全柜的单向流，所以生物安全柜的理想位置应该放在远离通道与有可能存在乱流的地方，在生物安全柜前、后、左、右要尽量保持 30cm 左右的空间，以便将来进行维护工作。另外，生物安全柜的上方还应有 30 ~ 35cm 的空间，用于对排风过滤器上的风速进行标准测量及更换排风过滤器。

【使用方法】

1. 一定给每个操作人员分发操作手册和安全指南，以明确告诉工作人员，在出现溅洒、破碎、使用方法不当的情况下，要注意哪些事项才能保证安全。

2. 生物安全柜只有在工作正常时才能使用。

3. 生物安全柜前脸的玻璃观察窗不得在使用状态时打开。

4. 生物安全柜内放置的仪器和材料必须保持在最低数量。

5. 在每次工作完成后及每天结束时，使用合适的消毒剂清洁生物安全柜的表面。

6. 生物安全柜的风扇在工作开始前和工作完成后要再各运行 5min。

【注意事项】

1. 工作开始前，需将所有实验中需要的物品全部放入生物安全柜中。

2. 安全柜内禁止使用易燃、易爆及腐蚀性气体。

3. 更换、维护安全柜内机件（如过滤器、风机等）的工作必须由厂家专业人员完成。

4. 生物安全柜内的所有物品的表面都要进行去污和清洁处理，并在工作完成以后从柜内取出，否则残留培养介质会为微生物的生长提供机会。生物安全柜在每次使用前和后，都要对内表面进行去污处理。

五、超低温冰箱

【构造及工作原理】

微生物学实验中很多情况下的保存条件较高，如菌株或细胞的保存，各种标本的长时间保存，普通家用冰箱不能满足要求，常需要有制冷温度更低的保存设备，所以微生物学实验室常需配备超低温冰箱。

超低温冰箱一般有内外两层箱体。内箱体一般分为多个承物层，每层均设计有可独立开关的内门，外箱体一般由 5 块冷轧钢板相互直接拼接而成，箱体内外各有 60mm 和 80mm 的聚亚氨脂泡沫材料构成。自动调温器为铂电阻敏感器，可对温度精确控制。制冷剂现在一般采用环保型制冷剂，以达到环保要求。

超低温冰箱一般采用二级制冷的工作原理，使用 2 台全封闭压缩机作为高、低温级的压缩机。接通电源后当面板显示温度比设定的温度高时，第一级压缩机首先启动，第一级制冷系统开始工作使得第二级制冷系统的冷凝器温度下降，即第二级的制冷剂温度下降。经过数分钟的延时后，第二级制冷系统也开始工作，它的蒸发器在冰箱内壁，这就使得冰箱内部温度可以下降很多，其冷凝器放出的热量全部由第一级制冷系统的蒸发器吸收，第一级冷凝器放出的热量，散入空气中。当冰箱内部温度达到设定的温度后，感温探头电阻把信息传出，控制继电器失电断开，两级制冷系统全部停止工作。当冰箱内温度升高超出设定的温度，冰箱再次重复上述动作，从而使冰箱内温度始终保持在设定的温度左右。

此外，超低温冰箱根据不同的用途还选配一些附件。例如：温度记录仪便于永久记录运行参数；二氧化碳备用系统是在特殊情况下，保证保存环境的气体保持正常状态；电压增压器可保证压缩机在低压状态下正常工作。

【使用方法】

1. 必须静置冰箱至少 24h 以上才能通电。

2. 空箱不放入物品，通电开机，分阶段使冰箱先降温至 –40℃，正常开停 8h 后再降到 –60℃，正常开停 8h 后再调到 –80℃，观察冰箱正常开停 24h 以上证明冰箱性能正常。

3. 按操作 2 确认冰箱正常后，可以向冰箱内存放物品。原则上应存放 –60℃的物品，不超过 1/3 箱体容量。

【注意事项】

超低温冰箱的维护和保养对于延长其寿命和正常使用尤为重要，如果温度控制不准确常导致所保存对象受损，对实验结果造成很大影响，从而影响研究工作的正常进行。

1. 过滤网每个月必须清洗 1 次，先用吸尘器吸去灰尘，然后用水冲洗，最后晾干复位；内部冷凝器必须每 2 个月用吸尘器吸去上面的灰尘。清洁完毕后还需要进行安全检查，确保冰箱插头插好，不要虚接；确保插头没有异常热度；确保冰箱背部的电源电线和分配电线没有破裂和刻痕。

2. 当遇到警报器启动报警时，通常可通过以下方面进行检查。第一，检查电源是否有问题或插头是否被拉出插座；第二，检查内部温度计是否超出合适的范围，在此情况下，物品置入会使冰箱升温，并触发警报器；第三，检查是否一次性置入物品过多。

3. 标本须成批存入，尽量减少开箱次数，取放标本时动作应迅速并戴防冻手套，以免冻伤。

4. 散热对冰箱非常重要，要保持室内通风和良好的散热环境，冰箱后面板离墙壁需在 30cm 以上，两侧离其他物体距离也应在 30cm 以上，以利于冰箱散热。夏季温度高时，环境温度不能超过 30℃。房间内应有降温设备，否则冰箱长时间工作将缩短使用寿命。

5. 按分配的区域存放标本，每 6 个月或 1 年进行 1 次冰箱清理及除霜，将不用或废弃标本及时处理掉。

六、无菌室

【构造及工作原理】

无菌室是一间光照度良好，无直接空气对流并与外界隔离的小室。面积一般不超过 $10m^2$，不小于 $5m^2$，由 1～2 个缓冲间、操作间组成。操作间和缓冲间的门不应直对并且应具备灭菌功能的样品传递箱，以便室内外物品的传递。室内装有紫外灯（$2\sim2.5W/m^3$），定期检查辐射强度，要求在操作面上达 $40\mu W/m^2$。

【注意事项】

1. 无菌室应严禁放置杂物，无关人员严禁入内。

2. 无菌室应严格保持整洁，防止污染，每个月用甲醛熏蒸溶液消毒 1 次，使用前用 0.1% 苯扎溴铵（新洁尔灭）消毒净化工作台。

3. 实验人员进入无菌室，必须更换无菌衣、帽、鞋等，操作前用 0.1% 苯扎溴铵或 75% 乙醇对手部进行消毒。

4. 使用前开启紫外灯照射 60min，同时打开净化工作台吹风，操作完毕及时清理，再开紫外灯照射 30min。

5. 所有带菌实验用品，须经有效消毒灭菌处理后再洗刷，严禁污染下水道。

6. 无菌室定期进行洁净度测试以检查沉降菌，其检测方法及标准如下：以无菌方式将3个营养琼脂平板带入无菌操作室，在操作区台面左、中、右各放1个；打开平板盖，在空气中暴露30min后将平板盖好，置（32.5 ± 2.5）℃培养48h，取出检查3个平板上生长的菌落数平均应<1个。

七、接种环和接种针

【构造及工作原理】

在实验室中，细菌接种和分离时用得最多的工具就是接种环和接种针。它们的使用方法是微生物学实验的最基本技能之一。接种环主要用于细菌分离、纯种移种、扩增及涂片制备等，接种针主要用于穿刺接种及菌落的挑选。接种针和接种环均由3部分组成，环和针部分多由易于传热、不易生锈、经久耐用的铂金或镍制成，环的直径一般为3～4 mm，环和针的长度一般为40～50mm，其一端固定于铝制的金属杆上，金属杆的另一端为隔热柄。

【使用方法】

1. 用于接种的器具必须经干热或火焰等灭菌。手持隔热柄，先将接种环或接种针的金属丝部分垂直置于酒精灯火焰上充分烧红。然后斜持接种环或接种针，一边转动一边慢慢地来回通过火焰外焰3次以灭菌。

2. 冷却后先接触一下培养基，待接种环冷却到室温后，方可用它来挑取含菌材料或菌体，迅速地接种到新的培养基上。

3. 将接种环或接种针从柄部至环端逐渐通过火焰灭菌，再将接种环或接种针垂直置于酒精灯外焰中烧红。不要直接烧环，以免残留在接种环上的菌体爆溅，其中的少数未灭活微生物形成气溶胶，污染环境并对操作者带来危害。

☞【注意事项】☚

1. 酒精灯火焰不可过小，否则会缩小无菌区范围。

2. 接种工具在使用前，应用火焰充分灼烧灭菌，待冷却后接种。接种工具不得与未灭菌的物体接触。

3. 接种要做到"轻、快、准"。"轻"指接种动作幅度不要太大，尽量减少空气流动；"快"指接种动作要快，避免菌种和培养材料在空气中停留的时间过长；"准"指接种动作要准确到位，接种工具放置有序。

（任向宇）

第八章　细菌学基本实验方法与技能

医学微生物学是一门实验性很强的医学基础学科，医学微生物学实验教学在医学微生物学教学过程中占有很大的比重。本章主要介绍细菌涂片标本的制备及染色法、常用培养基的制备与细菌的人工培养、细菌生化鉴定法、正常人体和环境中细菌的检查、外界因素对细菌的影响、细菌的遗传与变异实验、细菌的血清学诊断及临床标本的采集与处理方法等细菌学实验中涉及的基本的实验方法与技能，通过本章的学习可以加深学生对微生物学基本理论知识的理解与认识，使学生掌握病原微生物学基本实验技术，可提高学生观察、思考、分析和解决问题的能力。

第一节　细菌的基本形态和特殊结构的观察

【实验目的】

1．掌握细菌基本形态特点。

2．掌握细菌特殊结构种类及特点。

【实验内容】

1．观察细菌的基本形态

2．观察细菌的特殊结构

细菌基本形态包括球形、杆形、螺形 3 类，分别称为球菌、杆菌、螺形菌。观察细菌形态、排列及染色性可对某些细菌进行初步鉴定，但须注意培养条件、培养时间或环境发生改变时，细菌的形态和大小可能也会发生变化。

细菌结构简单，具有细胞壁、细胞膜、细胞质、核质等基本结构，某些细菌还具有特殊结构比如芽胞、鞭毛、荚膜，这些结构通过特殊染色后才能观察到。细菌特殊结构中的菌毛异常的纤细短小，光学显微镜下无法观察，只能通过电镜观察。

【原理】

细菌的体积微小，无色半透明，肉眼看不到，必须借助于光学显微镜，放大 1000 倍左右，并且进行染色，才能看清楚。

【材料】

1．细菌基本形态标本片

（1）球菌标本片：葡萄球菌、链球菌。

（2）杆菌标本片：大肠埃希菌、炭疽芽胞杆菌。

（3）弧菌标本片：水弧菌、霍乱弧菌。

2．细菌特殊结构标本片

（1）荚膜标本片：肺炎链球菌。

（2）鞭毛标本片：伤寒沙门菌。

（3）芽胞标本片：破伤风梭菌。

3．器材　普通光学显微镜、香柏油、擦镜纸。

【方法】

1．使用油镜逐一观察标本片。

2．细菌基本形态标本片注意观察细菌的形态、大小、排列规律及革兰氏染色性。

3．荚膜标本片采用荚膜特殊染色法，可将荚膜与菌体染成不同颜色，观察时尽量找到染色较浅、菌体较少的视野来观察。

4．鞭毛标本片采用鞭毛特殊染色法，染料在菌体及鞭毛上附着，使菌体及鞭毛直径增加并着色，利于观察。注意观察鞭毛的分布及鞭毛的形态和长短。尽量选择单个杆菌散在的视野来观察。

5．芽胞标本片采用芽胞特殊染色法，选择有单个菌体的视野，注意观察芽胞的形态、大小和位置。此外，也可采用简单染色法使菌体及芽胞外围着色而芽胞本身不着色进行观察。

6．将观察到的结果在报告本上绘图，并加以说明。

【结果观察与分析】

1．基本形态

（1）球菌：葡萄球菌呈球形或略呈椭圆形，直径约 1μm，多为簇状排列，形似一串葡萄，革兰氏染色呈阳性；肺炎链球菌比葡萄球菌略小，链条状排列，长短不一，革兰氏染色呈阳性。

（2）杆菌：大肠埃希菌为革兰氏阴性杆菌，两端钝圆，直径为 2～3μm，多呈分散排列。炭疽芽胞杆菌，菌体呈杆状，两端平切，排列成竹节样，为革兰氏阳性粗大杆菌。

（3）弧菌：霍乱弧菌与水弧菌相比，霍乱弧菌较粗大，水弧菌更细小，菌体形态都呈略带弯曲的弧形，散在排列，均为革兰氏阴性。

2．特殊结构

（1）荚膜标本片可观察到肺炎链球菌荚膜呈淡蓝色，菌体呈紫红色。如采用黑斯（Hiss）荚膜染色法，菌体及背景均呈紫色，菌体周围有一圈呈淡紫色或无色的荚膜。

（2）鞭毛标本片可见伤寒沙门菌周身遍布鞭毛，鞭毛细长呈波浪弯曲，为周毛菌、鞭毛及菌体均呈红色。

（3）破伤风梭菌芽胞呈正圆形，位于菌体的一端，并且明显大于菌体。菌体呈蓝色，芽胞被染成红色。采用简单染色法的芽胞标本片可见菌体及芽胞外围呈现蓝色，芽胞呈无色透明状。

【注意事项】

1．绘图时注意体现镜下细菌真实大小，标记放大倍数。

2．细菌基本形态标本片按照革兰氏染色后的颜色来画，革兰氏阴性菌为红色，革兰氏阳性菌为蓝紫色。细菌特殊结构可以按照镜下颜色绘图。

3．绘图时一定要反映细菌的自然分布特征，不可随意对细菌进行排列。

4．细菌的特殊结构尽量用单个菌体来体现。

【问题与思考】

1．用油镜观察细菌可将细菌放大多少倍？

2．细菌的实际大小和镜下大小分别是多少？

3．细菌的特殊结构与致病性有何关系？

（卢 莎）

第二节 细菌动力的观察

【实验目的】

1．了解直接观察细菌动力的基本技术。

2．了解鞭毛运动与布朗运动的特点。

【实验内容】

1．悬滴检查法

2．压滴检查法

3．暗视野显微镜检查法

4．半固体琼脂培养检查法

细菌的动力与细菌的特殊结构——鞭毛有关，有鞭毛的细菌就具有运动能力。直接观察细菌的动力，是鉴别细菌的方法之一。许多杆菌和弧菌都具有鞭毛，球菌一般情况下无鞭毛。鉴定细菌有无动力的方法有很多，如悬滴检查法、压滴检查法、暗视野显微镜检查法和半固体琼脂培养检查法。其中还属半固体琼脂培养检查法和压滴检查法较为常用。

一、悬滴检查法

【原理】

细菌的特殊结构鞭毛是其运动器官，有了它细菌可以自由的向各个方向游动。没有鞭毛的细菌只能在原地颤动，即做布朗运动。细菌是无色半透明体，未经染色只能大致看到其大小、形态和运动情况。本方法利用菌液张力悬浮在玻片上，镜下观察活菌的动力。

【材料】

1．菌种 表皮葡萄球菌、变形杆菌的 8～12h 肉汤培养物。

2．器材 凹玻片、盖玻片、生理盐水、凡士林及普通光学显微镜。

【方法】

1．取 2 张凹玻片，在其凹窝周围涂上少量凡士林。

2. 用接种环取表皮葡萄球菌或变形杆菌的肉汤培养物各 1 环，分别放于 2 个盖玻片中央。

3．反转凹玻片，使凹窝正对准盖玻片中心放在盖玻片上，粘住盖玻片后再反转致使盖玻片位于上方。

4．先用暗视野低倍镜找到悬滴边缘，将其边缘逐渐移动到视野中央后再换高倍镜观察。镜检时要适当降低集光器或缩小光圈，以便更清晰地观察到细菌运动情况。上、下升降载物台直至在视野中出现流动的菌体或反光较强的闪动为止（图 8-2-1）。

【结果观察与分析】

变形杆菌有明显的定向运动，表皮葡萄球菌无运动性。

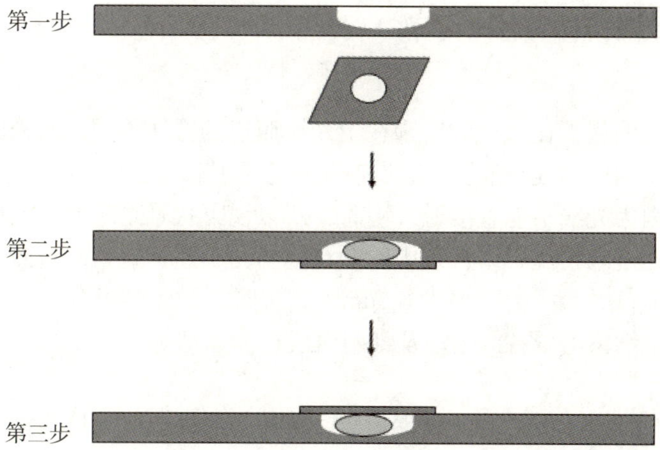

图 8-2-1　悬滴法

☞【注意事项】☚

1．注意仔细观察活菌的鞭毛运动与布朗运动的区别。前者为定向运动，而后者为位置变更不太大的颤动（属于分子运动）。

2．注意区分水滴流动造成细菌机械移动与细菌的真正运动。

二、压滴检查法

【原理】

细菌的特殊结构鞭毛是其运动器官，有了它细菌可以自由地向各个方向游动。没有鞭毛的细菌只能在原地颤动，称布朗运动。细菌是无色半透明体，未经染色只能大致看到其大小、形态和运动情况。本方法中载玻片上滴 1 滴菌液，直接压上盖玻片，镜下观察活菌动力。本法简单快捷，宜于短时间内观察。

【材料】

1．菌种　表皮葡萄球菌、变形杆菌的 8～12h 肉汤培养物。

2．器材　载玻片、盖玻片、镊子、普通光学显微镜、香柏油、擦镜纸。

【方法】

用接种环取 1～2 环表皮葡萄球菌、变形杆菌的肉汤培养物放到玻片中央，将盖玻片轻轻盖在菌液上，静置片刻后用高倍镜观察。

【结果观察与分析】

变形杆菌有明显的定向运动，表皮葡萄球菌则无。

☞【注意事项】☚

1．注意仔细观察活菌的鞭毛运动与布朗运动的区别。前者为定向运动而后者为位置变更不太大的原地颤动。后者属于分子运动。

2．放置盖玻片时，先使盖玻片一边接触菌液，以不发生气泡为佳。

3．光线不宜过强，暗视野下更有利于观察。

三、暗视野显微镜检查法（示教）

【原理】

暗视野显微镜与明视野显微镜的区别在于光线照射的方法不同。暗视野显微镜有暗视野集光器（图 8-2-2），中央不透光的黑板所遮挡，光线不直接进入物镜，只从其边缘射到载玻片的标本之上。因为光线不能直接射入镜筒，所以视野背景是暗的，而标本中的小颗粒产生的衍射光或散射光进入物镜，暗视野中的颗粒呈明亮小点，这样暗视野背景中能看到明亮的物像。普通光学显微镜最大分辨率为 0.2μm，暗视野显微镜则可分辨为 0.004 ~ 0.2μm，所以适用于观察标本中细菌等微粒的运动及细胞内线粒体运动等。

【材料】

1．菌种　培养了 8 ~ 12h 的幼龄表皮葡萄球菌和变形杆菌肉汤培养物。

2．器材　暗视野集光器、虹彩光阑或特制油镜头、盖玻片、厚 1.5mm 以内的薄载玻片、强光灯。

【方法】

1．在普通光学显微镜上换装暗视野集光器，使其顶面距载物台 0.5cm。

2．将普通光学显微镜的油镜头卸下后，换有缩放光阑的特制油镜头或加一虹彩光阑。

3．在载玻片上放置 2 环菌液后加上盖玻片。固定在载物台上，缓慢上升集光器，使油滴与载玻片下表面轻轻接触。注意油滴中不能有气泡。

4．转动反光镜致使光线集中在暗视野集光器上，用低倍镜来观察。当视野中出现圆形光环时，转动调节器，使光环移到视野中心。

5．在盖玻片上加 1 滴香柏油，油镜观察。

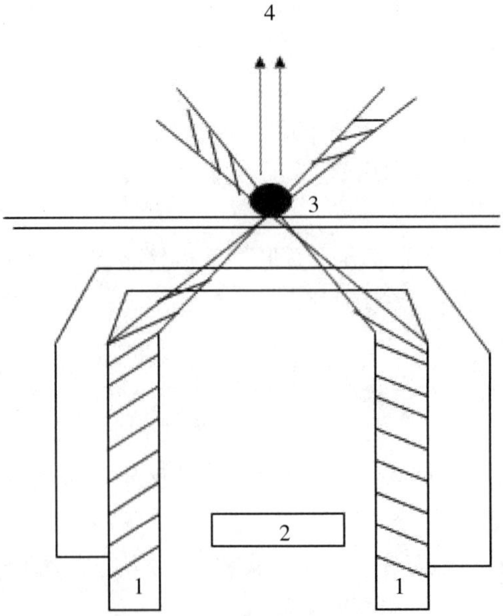

图 8-2-2　暗视野集光器

注：1. 光束；2. 遮光板；3. 标本；4 射入镜筒的光线

【结果观察与分析】

在黑暗的背景中能看到发亮的菌体。

☞【注意事项】

1. 集光器与载玻片之间要滴满香柏油，否则照明光线会全面反射得不到黑暗背景。

2. 把集光器的光轴与物镜的光轴调在一直线上，使集光器焦点对准标本。

3. 载玻片和盖玻片一定要洁净且薄厚要适宜。

四、半固体琼脂检查法

【原理】

有鞭毛的细菌可以自由的活动，所以在半固体琼脂培养基中自接种部位向四周扩散生长，使半固体琼脂培养基变浑浊；无鞭毛细菌不能自由活动，只能在接种部位原地生长，所以半固体琼脂培养基就不出现浑浊现象。

【材料】

1. 菌种　培养 8～12h 的幼龄变形杆菌、表皮葡萄球菌的肉汤培养物。

2. 培养基　半固体琼脂培养基。

3. 器材　接种针。

【方法】

1. 用接种针取菌液后，垂直穿刺法接种到半固体培养基正中央，穿刺深度约为培养基的 2/3 深度。

2. 37℃恒温培养箱经培养 24h 后观察两种细菌的生长情况。

【结果观察与分析】

1. 接种变形杆菌的培养基变浑浊呈云雾状或羽毛状，接种线变模糊，说明变形杆菌在半固体培养基中呈扩散生长，变形杆菌有动力（即有鞭毛）。

2. 接种表皮葡萄球菌的培养基没变浑浊，接种线变得更加清晰，说明表皮葡萄球菌在半固体培养基中没有扩散生长，只是沿着接种线生长，故没有动力。

【问题与思考】

1. 鉴定细菌动力的方法有哪几种？

2. 细菌动力有何实际意义？

3. 暗视野显微镜的用途？

（陶格斯）

第三节　细菌的染色法

【实验目的】

1. 掌握细菌涂片的制备技术

2. 了解各染色方法的原理

3. 掌握各染色方法的基本操作技术

4. 掌握染色后标本片的观察与结果判定

【实验内容】

1．单染色法

2．革兰氏染色法

3．特殊染色法

4．荧光染色法

细菌个体微小，无色呈半透明状，在普通光学显微镜下仅可观察到其大致形态，常采用染色的方法来增加反差，以便清晰地观察细菌个体形态及其特殊结构，并对细菌进行初步的鉴别。细菌的染色过程是借助物理和化学双重因素进行的。物理因素包括细菌对染料的毛细现象、吸附、渗透作用等，化学因素是指细菌细胞和染料发生的化学反应。常用染料可分为酸性染料、碱性染料、复合染料和荧光染料。酸性染料（如刚果红、伊红等）电离后显色离子带负电荷，易与带正电荷物质结合；碱性染料［如碱性复红、亚甲蓝（美蓝）、结晶紫等］电离后显色离子带正电荷，易与带负电荷物质结合；复合染料又称中性染料（如伊红亚甲蓝、伊红天青等）属于碱性染料和酸性染料复合物；荧光染料（如荧光素等）常使被染物呈现荧光用于荧光染色。常用的细菌染色方法包括：单染色法、革兰氏染色法、特殊染色法及荧光染色法等。

一、单染色法

【原理】

单染色法即使用单一染料对细菌进行染色。此方法操作简便，主要适用于细菌形态的观察。由于细菌等电点较低带负电荷，更易与碱性染料结合，故常选用碱性染料进行染色；另外细菌的生长状态、染料成分、温度、染色时间等都会影响染色效果。

【材料】

1．菌种　表皮葡萄球菌 18 ~ 24h 琼脂斜面培养物或菌液、大肠埃希菌 18 ~ 24h 琼脂斜面培养物或菌液。

2．试剂　生理盐水、碱性亚甲蓝（美蓝）染液、石炭酸品红稀释液。

3．器材　载玻片、酒精灯、接种环、普通光学显微镜、香柏油、擦镜纸。

【方法】

1．涂片的制备

（1）涂片：取洁净无油载玻片 1 张，接种环取 1 ~ 2 环生理盐水于载玻片中央；无菌操作，用灼烧且冷却的接种环从琼脂培养基斜面取表皮葡萄球菌或大肠埃希菌培养物少许，在生理盐水滴中充分研磨匀，涂成直径为 1 ~ 1.5cm 的区域，不可太厚要薄而均匀。若取菌液涂片，无菌操作，用接种环取表皮葡萄球菌或大肠埃希菌的菌液 1 ~ 2 环，均匀涂成直径为 1 ~ 1.5cm 的区域。

（2）干燥：涂片置于室温中自然干燥；必要时可将玻片置于酒精灯火焰上方约 15cm 处微加热烘干，切勿火焰近处烤干。

（3）固定：手持载玻片一端标本面向上，匀速通过火焰外焰往复 3 次。固定既可以使菌体与玻片黏附牢固防止染色时细菌被水冲掉，又可杀死细菌且改变菌体对染料的通透性。

2．染色　在涂片的菌膜上滴加碱性亚甲蓝（美蓝）染液或石炭酸品红稀释液的任一种染液 1 ~ 2 滴，完全覆盖菌膜，等待 1 ~ 2min 后，用细小水流缓慢冲掉染液，弃掉玻片积水，吸水纸吸干玻片上水滴或自然风干。

3．镜检　在细菌涂片的菌膜上滴加香柏油 1 滴，油镜观察。

【结果观察与分析】

用碱性亚甲蓝染液染色后可在油镜下观察到表皮葡萄球菌呈蓝色球形、葡萄串状排列；大肠埃希菌呈蓝色中等大小杆状、散在排列。用石炭酸品红稀释液染色后两种细菌呈红色。

【注意事项】

1．取用菌种的接种环放回前须灼烧灭菌。

2．细菌涂片时不易过薄或过厚，防止影响结果观察。

3．涂片固定，以玻片反面触及皮肤时不觉过分烫为度。

4．镜检后的标本片，若无须保存应放入玻片缸内以便消毒处理。

二、革兰氏染色法

【原理】

革兰氏染色法（Gram stain）由丹麦医师 Christian Gram 在 1884 年创立而得名。革兰氏染色法是细菌学中使用最为广泛的一种鉴别染色法。革兰氏染色法可将绝大多数细菌分为革兰氏阳性菌（G^+）和革兰氏阴性菌（G^-）两大类，革兰氏阳性菌呈蓝紫色而革兰氏阴性菌呈红色。关于其原理尚不完全清楚，有几种主要学说：①通透性学说。革兰氏阳性菌细胞壁具有较厚、三维网状的肽聚糖层，结构致密且含脂质少，用 95% 乙醇脱色时细胞壁脱水，导致肽聚糖层孔隙缩小、通透性降低，从而阻碍结晶紫和碘的复合物洗出，使革兰氏阳性菌保留蓝紫色。革兰氏阴性菌肽聚糖层呈二维结构，较薄且疏松，高含量的脂质易被乙醇溶解，致使细胞壁通透性增大，结晶紫和碘的复合物易被溶出而脱色，复染后呈红色。②化学成分学说。革兰氏阳性菌含有大量核糖核酸镁盐，可与进入胞质的结晶紫和碘牢固结合成大分子复合物使细菌着色，不易被乙醇脱色。革兰氏阴性菌此种物质含量少，故易被脱色。③等电点学说。革兰氏阳性菌等电点低于革兰氏阴性菌，在同样的 pH 值环境下，革兰氏阳性菌带负电荷比革兰氏阴性菌多，故更易被碱性染料（结晶紫）着色，而呈蓝紫色。

【材料】

1．菌种　表皮葡萄球菌和大肠埃希菌混合菌液。

2．试剂　结晶紫染液、卢戈碘液、95% 乙醇、石炭酸品红稀释液。

3．器材　载玻片、酒精灯、接种环、普通光学显微镜、香柏油、擦镜纸。

【方法】

1．涂片的制备　用接种环取表皮葡萄球菌和大肠埃希菌混合菌液 1～2 环，涂成直径为 1～1.5cm 薄而均匀的涂膜，自然风干后固定。详见单染色法具体步骤。

2．染色

（1）初染：滴加 1～2 滴结晶紫染液覆盖菌膜，染色 1min，用细水流缓慢冲洗，弃去玻片积水。

（2）媒染：滴加卢戈碘液 1～2 滴覆盖菌膜，染色 1min，用细水流缓慢冲洗，弃去玻片积水。

（3）脱色：滴加 95% 乙醇于菌膜上，轻轻水平晃动载玻片 3～5s，倾斜玻片，再滴加乙醇继续晃动玻片，反复两三次，至流下的乙醇呈淡紫色为止（约 30s）。用细水流缓慢冲洗，弃去玻片积水。

（4）复染：滴加 1～2 滴石炭酸品红稀释液覆盖菌膜，染色 1min，细流水缓慢冲洗，用吸水纸吸干玻片积水或自然风干。

3．镜检 滴加香柏油1滴于菌膜上，油镜观察。

【结果观察与分析】

经革兰氏染色，大肠埃希菌呈红色为革兰氏阴性杆菌，表皮葡萄球菌呈蓝紫色为革兰氏阳性球菌。

【注意事项】

1．涂片应均匀、薄厚适当，以免影响结果观察。

2．脱色时间是试验成败关键，时间过长或过短都会影响结果正确性。

3．为保证细菌典型染色特性应选取合适菌龄的培养物。

4．染液应避光密封、储存时间不易过长，特别是卢戈碘液久存或受光易失去媒染作用。

三、特殊染色法

细菌的某些结构，如细菌的细胞壁、胞质颗粒和特殊结构（荚膜、芽胞、鞭毛），一般的染色方法不易着色，常使用特殊染色法使其着色。

（一）魏曦鞭毛染色法

【原理】

鞭毛是细菌的运动“器官”，它是附着于菌体表面细长弯曲的丝状物，直径为10～30nm，普通光学显微镜不能观察到。通过鞭毛染色法，先使用媒染试剂沉积于鞭毛上使其加粗后，再进行染色，方可在普通光学显微镜下观察到。

【材料】

1．菌种 经多次传代的变形杆菌6～8h琼脂培养物。

2．试剂 魏曦鞭毛染色液、蒸馏水。

3．器材 接种环、酒精灯、载玻片、普通光学显微镜、香柏油、擦镜纸、恒温培养箱。

【方法】

1．涂片的制备 取1张高度洁净无油的载玻片，滴蒸馏水1滴于玻片一侧。变形杆菌经多次传代后，取其琼脂培养基中迁徙生长边缘的菌苔少许，轻点于蒸馏水滴中，勿研磨、勿剧烈震动，避免鞭毛脱落。缓慢倾斜玻片，使菌液自玻片一端自然扩散至另一端，放于37℃恒温培养箱内自然干燥，勿加热固定。

2．染色 滴加染液覆盖菌膜，染色30～60s，细水流缓慢冲洗，用吸水纸吸干玻片积水或自然风干。

3．镜检 油镜观察。

【结果观察与分析】

菌体和鞭毛均呈红色，菌体着色深于鞭毛。

【注意事项】

1．制片时菌落点于蒸馏水滴中后勿研磨，防止鞭毛脱落。

2．菌膜应自然干燥切勿加热固定。

3．鞭毛染色用的载玻片需要高度洁净，手勿触摸玻片涂片面。

4．应选择幼龄菌，菌龄较老鞭毛易脱落。

5．染液尽量现配现用。

（二）黑斯（Hiss）荚膜染色法

【原理】

荚膜是细菌细胞壁外包绕的黏液性物质，多数细菌荚膜成分是多糖，含水量达 95% 以上。由于荚膜对染料亲和力低而不易被染色，常采用负染色法，即背景和菌体着色而荚膜在菌体周围呈无色透明圈。

【材料】

1. 菌种　经小鼠传代培养的肺炎链球菌菌液。

2. 试剂　结晶紫饱和乙醇溶液、20% 硫酸铜水溶液。

3. 器材　接种环、酒精灯、载玻片、普通光学显微镜、香柏油、擦镜纸。

【方法】

1. 涂片的制备　在小鼠腹腔注射肺炎链球菌菌液，小鼠死亡后取腹腔液即为经小鼠传代培养的肺炎链球菌菌液。用灼烧且冷却的接种环取上述菌液进行涂片，自然干燥，无须加热固定。

2. 染色　滴加结晶紫染液微微加热至出现水蒸气为止，用 20% 硫酸铜水溶液轻轻冲洗玻片上染液，用吸水纸吸干玻片积水或自然风干。

3. 镜检　油镜观察。

【结果观察与分析】

菌体及背景均呈紫色，菌体周围有一圈呈淡紫色或无色的荚膜。

【注意事项】

1. 菌液涂片后自然干燥，切勿加热固定。

2. 结晶紫染液染色后勿水洗，20% 硫酸铜溶液冲洗后勿水洗。

3. 肺炎链球菌菌液以新鲜获得为佳。

（三）芽胞染色法

【原理】

芽胞是细菌在一定条件下的休眠形式，壁厚而不易着色。芽胞染色法是在加热条件下，用着色力强的染料促进芽胞着色，一旦染色后又难以脱色，故脱色时菌体脱色而芽胞保留颜色，复染后芽胞和菌体呈现不同的颜色。

【材料】

1. 菌种　枯草芽胞杆菌菌液。

2. 试剂　石炭酸品红染液、95% 乙醇、碱性亚甲蓝染液。

3. 器材　接种环、酒精灯、载玻片、普通光学显微镜、香柏油、擦镜纸。

【方法】

1. 涂片的制备　用接种环取枯草芽胞杆菌菌液进行涂片，干燥，固定。

2. 染色

（1）初染：滴加石炭酸品红染液数滴覆盖菌膜，在玻片下方以微火加热至染液出现蒸汽，切勿使染液沸腾，随时添加染液防止干涸，持续 5min，待玻片冷却后，水洗，弃去玻片积水。

（2）脱色：95% 乙醇脱色 2min，水洗，弃去玻片积水。

（3）复染：滴加碱性亚甲蓝染液，染色 30s，水洗，干燥。

3. 镜检　油镜观察。

【结果观察与分析】

菌体呈蓝色，芽胞呈红色。

【注意事项】

1. 初染加热过程中勿让染液干涸、沸腾。

2. 初染加热后待玻片冷却后水洗，防止玻片炸裂。

（四）异染颗粒染色法（Albert 染色法）

【原理】

细菌胞质内含有多种胞质颗粒，有一种颗粒主要成分为 RNA 和多偏磷酸盐，具有强嗜碱性，称为异染颗粒。常见于白喉棒状杆菌胞质内，异染颗粒染色是用于鉴定白喉棒状杆菌的重要染色法。

【材料】

1. 菌种　白喉棒状杆菌吕氏鸡蛋斜面培养物或白喉棒状杆菌咽拭子。

2. 试剂　异染颗粒染色液甲液、异染颗粒染色液乙液。

3. 器材　接种环、酒精灯、载玻片、普通光学显微镜、香柏油、擦镜纸。

【方法】

1. 涂片的制备　取白喉棒状杆菌培养物涂片，干燥，加热固定。

2. 染色　滴甲染液，染色 4min 后水洗，弃去玻片积水。乙染液染色 1min，水洗，用吸水纸吸干玻片积水或自然风干。

3. 镜检　油镜观察。

【结果观察与分析】

菌体呈蓝绿色，异染颗粒呈蓝黑色。

（五）细胞壁染色法

【原理】

细菌细胞壁较薄，且构成细胞壁的主要化学物质肽聚糖与染料的结合能力差，故不易着色。通常在细菌染色过程中，染料经细胞壁进入胞质内使整个细胞着色而细胞壁本身未着色。细菌细胞壁染色法是通过鞣酸等媒染试剂与细胞壁形成可着色的复合物，再经过结晶紫等染液着色后，仅细胞壁被染色的方法。

【材料】

1. 菌种　巨大芽胞杆菌。

2. 试剂　5% 鞣酸溶液、5% 结晶紫水溶液、5% 刚果红水溶液。

3. 器材　接种环、酒精灯、载玻片、普通光学显微镜、香柏油、擦镜纸。

【方法】

1. 涂片的制备　无菌操作，接种环挑取培养 16 ~ 18h 的巨大芽胞杆菌菌苔 1 环制成涂片，自然干燥。

2. 染色

（1）媒染：用 5% 鞣酸水溶液媒染 40min，水洗，弃去玻片积水。

（2）染色：滴 5% 结晶紫染液覆盖菌膜，染色 2min，水洗，弃去玻片积水。

（3）脱色：用 5% 刚果红液脱色 2 ~ 3min，水洗，用吸水纸吸干玻片积水或自然风干。

3. 镜检　涂片干燥后镜检。

【结果观察与分析】

细胞壁呈紫红色。

四、荧光染色法

【原理】

荧光染色法是通过荧光素对细菌染色，或使用荧光素标记的抗体与细菌、病毒相应的抗原结合形成复合物，使用荧光显微镜观察可见被标记物发出荧光。荧光染色法敏感性强、效率高且易观察，在临床细菌鉴定中具有较高的实用价值。主要用于结核分枝杆菌、麻风分枝杆菌、白喉棒状杆菌和支原体等的检测。本试验以结核分枝杆菌金胺（O）荧光染色法为例进行介绍。

【材料】

1. 标本　肺结核患者痰液。

2. 试剂　金胺（O）染液、3% 盐酸乙醇溶液、0.5% 高锰酸钾水溶液。

3. 器材　接种环、酒精灯、载玻片、荧光显微镜。

【方法】

1. 涂片的制备　接种环取患者痰液脓样或干酪样部分涂于玻片中央，自然干燥，加热固定。

2. 染色

（1）荧光染色：滴加金胺（O）荧光染液覆盖痰膜，染色 10～15min，水洗，弃去玻片积水。

（2）脱色：用 3% 盐酸乙醇溶液脱色至无黄色，约 1～2min，水洗，弃去玻片积水。

（3）复染：滴加 0.5% 高锰酸钾染色 1～3min 立即流水冲洗，弃去玻片积水，自然干燥。染色后标本应避光保存。

3. 镜检　使用荧光显微镜的高倍镜，黑暗背景下镜检。

【结果观察与分析】

金胺（O）荧光染色后，在暗视野背景下结核分枝杆菌呈现明亮的黄绿色荧光或橙黄色荧光，极易观察。

☞【注意事项】☚

荧光染色后标本片应避光，在 24h 内检查。

【问题与思考】

1. 简述革兰氏染色法的原理？

2. 革兰氏染色过程中，造成染色结果假阴性的原因可能是？

3. 细菌特殊染色法各有哪些需要注意事项？

附录：染色液的配制

1. 简单染色染液

（1）石炭酸品红染液

A 液：	碱性品红	0.3g
	95% 乙醇	10ml
B 液：	苯酚	5g

蒸馏水 95ml

将碱性品红在研钵中研磨后，逐渐加入95%乙醇，继续研磨使之溶解，配成A液。将苯酚溶解在蒸馏水中，配成B液。混合10ml A液和90ml B液即成。

（2）石炭酸品红稀释液

石炭酸品红染液 10ml

蒸馏水 90ml

两液混匀，稀释液易变质失效，一次不宜多配。

（3）碱性亚甲蓝（美蓝）染液

亚甲蓝 0.5g

95%乙醇 30ml

蒸馏水 100ml

10%氢氧化钾水溶液 0.1ml

溶解亚甲蓝于乙醇溶液中成饱和液，再加蒸馏水和10%氢氧化钾水溶液，混匀即成。

2. 革兰氏染色染液

（1）结晶紫染液

A液：结晶紫 7～14g

95%乙醇 100ml

B液：草酸铵 0.8g

蒸馏水 80ml

先将结晶紫在研钵中研磨后，加入95%乙醇，继续研磨使之溶解，配成饱和液A液。将草酸铵溶解在蒸馏水中，配成B液。将20ml A液和80ml B液混匀，过滤即成。

（2）卢戈碘液

碘化钾 2g

碘 1g

蒸馏水 定容至300ml

先将碘化钾溶解在少量蒸馏水中，再将碘溶解在碘化钾溶液中，然后蒸馏水定容至300ml即成。

（3）石炭酸品红稀释液：见简单染色中染液配制。

3. 魏曦鞭毛染色液

甲液：

饱和钾明矾液 2ml

5%苯酚 5ml

20%鞣酸液 2ml

乙液：碱性品红乙醇饱和液

取甲液9份、乙液1份混合过夜，次日过滤后可用。3日内使用效果好。

4. 黑斯（Hiss）荚膜染色液

（1）结晶紫饱和溶液

（2）20%硫酸铜溶液

硫酸铜 20g

蒸馏水 100ml

5. 芽胞染色液

（1）石炭酸品红染液：见简单染色中染液配制。

（2）碱性亚甲蓝染液：见简单染色中染液配制。

6. 异染颗粒染色液（Albert 染色液）

（1）A 液

甲苯胺蓝	0.15g
孔雀绿	0.2g
95% 乙醇	2ml
冰醋酸	1ml
蒸馏水	定容至 100ml

将各染料先溶解于乙醇溶液中，然后加入冰醋酸，用蒸馏水定容至 100ml，充分混匀，静置 24h 后用过滤，备用。

（2）B 液：见革兰氏染液中卢戈碘液配制。

7. 细胞壁染色液

（1）5% 鞣酸溶液

鞣酸	5g
蒸馏水	100ml

（2）5% 结晶紫水溶液

结晶紫	5g
蒸馏水	100ml

（3）5% 刚果红水溶液

刚果红	5g
蒸馏水	100ml

8. 荧光染色液配制

（1）金胺（O）染液

金胺（O）	0.1g
95% 乙醇	10ml
5% 苯酚溶液	90ml

溶解金胺（O）于 10ml 95% 乙醇中，再加 5% 苯酚溶液 90ml，充分混匀，避光保存备用。

（2）3% 盐酸乙醇

浓盐酸	3ml
95% 乙醇	97ml

（3）复染液

高锰酸钾	0.5g
蒸馏水	100ml

（李　恋）

第四节 常用培养基的制备与细菌的人工培养

【实验目的】

1. 了解常用的液体、固体、半固体培养基的成分、制备方法及用途。

2. 初步学会琼脂平板培养基分离培养技术，掌握肉汤、固体斜面及半固体培养基的接种技术。

3. 观察细菌在培养基中的生长现象，了解菌落在分离培养中的意义。

【实验内容】

1. 细菌常用培养基的配制

2. 细菌培养方法

在病原微生物学的实验中，无论临床感染性疾病的诊断、致病机制的研究和制备疫苗防治感染性疾病，首先都必须分离微生物，而且分离培养鉴定病原微生物是感染性疾病病原学诊断的金标准。因此，分离培养技术是微生物学实验技术的基础。

一、细菌常用培养基的配制

培养基（medium）是指人工配制的含有适合微生物生长繁殖的营养物的基质。培养基主要用于分离、培养、鉴定微生物，研究微生物的理化特性，传代和保存微生物种，制备疫苗或其他微生物制剂等。各种微生物生长繁殖的条件不同，培养基的配制也不同，适宜的培养基有利于微生物迅速生长繁殖。掌握培养基的制备技术，是微生物学研究和临床微生物学检验的基础。以下介绍细菌分离培养常用培养基的配制，其他微生物的培养基在其他相应章节介绍。

【原理】

培养基是供微生物生长繁殖和合成代谢产物所需要的按一定比例配制的营养物质的混合物。培养基的原材料可分为碳源、氮源、无机盐、生长因子和水。根据实验目的和微生物的种类不同，培养基要选择合适配比关系，选择合适理化性质，配制后要及时灭菌。不同的细菌培养和鉴定需要选择不同种类的培养基。

【材料】

1. 试剂　牛肉膏、琼脂、蛋白胨、氯化钠（NaCl）等。

2. 器材　试管、平皿、三角瓶、烧杯、玻璃搅拌棒、量筒、天平、角匙、瓶塞、酸碱指示仪、高压蒸汽灭菌锅等。

【方法】

1. 细菌培养基的主要成分及其作用

（1）营养物质：生物的生长繁殖都需要一定的营养物质，不同微生物种类对营养的要求不同。细菌需要的营养物质应含有氮源、碳源、无机盐类及生长因子等。

1）蛋白胨：为培养基中最主要的成分之一，主要供给细菌的氮源，以合成菌体蛋白质、酶类及能量。常用的商品蛋白胨有多种，如胰蛋白胨、酪蛋白胨等，均是由蛋白酶消化蛋白质生成的含有胨、多肽及多种氨基酸的混合物，可供大多数细菌生长需要。蛋白胨具有以下特点：①易溶于水，吸水性强，应干燥密封保存；②含有多种氨基酸，易被细菌所利用；

③遇酸不沉淀；④系两性电解质，具有缓冲作用；⑤高热不易凝固（138℃不凝固）等。

2）肉浸液：为新鲜精牛肉煮沸浸泡而制成的肉汁。肉汁中含有大量含氮和非含氮的浸出物。此外，还有一些生长因子。肉浸液可提供细菌所需的氮和碳的来源，但因含氮物质较少，不能满足细菌生长的需要，故在培养基中，一般还需加入1%～2%的蛋白胨和0.5%的氯化钠。

3）牛肉膏：是肉浸液加热浓缩而制成的膏状制品，其不耐热的物质多已在制作中被破坏，故其营养价值不及肉浸液。因其使用方便，常代替肉浸液用于制备培养基。

4）心脑浸液：多用牛心、脑煮沸浸泡而制成，含有较多的不饱和脂肪酸和固醇类，比肉浸液营养丰富，常用于分离培养营养条件要求高的细菌。

5）糖、醇类：制备培养基所用的糖类、醇类有多种，常用的糖类有单糖（葡萄糖等）、双糖（乳糖等）和多糖（淀粉等），常用的醇类有甘露醇等。除葡萄糖、蔗糖主要作为碳源和能源的基本成分外，其他糖类和醇类主要用于鉴定细菌所做的发酵反应。糖不耐热，过高的温度会使其破坏。在碱性条件及与氮源混合，高温时破坏更快。因此，制备这类培养基时，可将其他成分先行121.3℃，20min灭菌，然后在无菌操作下加入灭菌的糖溶液。

6）鸡蛋：蛋黄和蛋清含有丰富的蛋白质、糖类、多种氨基酸等营养成分，常用于制备特殊培养基。此外，由于鸡蛋含有与血清相似的营养成分，但比血清采集方便、现在有人用于代替血清制备需加血清的培养基。

7）血液或血清：除能增加培养基中蛋白质、糖类、多种氨基酸及无机盐等营养成分外，还能提供辅酶、血红素等特殊生长因子。此外，在培养基中加入血液可以观察细菌的溶血作用，根据细菌在血液培养基中的溶血现象而进行鉴定。

8）无机盐类：细菌生长繁殖需要多种无机盐类，如钾、钠、铁、镁、磷等，其中有的需要量极微，如锰、钴、钙、铜等。这些物质的作用是构成菌体成分、维持一定的渗透压。其中有的元素（如铜）含量过多，对细菌反而有害，故不宜用铜锅配制培养基。通常用饮用水配制的培养基即含有上述大部分微量元素。

9）生长因子：细菌在生长繁殖过程中需要多种维生素等生长因子，如B族维生素、生物素、辅酶、肌醇、叶酸、对氨基苯甲酸等。各种细菌对这些物质的需要不同。通常在动物血清、心、脑浸液、牛肉膏中均有一定含量，对特殊需要的细菌，需另外补充。

10）水分：水是组成细菌细胞的主要成分，而且是细菌的营养、代谢过程中不可缺少的物质，许多营养物质均需溶于水中才能被细菌吸收。由于饮用水中常含有钙和镁，可与肉浸液中的磷酸盐反应，生成不溶性的磷酸钙或磷酸镁，形成沉淀。因此，配制培养基时多用蒸馏水或离子交换水。

（2）凝固剂：培养基常制成一定的剂型，如固体培养基或半固体培养基，以利观察细菌的生长现象、生化反应等。理想的凝固剂应具备以下条件：①不被所培养的微生物分解利用；②在微生物生长的温度范围内保持固体状态。常用的凝固剂有琼脂、明胶等，以琼脂最为常用。

1）琼脂：其化学成分为多糖类，一般不被细菌分解利用，故无营养价值。琼脂在98℃以上可溶于水，在低于45℃时则凝固成胶胨状，成为固定营养物质的支架。根据琼脂含量多少可配制成不同剂型的培养基，在1.5%～2.0%时形成较硬的固体培养基，0.2%～0.7%时形成较软的半固体，调配琼脂的含量可改变培养基的硬度。

2）明胶：是由动物胶原组织经沸水溶解熬制而成。因其凝固点太低，而且某些细菌和许多真菌产生的非特异性胞外蛋白酶及梭菌产生的特异性胶原酶都能液化明胶，目前主要用于加入培养基中，鉴别细菌，已较少作为凝固剂。

3）抑制剂：为了有利于分离培养的目的菌生长，而使其他细菌不生长或少生长，可在培养基中选择性地加入抑制剂，这类培养基称为选择性培养基。抑制剂的种类较多，常用的有胆盐、煌绿、玫瑰红酸等，能抑制革兰氏阳性菌生长。亚硒酸盐、四硫磺酸盐等，加入适当的量，可分别抑制不同细菌，甚至其他真菌、支原体等的生长，但不影响分离培养的目的菌及其他微生物的生长，在微生物培养中已广泛应用。

4）指示剂：在细菌的生化反应中，为了便于观察细菌是否利用和分解糖、蛋白质等在培养基中加入一定的指示剂，以利于判断结果。酚红、溴甲酚紫、中性红、甲基红及酸性复红等是常用的酸碱指示剂。亚甲蓝是常用的氧化剂。此外，一些新的氧化还原指示剂，如四氮唑盐类等，可广泛用于细菌快速培养、药物敏感试验等方面。

2. 常用基础培养基的制备

（1）肉汤培养基：称取营养肉汤粉 1.8g（含蛋白胨 1g、牛肉膏 0.3g，氯化钠 0.5g）加入 100ml 蒸馏水中，用玻璃棒搅拌加热溶解。按需要分装于三角瓶或试管，瓶口或管口塞上塞子，包装后高压蒸汽灭菌。冷却后贴好标签，4℃箱储存备用。制成后的肉汤呈浅黄色，清晰透明，调节 pH 值为 7.1 ± 0.2。肉汤培养基常用于增菌培养。

（2）肉汤琼脂固体培养基：在上述肉汤培养基中加入 2% ~ 3% 琼脂即成。经高压灭菌后，趁热将试管斜置、冷凝，即成普通琼脂斜面培养基。或趁热取出后，稍冷，以无菌操作倾入灭菌的空培养皿，冷凝后即为普通琼脂平板。制作琼脂平板时，每一空平皿（直径 9cm）需培养基 15 ~ 20ml。普通琼脂平板用于分离培养繁殖细菌，普通琼脂斜面用于纯培养和保存菌种。

（3）肉汤琼脂半固体培养基：在上述肉汤培养基中加入 0.3% ~ 0.5% 琼脂，加热溶化后，分装于小试管，每管约 3ml，高压灭菌后直立冷凝即成。半固体培养基用于细菌的动力检查和细菌菌种的保存。

3. 细菌培养基的常见种类

（1）按培养基的用途分类

1）基础培养基：含有细菌生长繁殖所需要的基本营养成分，可用于分离营养要求不高的细菌。例如普通肉汤、普通琼脂平板等。

2）营养培养基：在基础培养基中再加入葡萄糖、血清、血液和动、植物组织提取液等，可用于培养营养条件要求较高的细菌。例如血液琼脂培养基、血清肉汤培养基等。

3）鉴别培养基：在培养基中加入某种特定成分，某种微生物在培养基中生长后能产生某种代谢产物，而这种代谢产物可以与培养基中的特殊化学物质发生特定的化学反应，产生明显的特征性变化，根据这种特征性变化，可将该种微生物与其他微生物区分开。鉴别培养基主要用于检查各种细菌的生化反应，微生物的快速分类鉴定，以及分离和筛选产生某种代谢产物的微生物菌种。

4）选择培养基：利用不同细菌对各种化学物质的敏感性不同，在培养基中加入相应抑制剂制成。可选择性促进目的菌生长而抑制其他细菌生长。在选择性培养基中，为便于区别培养的目的菌和其他菌，加入相应指示剂，此类培养基称为选择鉴别性培养基，如培养肠道致病菌的 SS 琼脂培养基等。

5）特殊培养基：含有相应的特有成分，用于培养对营养条件等有特殊要求的细菌。如厌氧培养基和细菌 L 型培养基等。

（2）按培养基的物理性状分类：根据培养基中凝固剂的有无及其含量的多少，可将培养基划分为固体培养基、半固体培养基和液体培养基 3 种类型。用液体培养基培养微生物时，通过振荡可增加培养基的通气量。液体培养基多用于大规模工业生产及在实验室进行微生物的基础理论和应用方面的研究；半固体培养基多用于观察微生物的运动特征、保存菌种、分类鉴定等；固体培养用于进行微生物的分离纯化、鉴定及菌种保藏等。固体培养基又可分为平板、斜面、高层及高层斜面等。

【结果观察与分析】

制备出不同种类的细菌培养基。

【注意事项】

1. 分装时注意不要使培养基沾染在瓶口或管口，以免浸湿瓶塞，引起污染。
2. pH 值不要调过头，以避免回调而影响培养基内各种离子的浓度。
3. 加入琼脂后需不断搅拌，防止琼脂糊底烧焦。
4. 应严格按照培养基配方配制。

二、细菌培养方法

细菌分离培养法是用人工方法提供细菌生长所必需的营养和环境，对细菌进行分离，以获得单个菌落的培养方法。就细菌学诊断而言，采集临床的标本，如粪便、痰液、脓汁、血液等，分离培养出病原菌，并对其进行鉴别、分型，同时根据药敏的结果指导临床用药等。细菌的培养方法可因分离培养细菌的目的不同而异，分离培养的方法有平板划线法、稀释培养法、穿刺接种法等。在接种细菌时应严格实行无菌操作，避免在操作过程中发生污染，防止实验室相关感染。

（一）平板划线法

【原理】

平板划线接种法为常用的分离培养细菌的方法。通过平板划线后，可使细菌分散生长，形成单个的菌落，有利于从含有多种细菌的标本中分离出目的菌。平板划线方式较多，通常使用平板划线法和 3 段划线法。前者可以用于细菌药物敏感性实验；后者要求通过划线将混杂的细菌在琼脂表面分散开来，使细菌呈现单个菌落生长，达到获得纯种的目的。

【材料】

表皮葡萄球菌和大肠埃希菌混合菌液、固体平板培养基、接种环、酒精灯等。

【方法】

1. 手持接种环在火焰上烧灼灭菌（冷却 3～5s），取 1 环混合菌液。
2. 左手握住琼脂平板，稍揭平板盖，避免落入空气中的杂菌，并靠近酒精灯火焰周围。
3. 右手拿住接种环柄，使沾菌的接种环在平板上部来回划线，将菌液涂于平板面的原始区，涂成一薄膜。划线时使接种环面与平板表面角成 30°～40°，且轻轻接触，以腕力在平板表面滑移，接种环不应嵌入培养基内。
4. 接种环反复火焰灭菌，待冷，从原始区开始划Ⅰ区（约占平皿的 1/2），再灭菌接种环后，从Ⅰ区开始划Ⅱ区（约占剩余平皿面积的 1/2），最后用灭菌接种环从Ⅱ区开始划Ⅲ区（平皿剩余的部分）。
5. 划线结束后，将平板培养基放回平皿盖内，接种环灭菌，放回架上。于平皿底上用记号笔做标记。

6. 于37℃恒温培养箱培养18～24h，观察平板表面生长的菌落状态。

【结果观察与分析】

单个细菌在固体平板培养基上繁殖成一个肉眼可见的细菌集团，称为菌落（colony）。因细菌种类及培养基的成分不同，菌落特点也不尽相同，这有助于鉴别细菌。因此，应对菌落进行认真观察，选出目的菌菌落进一步检查，观察要点如下。

（1）大小：以直径（mm）表示，1mm左右为小菌落，2～3mm为中等菌落，3mm以上为大菌落。

（2）形状：圆形、卵圆形及不规则形。

（3）边缘：整齐或不整齐、锯齿状、毛发状等。

（4）表面：光滑、湿润、皱纹、干燥等。

（5）隆起度：扁平、凸起、中心凹陷等。

（6）透明度：透明、半透明、不透明。

（7）颜色：无色、白色、黄色、绿色等。

（8）溶血性：可分为完全溶血、草绿色溶血及不溶血。

【注意事项】

1. 细菌培养过程中应严格注意无菌操作。

2. 手腕动作要均匀，不要用力过大划破琼脂。

3. 在平皿底部用记号笔注明标本名称、班级、姓名、日期等信息。

（二）纯培养法——斜面、液体、半固体培养基接种法

【原理】

纯培养接种技术是对已得到可疑细菌进行细菌鉴定及菌种保存等。平板分离培养获得目的菌后，常需纯种培养，根据培养基的物理性状，纯种细菌接种法有斜面培养基接种法、液体培养基接种法和穿刺接种法3类。斜面培养基接种法用于菌种的纯培养、增菌、保存等。液体培养基接种法用于增菌及鉴定细菌生长特点，如均匀浑浊生长、表面生长、沉淀生长等。半固体培养穿刺接种法用于保存菌种及间接观察细菌的动力。

【材料】

1. 培养基　琼脂斜面培养基；半固体培养基；蛋白胨水或肉汤培养基。

2. 细菌　大肠埃希菌（或表皮葡萄球菌）培养物。

【方法】

1. 斜面培养基接种法　琼脂斜面、尿素等凡具有斜面外形的固体培养基均可用本法接种细菌。

（1）用火焰灭菌后冷却的接种环，挑取目的菌落少许。

（2）左手拇指、示指、中指及环指握持培养基管，斜面向上，勿成水平，以免管底凝结水浸湿培养基表面或沾湿瓶塞。

（3）以右手手掌、小指与环指拔取并握持培养基管瓶塞，将管口迅速通过火焰灭菌2～3次。

（4）将蘸有菌的接种环伸进待接种培养基管，沿培养基斜面表面，自下而上划一直线，然后再蛇行划线，见图8-4-1，先A、后B。

（5）接种完毕，重新进行火焰灭菌，接种环放回架上。管口通过火焰2～3次，塞回瓶塞。

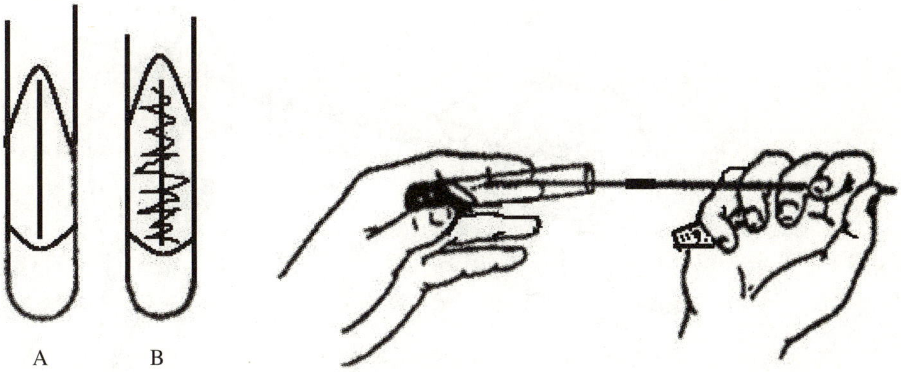

图 8-4-1　斜面培养基接种法

（6）用记号笔在试管上写好日期和菌名等，置 37℃恒温培养箱，培养 18～24h 后，观察结果。

2．液体培养基接种法（图 8-4-2）肉汤、蛋白胨水等液体培养基可用本法接种细菌。

（1）如斜面培养基接种法一样握持菌种管和待接种的肉汤管及握持瓶塞。

（2）右手持接种环灭菌冷却后，伸入菌种管挑取少量菌落后伸入肉汤管中，在稍离于液面的管壁上，轻轻研磨，使细菌落入肉汤中。

（3）接种完毕，将管口迅速在火焰上灭菌，塞好瓶塞。接种环重新灭菌后放在试管架上。

（4）在试管上注明菌名、接种日期等。

（5）置 37℃恒温培养箱，培养 18～24h 观察结果。

3．穿刺接种法（图 8-4-3）凡培养基呈高层者，如半固体培养基、醋酸铅培养基等用此法接种。

（1）与斜面培养基接种法一样握持菌种管和待接种高层培养基及握持瓶塞。

（2）右手持接种针，灭菌冷却后，以接种针挑取菌苔，垂直刺入高层培养基中心，然后循原路拔出。

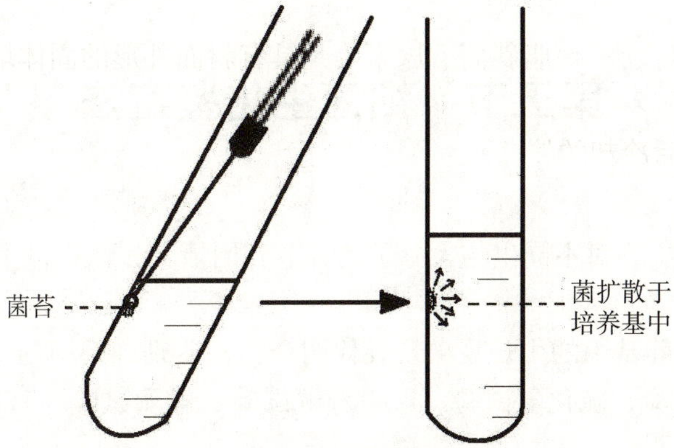

图 8-4-2　液体培养基接种法

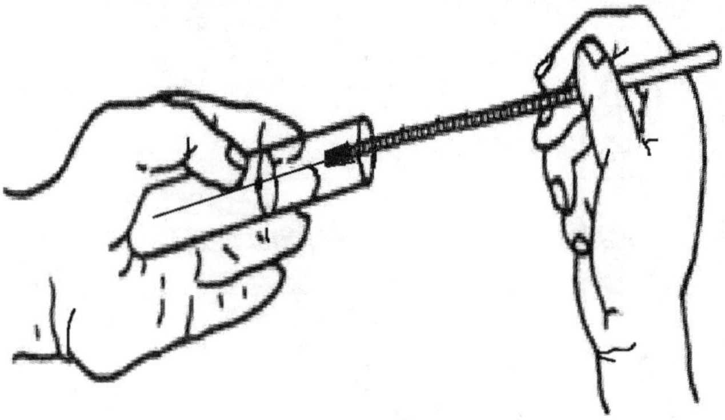

图 8-4-3　穿刺接种法

（3）塞好瓶塞，在试管上注明日期、菌名等。

（4）置 37℃恒温培养箱 18～24h，观察结果。

【结果观察与分析】

1．斜面培养基　培养基斜面有均匀一致湿润的菌苔，如有不同菌落出现，则表明菌种不纯。

2．液体培养基　大肠埃希菌呈均匀浑浊生长。有的菌呈沉淀生长，如炭疽芽胞杆菌。有的菌在液体培养基表面形成菌膜，如枯草芽胞杆菌。

3．半固体培养基　有动力（有鞭毛）的细菌，自原接种部位向四周扩散生长，培养基呈现浑浊状态，穿刺线甚至难以看出。无动力（无鞭毛）的细菌仅沿穿刺线生长，清晰可见培养基不出现浑浊。

【注意事项】

细菌培养过程中应注意严格无菌操作。

【问题与思考】

1．各种培养基有何用途？

2．细菌在液体培养基中有几种生长方式？

（包丽丽）

第五节　细菌生化鉴定法

【实验目的】

1．了解不同的微生物对不同生物大分子的分解利用情况，认识微生物的代谢类型的多样性。

2．了解细菌在培养基中的生长现象及其代谢产物在鉴别细菌中的意义。

3．掌握糖发酵试验、硫化氢试验、尿素分解试验、触酶试验、氧化酶试验及 IMViC 试验的原理。

4．掌握细菌鉴定中常用的生化反应的测定方法。

【实验内容】

1．单糖发酵试验

2．硫化氢试验

3．尿素分解试验

4．触酶试验

5．氧化酶试验

6．IMViC 试验（靛基质试验；甲基红试验；V-P 试验；枸橼酸盐利用试验）

同种的细菌具有相同或相近的表型特征（如形态、代谢产物、生理特征等）。细菌的代谢与呼吸，主要取决于酶的催化作用，各类细菌因其在不同的基因信息控制下形成不同的酶系统而进行不同的生化代谢反应。对于单个细菌而言，众多生化代谢反应过程中，除了大多数与其他细菌相同外，还存在与别的细菌不同的生化代谢过程，不同的细菌分解大分子糖类、蛋白质和脂肪的能力不同，所能发酵的类型和终产物也不一样。通过测定这些独特的生化反应代谢产物，可以对细菌的种类进行鉴定。

一、单糖发酵试验

【原理】

单糖发酵试验（carbohydrate fermentation test）在肠道细菌的鉴定中尤为重要。绝大多数的细菌都能利用糖类作为碳源和能源，但不同的细菌酶系统不同，发酵糖的能力不同，产生的分解产物也不同。有的细菌能分解糖并产生酸（如醋酸、乳酸、丙酸等）和气体（二氧化碳、甲烷、氢等），有的细菌只产酸不产气。酸的产生可在糖发酵培养基中加入指示剂溴甲酚紫来鉴定，其变色范围为pH值在5.2以下时呈黄色，pH6.8以上时呈紫色，当发酵产酸时可使培养基由紫色变为黄色。是否产气可在发酵管中放入倒置的杜氏小管观察有无气泡来证明。

【材料】

1．菌种　大肠埃希菌、变形杆菌 18～24h 固体平板培养物。

2．培养基　葡萄糖和乳糖的发酵培养基。

3．器材　酒精灯、接种针、接种环、恒温培养箱。

【方法】

1．试管标记　取分别装有不同糖类（如葡萄糖、乳糖等）发酵培养液试管各 3 支，每种糖发酵试管中均分别标记大肠埃希菌、变形杆菌和空白对照。

2．接种培养　接种针分别挑取大肠埃希菌和变形杆菌少许接种于以上各相应试管中，每种糖发酵管的空白对照均不接种菌。倒置装有培养液的杜氏小管置 37 ℃恒温培养箱中培养 18～24h 后观察结果。

【结果观察与分析】

培养后，各发酵管与空白对照相比，观察细菌是否生长，若细菌生长培养液呈混浊。若培养液保持原有颜色，结果为阴性，表明该菌不能分解该种糖；如该菌分解糖类产酸则使培养液呈黄色，结果为阳性。如果该菌发酵糖后产酸又产气体时，倒置的小管内有气泡则为阳性反应；反之为阴性反应。

二、硫化氢试验

【原理】

硫化氢试验（hydrogen sulfide test）指某些细菌能分解培养基中的含硫氨基酸（如甲硫氨酸、胱氨酸等），生成 H_2S，与培养基中的铁盐或铅盐形成硫化铅或硫化亚铁，呈黑色，为硫化氢试验阳性。如培养基颜色无变化，则为阴性。本试验常用于区别肠道杆菌的种类，沙门菌属、变形杆菌通常呈阳性，大肠埃希菌、产气荚膜梭菌、志贺菌属呈阴性。

$CH_2SHCHNH_2COOH$（半胱氨酸）$+H_2O \rightarrow CH_3COCOOH+NH_3\uparrow +H_2S\uparrow$

$H_2S+Pb(CH_3COO)_2 \rightarrow PbS\downarrow$（暗褐色）$+2CH_3COOH$

$H_2S+FeSO_4 \rightarrow FeS\downarrow$（黑色）$+H_2SO_4$

【材料】

1．菌种　大肠埃希菌、变形杆菌 18～24h 固体平板培养物。

2．培养基　含铁盐琼脂培养基。

3．器材　酒精灯、接种针、接种环、恒温培养箱 。

【方法】

1．试管标记　取装有培养液的试管 3 支，分别标记大肠埃希菌、变形杆菌和空白对照。

2．接种培养　用穿刺法分别将每株细菌接种到以上相应试管中，空白对照不接种，置 37℃恒温培养箱中培养 18～24h。

【结果观察与分析】

观察时，注意穿刺接种线周围是否变黑色，若培养基变黑，说明细菌分解含硫氨基酸，产生的硫化氢与铁盐结合，形成黑色硫化亚铁，结果为阳性。如培养后不变色，结果为阴性。

三、尿素分解试验

【原理】

尿素分解试验（urea-splitting test）是指某些细菌具有尿素分解酶，可将尿素分解产生大量的氨，使培养基变为碱性，酚红指示剂呈紫红色，为阳性反应，不变色为阴性反应。

【材料】

1．菌种　大肠埃希菌、变形杆菌 18～24h 培养物。

2．培养基　尿素培养基。

3．器材　酒精灯、接种针、接种环、恒温培养箱。

【方法】

1．试管标记　取 3 支装有尿素培养基的试管，分别标记大肠埃希菌、变形杆菌和空白对照。

2．接种培养　在无菌操作下用穿刺法分别取大肠埃希菌、变形杆菌培养物接种至以上相应试管中，空白对照管不接种菌，置 37℃恒温培养箱中，培养 18～24h。

【结果观察与分析】

变形杆菌管的培养基呈紫红色，为尿素分解试验阳性。大肠埃希菌培养基不变色，为尿素分解试验阴性。

四、触酶试验

【原理】

触酶（catalase）又称过氧化氢酶。具有过氧化氢酶的细菌，能催化过氧化氢分解成为水和初生态氧，继而形成氧分子，出现气泡。大多需氧和兼性厌氧菌均产生过氧化氢酶，但链球菌属阴性，故常用此试验来鉴定。

【材料】

1. 菌种 待检菌 18 ~ 24h 培养物。

2. 试剂 3% 的过氧化氢溶液（双氧水）。

3. 器材 酒精灯、接种针、接种环、玻片。

【方法】

分别挑取固体培养基上的待检菌落，置于玻片上，然后滴加 3% 的过氧化氢溶液数滴，观察结果。

【结果观察与分析】

若半分钟之内出现大量气泡为阳性。无气泡为阴性。若有气泡产生，则说明该细菌具有过氧化氢酶。常用金黄色葡萄球菌作为阳性对照，链球菌作为阴性对照。

【注意事项】

3% 的过氧化氢溶液现用现配。

五、氧化酶试验

【原理】

氧化酶又称细胞色素氧化酶，能将还原型细胞色素 C 氧化形成了水和氧化型的细胞色素 C，氧化型细胞色素 C 再将盐酸二甲基对苯二胺或盐酸四甲基对苯二胺氧化成紫红色或蓝色的醌类化合物。某些细菌（如脑膜炎奈瑟菌、铜绿假单胞菌）含有氧化酶。因此，可将盐酸四甲基对苯二胺或盐酸二甲基对苯二胺氧化，形成显色反应。

【材料】

1. 菌种 大肠埃希菌、铜绿假单胞菌 18 ~ 24h 培养物。

2. 试剂 氧化酶试剂（1% 盐酸二甲基对苯二胺）。

3. 器材 2cm × 2cm 滤纸片、污物缸。

【方法】

1. 将滤纸片叠成四方块状。

2. 分别用滤纸片的中心尖角小心刮取大肠埃希菌和铜绿假单胞菌菌落，注意不可碰到培养基。

3. 轻轻展开滤纸片，刮取的菌落正好在滤纸片中心，分别滴加 1 滴 1% 盐酸二甲基对苯二胺。

4. 立刻观察菌落颜色的变化。

【结果观察与分析】

阳性者立刻出现红色，继而逐渐加深，阴性不变色。脑膜炎奈瑟菌、铜绿假单胞菌为阳性；肠杆菌科细菌为阴性。

六、IMViC 试验

IMViC 系列试验包括：I. 吲哚试验（indole test）；M. 甲基红试验（methyl red test）；V.V-P 试验（Voges-Proskauer test，V-P test）；C. 枸橼酸盐利用试验（citrate utilization test）；i 是附加上去的。这 4 个试验主要是用来快速鉴别大肠杆菌和产气荚膜梭菌。

（一）靛基质试验或称吲哚试验

【原理】

某些细菌含有色氨酸酶，能分解蛋白胨中的色氨酸生成吲哚（靛基质）和丙酮酸。吲哚本身无色，可用显色反应表现出来。吲哚与靛基质试剂（对二甲基氨基苯甲醛）结合形成红色玫瑰吲哚。大肠埃希菌和霍乱弧菌等为试验阳性。产气荚膜梭菌和伤寒沙门杆菌为试验阴性。

【材料】

1. 菌种　大肠埃希菌和产气荚膜梭菌 18～24h 培养物。
2. 培养基　蛋白胨水培养基。
3. 试剂　靛基质试剂、乙醚。
4. 器材　酒精灯、接种针、接种环、恒温培养箱。

【方法】

1. 试管标记　取装有蛋白胨水培养液的试管 3 支，分别标记大肠埃希菌、产气荚膜梭菌和空白对照。
2. 接种培养　以无菌操作分别将每株细菌接种到以上相应试管中，空白对照不接种，置 37℃恒温培养箱中培养 18～24h。

【结果观察与分析】

孵育后，在培养液中加入乙醚 1ml，经充分振荡使吲哚萃取至乙醚中，静置片刻后乙醚层浮于培养液的上面，此时沿管壁缓慢加入数滴吲哚试剂（加入吲哚试剂后切勿摇动试管，以防破坏乙醚层影响结果观察），阳性反应者可见乙醚层呈现玫瑰红色，否则为阴性反应。

☞【注意事项】☚

试验证明靛基质可与 17 种不同的靛基质化合物产生作用生成阳性反应，若先用乙醚或二甲苯等进行萃取再加试剂，则只有靛基质或 5- 甲基靛基质在溶剂中呈现红色，因而结果更可靠。

（二）甲基红试验

【原理】

肠杆菌科各菌属如大肠埃希菌和产气荚膜梭菌均属革兰氏阴性短杆菌，均能发酵葡萄糖、乳糖产酸产气，两者不易区别。虽然在分解葡萄糖过程中产生丙酮酸，但进一步分解后由于不同的糖代谢途径，所以两者所产生的酸类和总酸量不同。大肠埃希菌可产生甲酸、乙酸、乳酸等，而产气荚膜梭菌只产生甲酸、乙醇及乙酰甲基甲醇等。因此，大肠埃希菌 pH 值在 4.5 以下时加入甲基红指示剂呈红色，为阳性。产气荚膜梭菌 pH 值在 5.4 以上，加入甲基红后呈桔黄色，为阴性。

【材料】

1. 菌种　大肠埃希菌和产气荚膜梭菌 18～24h 培养物。
2. 培养基　葡萄糖蛋白胨水培养基。
3. 试剂　甲基红试剂。

4．器材　酒精灯、接种针、接种环、恒温培养箱。

【方法】

1．试管标记　取装有蛋白胨水培养液的试管3支，分别标记大肠埃希菌、产气荚膜梭菌和空白对照。

2．接种培养　无菌操作分别将每株细菌接种到以上相应试管中，空白对照不接种，置37℃恒温培养箱中培养18～24h。

【结果观察与分析】

孵育后各管加入2～3滴甲基红指示剂，注意沿管壁加入，仔细观察培养液上层，若培养液上层变成红色，即为阳性反应，若仍呈黄色，则为阴性反应。

（三）V-P试验

【原理】

某些细菌（如产气荚膜梭菌）在葡萄糖蛋白胨水培养液中能分解葡萄糖，产生非酸性或中性末端产物，如丙酮酸。丙酮酸经缩合脱羧后生成乙酰甲基甲醇，此化合物在强碱环境下，能被空气中的氧气氧化为二乙酰，二乙酰可与培养液中含胍基的化合物（如蛋白胨中的精氨酸）反应生成红色化合物，培养基变红色，即V-P反应阳性。大肠埃希菌分解葡萄糖不生成乙酰甲基甲醇，为V-P反应阴性。

【材料】

1．菌种　大肠埃希菌、产气荚膜梭菌18～24h培养物。

2．培养基　葡萄糖蛋白胨水培养基。

3．试剂　V-P试剂甲液（6%萘酚乙醇溶液）、乙液（40%KOH溶液）。

4．器材　酒精灯、接种针、接种环、恒温培养箱。

【方法】

1．取3支装有葡萄糖蛋白胨培养液的试管，分别标记大肠埃希菌、产气肠杆菌和空白对照。

2．无菌操作分别取大肠埃希菌、产气荚膜杆菌斜面培养物接种至以上相应试管中，空白对照管不接种菌，置37℃恒温培养箱中，培养24～48h。

3．取出以上试管，振荡2min。另取3支空试管相应标记菌名，分别加入2ml以上对应管中的培养液，分别加入V-P试剂甲液1ml，混匀，再加入V-P试剂乙液4ml，充分振荡后静置5～15 min，观察结果。

【结果观察与分析】

若培养基呈红色，为V-P试验阳性；若培养基不呈红色，为V-P试验阴性。

（四）枸橼酸盐利用试验

【原理】

某些细菌可利用枸橼酸盐作为碳源，如产气荚膜梭菌在以枸橼酸盐作为唯一碳源的培养基上生长，分解枸橼酸盐产生CO_2，并转变为碳酸盐，使培养基变为碱性，含溴百里酚蓝（B.T.B）指示剂的培养基由绿色变为深蓝色，此为枸橼酸盐利用试验阳性。大肠埃希菌不能利用枸橼酸盐，故在此培养基上不能生长，培养基仍为绿色。

【材料】

1．菌种　大肠埃希菌、产气荚膜梭菌18～24h斜面培养物。

2．培养基　枸橼酸盐培养基。

3．器材　酒精灯、接种针、接种环、恒温培养箱。

【方法】

1. 取3支装有枸橼酸盐培养基的试管，分别标记大肠埃希菌、产气荚膜梭菌和空白对照。

2. 无菌操作分别取大肠埃希菌、产气荚膜梭菌斜面培养物接种至以上相应试管中，空白对照管不接种菌，置37℃恒温培养箱中，培养24～48h。

【结果观察与分析】

产气荚膜梭菌管的培养基斜面上出现菌苔，培养基呈蓝色，为枸橼酸盐利用试验阳性。大肠埃希菌培养基斜面上未见菌苔，培养基呈绿色，为枸橼酸盐利用试验阴性。

【问题与思考】

1. 解释硫化氢试验中醋酸铅的作用？

2. 讨论IMViC试验有什么医学意义？

3. 解释吲哚实验中的化学原理，在这个试验中为什么要吲哚作为色氨酸活性的指示剂，而不用丙酮酸？

4. 甲基红反应与V-P试验最初底物与最终产物有何异同处？为什么会出现不同？

附录

1. 常用培养基的配制

（1）蛋白胨水

蛋白胨	2.0g
氯化钠	0.5g
蒸馏水	100ml

将上述成分加热溶解后调整pH值到7.4，分装试管，121℃，15 min高压灭菌备用。常用于制备糖发酵培养基或用于检查细菌的吲哚产生试验等。

（2）单糖发酵管培养基

蛋白胨水	100ml
糖（葡萄糖、乳糖、甘露醇、蔗糖或麦芽糖等糖）	0.5～1g
溴甲酚紫（B.C.P）、溴百里酚蓝（B.T.B）或酚红（P.R）等指示剂	0.1ml

在蛋白胨水中加入某种糖（0.5%～1%）和指示剂，分装于带一倒立小管的小试管中，每管2～3ml，115℃，20 min高压灭菌后备用。常用于糖发酵试验。

（3）葡萄糖蛋白胨水培养基

蛋白胨	0.5g
葡萄糖	0.5g
磷酸氢二钾	0.2g
蒸馏水	00ml

上述成分混合溶化后校正pH值至7.2～7.4，分装试管，115℃，20 min高压灭菌备用。用于V-P试验和甲基红试验。

（4）枸橼酸盐培养基

枸橼酸钠	0.5g
硫酸镁	0.02g
磷酸二氢铵	0.1g
磷酸氢二钾	0.1g

氯化钠	0.5g
琼脂	2.0g
蒸馏水	100ml
B.T.B 乙醇溶液（0.5%）	1.6ml

加热溶化各种成分后校正 pH 值至 7.0，再加入 0.5%B.T.B 乙醇溶液混匀，分装试管，121℃，15 min 高压灭菌，趁热取出斜摆，凝固置成斜面。用于枸橼酸盐利用试验。

（5）醋酸铅培养基

蛋白胨	10g
氯化钠	5g
琼脂	12g
牛肉浸粉	3g
硫代硫酸钠	2.5g
醋酸铅溶液（10%）	1ml

除醋酸铅溶液外，先溶化普通琼脂培养基，然后加入硫代硫酸钠溶于 1000ml 蒸馏水中，校正 pH 值为 7.2，煮沸过滤，分装三角烧瓶，每瓶 100ml，115℃，20min 高压灭菌，取出后冷却到 60℃后无菌操作加入已灭菌的 10% 醋酸铅溶液 1 ml，混匀后装于小试管，直立凝固后备用。用于检测硫化氢的产生。

（6）尿素培养基

蛋白胨	0.1g
氯化钠	0.5g
磷酸二氢钾	0.2g
琼脂	2.0g
蒸馏水	100ml
酚红溶液（0.6%）	0.2ml
葡萄糖溶液（10%）	0.1ml

尿素（20%） 1.0ml

将去除尿素和琼脂以外的其他成分在蒸馏水内加热溶化，过滤后加入 0.6% 酚红溶液混匀，调节 pH 值到 7.4，加入琼脂，分装，121℃，20min 高压灭菌，取出待冷至 60℃，加入过滤除菌的 10% 葡萄糖溶液和 20% 尿素，尿素的最终浓度为 2%，最终 pH 值为 7.2±0.1，分装于小试管内，凝成斜面备用。用于尿素分解试验。

2. 细菌生化反应试剂

（1）吲哚试验试剂：取对二甲基氨基苯甲醛 4g，加 95% 乙醇 380ml，浓盐酸 80ml 即成。瓶口要严密，以免挥发。

（2）甲基红试剂：取甲基红 0.04g，95% 的乙醇 60ml，蒸馏水 40ml，先使甲基红溶于乙醇中，再加蒸馏水。混匀即可。盛棕色瓶，盖严备用。

（3）V-P 试验试剂：甲液，即 α－萘酚 6g，95% 乙醇 100ml；乙液，即氢氧化钾 40g，蒸馏水 100ml。

（4）氧化酶试验试剂：10% 盐酸二甲基对苯二胺水溶液，盛棕色瓶，临用时新鲜配制。

（任向宇）

第六节 正常人体和环境中细菌的检查

【实验目的】

1. 掌握细菌在人体的分布情况。
2. 了解细菌在自然界的分布情况。
3. 掌握细菌基本检查方法。

【实验内容】

1. 皮肤细菌的检查
2. 咽喉部细菌的检查
3. 水中细菌的检查
4. 空气中细菌的检查

在自然界中，分布着大量的微生物，包括各种细菌真菌等。巴斯德用曲颈瓶实验证明了微生物的存在，人们也逐渐认识到这样微小的生物在自然界的巨大作用。土壤、空气、水、物体表面和生物机体的体表都有着不同种类微生物的存在，其中绝大多数微生物对自然界物质循环，对人类生态环境的稳定起着极其重要的作用。但是也有少数微生物可以导致人类和动植物致病，学习微生物的分布不仅有助于对微生物资源的开发和利用，有助于认识人体正常菌群的作用，而且有助于人们对微生物所致疾病的了解和预防。

一、皮肤细菌的检查

【原理】

人体体表及与外界相连的腔道，如皮肤、上呼吸道、口腔、消化道和泌尿生殖道存在着不同种类和数量的微生物。这些微生物通常对人体不致病，还起到一定有益作用，成为人体的正常生物群，称做正常菌群，但是在一定条件下，正常菌群与宿主之间的生态平衡被破坏，也可引起疾病。通过直接采取标本染色或者用培养基进行培养，可以检测出细菌。

【材料】

1. 培养基 固体平板培养基。
2. 试剂 医用棉签、聚维酮碘（碘伏）。
3. 器材 酒精灯、恒温培养箱、记号笔。

【方法】

1. 无菌操作点燃酒精灯，试验操作需在酒精灯外焰为中心，直径 5 ~ 10cm 范围内完成，做到无杂菌混入，避免影响试验结果。

2. 取固体平板培养基 1 个，用记号笔在背面分成 2 格，分别标记①和②，任取 1 只手指在①处轻按留下指纹；然后用医用棉签蘸取聚维酮碘擦拭该手指，进行消毒后在②处按下指纹。

3. 在固体平板培养基上标注班级、组别、姓名和日期后，将其倒置，放于 37℃恒温培养箱培养 18 ~ 24h 后，取出观察结果。

【结果观察与分析】

固体平板培养基①处可见大小不等、颜色不一、形态各异的菌落或者菌苔生成，②处则很少或者无细菌生长。

☞【注意事项】☚

1．严格遵守无菌操作方法，避免混入其他细菌影响实验结果。

2．遵循皮肤消毒步骤，避免操作不当混入杂菌。

二、咽喉部细菌的检查

【原理】

正常人体鼻咽腔存在着大量的葡萄球菌、链球菌、肺炎球菌、奈瑟菌等多种细菌。可以通过血琼脂平板溶血试验，检测链球菌的存在。

【材料】

1．培养基　血琼脂平板。

2．试剂　无菌棉拭子。

3．器材　酒精灯、恒温培养箱、记号笔、接种环。

【方法】

1．点燃酒精，实验操作需以酒精灯外焰为中心，直径5～10cm范围内完成，尽量做到无杂菌混入，影响试验结果。

2．用无菌棉拭子在咽喉部取分泌物，立即涂在血琼脂平板一侧边缘，并用记号笔做好标记。

3．用取菌环将涂抹的分泌物进行分区划线，并用记号笔标记号班级、组别、姓名和日期，置于37℃恒温培养箱培养18～24h后，取出观察实验结果。

【结果观察与分析】

血琼脂平板上可见大小不一，形态各异的菌落或菌苔，有的小菌落周围有草绿色溶血环。

☞【注意事项】☚

1．应使用无菌棉拭子取标本，接种标本时严格遵循无菌操作。

2．取菌环使用前需严格灼烧灭菌，避免影响实验结果。

三、水中细菌的检查

【原理】

江河湖泊和海洋等水中具备微生物生长繁殖的条件，而水是各种人类肠道传染病传播的途径之一，需要从卫生学的角度对水进行细菌学检查。一般以大肠埃希菌作为粪便污染水源的卫生学指标。我国规定的饮用水卫生标准是，饮用水中每毫升细菌菌落总数不超过100个，1000ml饮用水中大肠菌群不得超过3个。

【材料】

1．培养基　高层琼脂培养基。

2．试剂　水标本。

3．器材　酒精灯、恒温培养箱、记号笔、无菌试管、无菌吸管、无菌空培养皿、接种环、细菌菌落计数器。

【方法】

1．点燃酒精灯，实验操作需以酒精灯为中心，直径5～10cm范围完成，尽量做到无杂菌混入，影响试验结果。

2．无菌操作，用无菌吸管吸取 1ml 水标本，加入无菌空培养皿中，另加入 15ml 融化成液体且冷却至 45℃的高层琼脂培养基，迅速与水标本混匀，平置于桌面冷凝。

3．用记号笔标记班级、组别、姓名和日期后，将培养皿置于 37℃恒温培养箱培养 18～24h 后，取出观察结果，并用细菌菌落计数器进行计数。

【结果观察与分析】

自来水和河水中都有一定数量的细菌存在，培养细菌并进行计数，检测其是否符合饮用水标准。

☞【注意事项】☛

1．严格执行无菌操作原则，避免混入杂菌影响试验结果。

2．与水标本混匀的琼脂培养基要求融化且温度不得高于 45℃。

四、空气中细菌的检查

【原理】

空气中有少量微生物的存在，其主要来源于土壤尘埃，人和动物的呼吸道飞沫等，进行室内空气污染检测，有助于对某些疾病的预防。

【材料】

1．培养基 固体平板培养基。

2．器材 记号笔。

【方法】

1．取固体平板培养基 1 个，取下平皿盖子置于实验台或者走廊、窗台等环境中，在空气中暴露 15～20min 后，盖好平皿。

2．取另一个固体平板培养基做阴性对照。

3．记号笔分别做好标记，并标记班级、组别、姓名和日期后，置于 37℃恒温培养箱培养 18～24h 后，取出观察结果。

【结果观察与分析】

阴性对照平皿无细菌生长，去盖子置于空气中的普通琼脂平皿有大小不等、形态各异的菌落或菌苔生成，对照两者差异，并分析原因。

☞【注意事项】☛

严格遵循无菌操作，避免影响试验结果。

【问题与思考】

1．细菌生长繁殖的条件有哪些？

2．正常菌群的定义及其生理作用、病理作用？

（张明昱）

第七节　外界因素对细菌的影响

【实验目的】

1. 掌握常用的消毒灭菌的方法及原理。
2. 掌握高压蒸汽灭菌器的使用方法及注意事项。
3. 掌握细菌对药物的敏感性试验。
4. 掌握煮沸消毒和紫外线杀菌方法，了解影响其效果的因素及注意事项。
5. 了解常用消毒剂的抑菌作用和皮肤消毒的效果。

【实验内容】

1. 常用的消毒灭菌方法及用途
2. 手指消毒试验
3. 细菌对抗生素的敏感性试验
4. 细菌对中草药的敏感性试验

高温、辐射、干燥等物理因素均有一定的杀菌作用。一些化学物品，如酚类、醇类、氧化剂、卤素、重金属、去污剂等也都有一定的杀菌抑菌作用，主要是通过使菌体蛋白质变性、酶失活及改变细菌细胞膜的通透性等方式发挥作用的。

一、高压蒸气灭菌法

高压蒸气灭菌是在高压蒸气灭菌器（又叫高压锅）内进行。高压蒸气灭菌器有小型手提式和大型直立式、横卧式等不同构型，但都具备坚固的双层的金属壁和严密的盖，并且都装有排气和安全阀门、压力表等装置。水加至底部夹层锅内，以不同的热源将水加热煮沸，使所产生的蒸气密闭在容器内，不能向外扩散，因而锅内蒸气压力逐渐升高，温度也随之相应地增高，两者之间的关系见表 8-7-1。

表 8-7-1　不同蒸气压力所能过到地温度

温度（℃）	蒸气压力（磅/平方英寸）
108．8	5
113．0	8
115．6	10
121．3	15
126．2	20

【原理】

水在煮沸时所产生的蒸汽不能扩散到外面，而只能聚集在密闭的容器中，在密闭的情况下随着水的煮沸，容器内蒸汽压力升高，温度也升高。蒸汽有潜热存在，且穿透力强，容易使蛋白质变性凝固。

【材料】

1. 被消毒灭菌的物品　需消毒灭菌的（微生物培养基、微生物试验后的废弃物品；手术器械、手术衣、敷料和手套、传染病患者的污物、注射用水、生理盐水等）耐高温耐湿的物品。

2．器材　高压蒸气灭菌器。

【方法】

高压蒸汽灭菌器（高压锅）的使用步骤如下。

1．加水至锅内达规定的水位，放入需灭菌的物品，把锅盖的螺旋先后按对称顺序用力扭紧，以保证锅盖均匀密闭。

2．锅下可用电炉、煤气炉或火炉加热（全自动高压蒸汽灭菌器仅需打开加热开关，设定温度和灭菌时间即可）。若有蒸汽加热装置，则可直接将蒸汽通入灭菌器内。

3．注视压力表直至压力升到 5 磅（1 磅 =0.453592 千克）时，打开排汽阀门使锅内冷空气完全排出，待有大量蒸汽排出（呈白色雾状气流，并发出哨音）时，即可认为锅内冷空气已排尽。

4．关闭排气阀门，继续加热，器内压力又逐渐升高至压力表指在所需数字（例如 15 磅），即调节热源，维持 20～30min（培养基灭菌 20min 即可）。

5．待灭菌时间到达后，停止加热（或关闭蒸汽），等压力自行下降（或缓缓打开排气阀门放气），压力表指针恢复至“0”时，方可打开锅盖，取出所灭菌的物品。

☞【注意事项】

1．使用时应注意检查排气活塞和安全阀门等装置，特别是检查压力表的性能是否正常，以免发生危险。

2．灭菌物品不宜放置过挤，否则会妨碍蒸汽流通，影响灭菌效果。

3．灭菌开始时必须将高压锅内冷空气完全排尽，否则压力表上所显示的压力并非全部是蒸汽压力从而导致灭菌不彻底。

4．灭菌过程中或灭菌完毕后，不可突然打开排气阀门放气减压，否则瓶内液体会冲出外溢。

二、干烤箱

干烤箱是由双层金属板制成的长方形箱子，外壁内层均装有隔热的金属板，且箱壁内装有电热线圈。其盖上有数个孔可安装插入温度计及供流通空气用。箱子前面有玻璃门或铁门，箱内有金属板架数层，下方装有温度调节器，可保持所设定的温度。

【原理】

高温干热对微生物有氧化、蛋白质变性、电解质浓缩引起中毒等作用。其中主要是通过氧化作用破坏细胞原生质，导致微生物死亡。

【材料】

1．被消毒物品　耐高温的玻璃器皿，如平皿、吸管、试管等。

2．器材　干烤箱。

【方法】

1．将所要灭菌的物品（耐高温的玻璃器皿，如平皿、吸管、试管等）放入箱内，关门加热。

2．当箱内温度上升到 160～170℃时，并保持 2h 后停止加热。

3．待温度自然下降至 40℃以下，方可开门取物，否则冷空气突然进入，易引起玻璃炸裂或空气外溢而灼伤取物者皮肤。

☞【注意事项】☚

培养基和挥发性液体不能用烤箱灭菌。

三、间歇灭菌

【原理】

因细菌芽胞相比繁殖体对外界环境的抵抗力非常强，所以先将物品经 100℃，15 ~ 30min 蒸浴，然后放 37℃孵育 24h（此期间部分芽胞发芽变成繁殖体），再用 100℃，15 ~ 30min 蒸浴，再放 37℃孵育 24h（其余芽胞发芽变成繁殖体）。这样反复 3 次，物品中的芽胞和繁殖体均被杀灭。若有些物品不耐 100℃高温，则可将温度减低至 75 ~ 80℃，且将每次加热时间延长至 30 ~ 60min。常用于不耐高温的含糖、蛋清、马铃薯及牛奶等的培养基。

【材料】

高压蒸汽灭菌器

【方法】

1. 高压蒸汽灭菌器加入足够的水后，将待消毒物品放入，关好盖子。
2. 打开排气阀，打开电源。
3. 100℃加热，15 ~ 30min。
4. 等温度降至室温，取出放置 37℃孵育 24h。
5. 如上述方法重复 3 次。

☞【注意事项】☚

1. 在加热时，排气阀始终保持开启状态，避免温度过高。
2. 对于不耐高温的糖类、马铃薯培养基等都可用间歇灭菌法灭菌。

四、煮沸消毒法

【原理】

高温使菌体蛋白质变性，酶失活。

【材料】

无须专用设备，如煮锅、蒸锅等。

【方法】

在 1 个大气压条件下煮沸 5 ~ 10min。

☞【注意事项】☚

1. 物品须浸没在水中，消毒时间从水沸腾时开始计算，整个过程保持连续煮沸，期间勿再加入新的物品。
2. 要消毒的物品须事先清洗干净，且每次消毒物品不超过容器容量的 2/3。
3. 煮沸消毒时盖子要盖严，以保持消毒所需的温度。
4. 为保证消毒的效果，在高原地区海拔高度每增加 300m 应当延长煮沸时间 2min，或者用压力锅煮沸消毒 10min。
5. 煮沸可能使刀刃等的锋利性受损，所以使用时应注意。
6. 水中加入 2%碳酸氢钠，一方面可以提高沸点，另一方面可以防止金属物品生锈。
7. 已经明确污染某种致病菌的物品必须单独进行消毒。
8. 因煮沸处理后容易再污染，一般多只用于消毒，不用于灭菌处理。如必须用于灭菌时应延长煮沸的时间。

五、紫外线杀菌

【原理】

波长在200～300nm的紫外线均有杀菌作用，其中波长为265～266nm的紫外线杀菌作用最强。人工紫外线灯常用的是水银灯。灯管由石英制成，管内充满氩气和数滴水银。用涂有碱土元素的氧化物钨丝作电极。接通电源可产生大量紫外线。紫外线主要是作用于DNA，使1条DNA链上的2个相邻的胸腺嘧啶以共价键结合成二聚体，干扰DNA的正常复制和转录，导致细菌的变异和死亡。紫外线虽具有很好的杀菌作用，但是其穿透力很弱，所以只适用于实验室、手术室空气消毒及物体表面的消毒。

【材料】

1. 菌种　大肠埃希菌和表皮葡萄球菌肉汤培养物。

2. 器材　紫外线灯、琼脂平板固体培养基、接种环、酒精灯、敷布等。

【方法】

1. 在无菌操作下取大肠埃希菌肉汤培养物两环（接种环），用米字划线法均匀涂布于1个平板的整个表面，然后用同样方法取葡萄球菌涂布于另一个平板，分别做好标记。

2. 把2只已接种好的平板半开盖，放置在紫外灯下一定距离（离开紫外线灯70～100cm），照射30min。

3. 置37℃恒温培养箱24h后观察结果。

【结果观察与分析】

培养基上经紫外灯照射的区域无细菌生长或有极少量的细菌生长，而遮盖区域有大量细菌生长。

【注意事项】

细菌一定要均匀涂布于培养基当中。

六、滤过除菌

【原理】

滤菌器是采用物理阻留的方法除去空气或液体中的细菌，以达到无菌目的。一般是由孔径极小，能阻挡住细菌通过的陶瓷、石棉、硅藻土、玻璃细砂、超细玻璃纤维纸和醋酸纤维膜等制成。滤菌器种类较多，常用的有以下几种。

1. 蔡氏（Seitz）滤菌器　用金属制成，中间嵌有石棉滤板，其孔径分为3等：K最大（2～7μm），澄清用；EK较小（1μm），可除去一般细菌；EK-S最小（0.1～0.5μm），可阻止大的病毒颗粒通过。

2. 玻璃滤器　完全由玻璃制成，其滤板是采用在一定温度下加压制成玻璃细砂构成。孔径在0.15～250μm，分成G_6、G_5，G_4、G_3、G_2、G_1等6种规格。前两号，即G_6和G_5均能阻止细菌通过。

3. 滤膜滤器　其过滤层为醋酸纤维膜制成，其一面为毛面，另一面为光面，孔径0.22μm。滤器由耐高压塑料制成，分为上、下两层，两层间有小孔相通。下部放置滤膜（毛面朝上，与上部旋紧，滤膜应经高压蒸汽灭菌后使用）。使用时将溶液吸入无菌注射器，并与滤器上部连接，滤器下部接灭菌容器，缓慢推动注射器，溶液即通过滤膜流入灭菌容器内。

【方法】

下面由蔡氏滤菌器为例说明抽滤步骤。

1. 滤器、滤瓶等需清洁后灭菌。

2. 将滤器与滤瓶安装在一起，滤瓶的侧管与抽气机抽气橡皮管相连（中间可以接缓冲空瓶及压力计）。

3. 倒入液体，开动抽气机，滤液流入滤瓶中试管内。

4. 滤过完毕，关闭抽气机。先拨下抽气机橡皮管。无菌操作下取出滤液。

☞【注意事项】☚

1. 蔡氏滤菌器每次使用后，需要更换滤板，但其操作方便，且滤过量大。

2. 玻璃滤器的选择性较广，但其处理过程较麻烦。

3. 在使用抽气机时，中间应当加入缓冲瓶。

4. 滤板的孔径应当选择适当，不然达不到除菌的目的。

七、常用消毒剂的抑菌作用

【原理】

化学消毒剂主要是通过促进菌体蛋白质变性或凝固，干扰细菌酶系统及代谢，损伤细菌的细胞膜等方式发挥杀菌作用的。

【材料】

1. 菌种　表皮葡萄球菌、大肠埃希菌 18h 肉汤培养物。

2. 消毒剂　0.1% 苯扎溴铵（新洁尔灭）、1% 甲紫（龙胆紫）、2% 汞溴红（红汞）、2.5% 碘酒、苯酚（石炭酸）等。

3. 器材　无菌滤纸片、普通琼脂平板、镊子、无菌棉签。

【方法】

1. 用 2 支 1ml 吸管分别取表皮葡萄球菌和大肠埃希菌的 18h 肉汤培养物各 0.1ml，分别滴入 1 个琼脂平板的中央。

2. 用 2 支无菌棉签分别将菌液涂布于琼脂平板培养基表面。

3. 待菌干后，用无菌镊子取出无菌滤纸片，并分别蘸取生理盐水、0.1% 苯扎溴铵、2.5% 碘酒、2% 汞溴红、1% 甲紫，逐个轻轻放于培养基表面，放好后禁止移动位置，每个纸片的直径约有 3mm，纸片间距 3cm，应将作为对照的生理盐水最先放在琼脂平板中央。

4. 注明标记（一般应在操作前做），37℃孵箱培养 24h 后观察。

【结果观察与分析】

1. 纸片周围出现的没有细菌生长的区域，称为抑菌圈。各种消毒剂周围出现了各种大小的抑菌圈。

2. 逐个量出抑菌圈的直径，并做记录。

3. 抑菌圈直径的大小直接反应该细菌对该消毒剂的敏感程度。

八、手指消毒前后的细菌学检查

【材料】

1. 消毒剂　2% 碘酒、75% 乙醇。

2. 培养基　普通琼脂平板培养基。

3．器材　棉球、镊子。

【方法】

1．用蜡笔在琼脂平板外侧底部将其划分为两部分，分别注明“消毒前”及“消毒后”。

2．朝着酒精灯方向半开盖琼脂平板，将任一手指（没有进行消毒处理），在注明“消毒前”的平板表面轻轻涂抹，然后将此手指用2%的碘酒和75%酒精棉球做皮肤消毒，等干后，再在注明“消毒后”区的平板表面轻轻涂抹。

3．将平皿盖盖放置于37℃恒温培养箱24h。

【结果观察与分析】

1．消毒前的手指涂抹区的平板一般均有细菌生长。

2．彻底消毒过后的手指涂抹的平板区域一般不会有细菌生长。

九、细菌对抗生素的敏感性试验（纸片琼脂扩散法）

【原理】

将浸有一定浓度抗菌药物的干燥的滤纸片放在已经接种了一定量某种细菌的琼脂平板上，纸片中所含的药物吸收琼脂当中的水分后向纸片周围琼脂中扩散，形成浓度递减的梯度浓度。经培养后，在纸片周围可出现没有细菌生长区域，称抑菌圈。通过测量抑菌圈直径的大小，即可以判定该细菌对该种药物的敏感程度。体外药敏试验的结果可以作为患者治疗药物选用的参考。

【材料】

1．菌种　表皮葡萄球菌、大肠埃希菌18～24h肉汤培养物。

2．含药纸片　含抗生素的干燥纸片（青霉素含10U/片、链霉素30μg/片、红霉素15μg/片、庆大霉素30μg/片）。

3．器材　M-H琼脂平板，小镊子、酒精灯、尺子等。

【方法】

1．准备一个无菌琼脂平板培养基，用蜡笔在平皿底外侧将其等分为4个区域，在每区靠皿边处分别标注青（霉素）、链（霉素）、氯（霉素）、庆（大霉素）等标记。

2．用无菌接种环分别取两环表皮葡萄球菌和大肠埃希菌菌液，以米字划线法将菌液分别轻轻的均匀涂布于2个平板表面，然后在平板外侧中央标明菌种名称。

3．等到平板上菌液稍干后，用无菌镊子分别夹取上述4种含有不同抗生素的滤纸片，轻轻贴在原标记区域中央，并用镊子稍压，使之贴紧。取每种含药滤纸片之前，均须先对镊子进行烧灼处理，并等待稍冷再取。

4．2个平板一同置于37℃恒温培养箱18～24h。

【结果观察与分析】

1．取出琼脂平板观察　如果平板上的细菌对某一种抗生素敏感，则含该抗生素的小圆滤纸片周围会出现无细菌生长区域，围绕在纸片周围无细菌生长的区域称为抑菌圈。以mm为单位，测量出每一个抑菌圈的平均直径（包括纸片的直径）从而判断被接种的细菌对该种抗生素敏感的程度，如果接种的细菌对该种抗生素不敏感，则不会出现抑菌圈，（图8-7-1）。

2．报告方式　将测得的抑菌圈直径与标准化纸片药敏试验的临床解释对比，确定细菌对该种抗生素的敏感程度（分为耐药、中介度、敏感）。表8-7-2为标准化纸片药敏试验的临床解释。

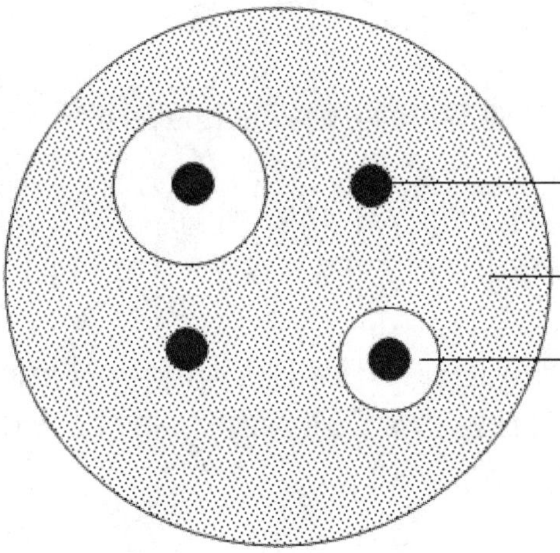

图 8-7-1　细菌对抗生素的敏感性试验

表 8-7-2　抗生素敏感试验的临床解释

抗菌药物	细菌名	纸片含药量	耐药	中介度	敏感
青霉素 G（P）	葡萄球菌	10U	≤28	—	≥29
	淋病奈瑟菌	10U	≤10	—	≥20
	肠球菌	10U	≤14	—	≥15
	其他革兰氏阳性球菌	10U	≤19	—	≥28
头孢西丁（FOX）		30μg	≤14	15～17	≥18
头孢哌酮（CEF）		75μg	≤15	16～20	≥21
红霉素（E）		15μg	≤13	14～22	≥23
链霉素（SM）	肠球菌	10μg	≤11 ≤6	12～14 7～9	≥15 ≥10
庆大霉素（GM）	葡萄球菌	10μg	≤12	13～14	≥15

3．敏感标准也可根据发展情况做适当变动。

十、细菌对中草药敏感试验

【材料】

1．菌种　待测菌种标本。

2．培养基　固体琼脂平板培养基。

3．器材　镊子、小刀、接种环、无菌吸管。

（一）小沟法

【方法】

1．在平板培养基中部，用灭菌小刀切 1 个宽 7～100mm，长 50～70mm 长条，深度到底部，然后挖去长条中的琼脂，形状像一条小沟，再以烧灼小刀融化沟底部培养基，使培养基整齐固着。

2. 用接种环取3种或4种细菌与沟的方向垂直接种到小沟中，接种线条的间距在10mm以上。

3. 用无菌吸管吸取1种中药液，并加入小沟中，注意不宜过多，以免外溢。

4. 培养皿盖向上以防止药液流出，将培养基轻轻放入37℃恒温培养箱培养18～24h。

【结果观察与分析】

1. 沿小沟两旁接种线上无细菌生长的一段，即为抑菌带。抑菌带越长，证明该线处所接种的细菌对沟中的中草药的敏感性就越高。沿小沟两旁接种线上有细菌生长，即无抑菌带者，证明该菌对沟中的药液不敏感。

2. 做好记录。

（二）打孔法

【方法】

1. 将待检的细菌（6～8h 肉汤培养物）均匀地涂布于整个培养基表面。

2. 采用无菌技术，用直径6mm的空心圆筒在培养基里打孔，然后将孔内琼脂吸出或挑出弃去。再用无菌吸管向孔内加入中草药液，以药液不外溢为度。将琼脂平板放入37℃恒温培养箱中培养24h。

【结果】

观察有无抑菌圈及大小，做好记录。

【问题与思考】

1. 杀灭芽胞最可靠的灭菌方法是什么？该方法用于哪些物品的消毒灭菌？

2. 试述巴氏消毒的实际方法及用途。

3. 煮沸法消毒需注意什么？

4. 紫外线直接照射过的琼脂平板表面，为什么仍常有少数散在菌落存在？

5. 什么是抑菌圈？

6. 药物敏感试验有何实际意义？

7. 革兰氏阴性菌和阳性菌对各种抗生素的敏感性为什么不同？

8. 紫外线杀菌有何特点？

附录

1. 含抗生素干燥滤纸片的制备法

（1）用同批号产品的普通厚滤纸，用打孔器制成直径6mm的滤纸小圆片，并分装于洁净的小试管内，每管100片，经高压蒸汽15磅、20min灭菌之后60～100℃烘干备用。

（2）用无菌蒸馏水稀释抗生素：链霉素和庆大霉素1000μg/ml，青霉素200U/ml。

（3）用无菌吸管取准备好的药液各1ml，加入装有100张滤纸片的小试管内，使药液浸湿全部纸片，置冰箱内，浸泡1h，然后用无菌镊子将纸片取出，分别置于无菌平皿内勿使之重叠，置37℃烘干3h后，再放入密闭的小瓶内，冰箱保存备用。

2. 中草药水煎剂制备法　称取金银花、黄连、乌梅等中草药各10g，置于三角瓶内，加5～10倍的蒸馏水后煮沸30min。滤出药液，将药渣再加水煮沸1次，再滤出药液，2次药液混合后加热浓缩至 10ml（每毫升含生药 1g），即为 100% 原液，试验用时可以适当稀释后再用。

（陶格斯）

第八节　细菌的遗传与变异

【实验目的】

1．观察细菌的变异现象，充分认识其在疾病诊断、预防和治疗中的意义。

2．掌握质粒接合传递的原理及实验技术。

3．熟悉 $CaCl_2$ 法制备感受态细菌的原理及实验技术。

4．掌握耐药性质粒转化细菌的原理及实验技术。

5．掌握碱裂解法提取质粒的原理及实验技术。

6．掌握琼脂糖凝胶电泳原理、方法及应用。

【实验内容】

1．细菌的变异现象观察

2．接合传递试验

3．转化试验

4．细菌质粒 DNA 的提取

5．琼脂糖凝胶电泳

细菌具有遗传和变异这一基本特性。遗传使细菌亲代和子代保持相似性，变异则使亲代与子代以及子代与子代之间存在一定差异。细菌遗传物质的改变会导致细菌生物学性状发生改变，甚至生存环境改变时，细菌的形态、结构、毒力、菌落都可能随之发生变异。由于细菌易于培养，繁殖迅速，短时间内可以获得大量子代细菌，我们可以通过控制培养条件，诱导细菌发生变异，或者直接改变细菌基因结构，使其生物学特性发生改变。与遗传相比，变异在医学实践活动中具有更重要的意义。例如分辨临床标本中出现的非典型菌株、耐药性菌株等有助于指导诊断和治疗；而细菌的毒力变异株可以用来制备疫苗（比如卡介苗）预防传染性疾病。

一、细菌的变异现象观察

细菌的变异现象多种多样，常见的有形态、结构、菌落、毒力、抗原性、耐药性变异等。

（一）细菌的 L 型变异

【原理】

细菌的 L 型是指细胞壁有缺损的细菌。溶菌酶、青霉素、补体等多种因素可以抑制细菌细胞壁合成，使细菌变为 L 型。由于细胞壁缺陷，L 型细菌与标准菌株相比，很多特性发生改变，比如形态呈多形性、革兰氏阳性菌变为革兰氏阴性菌、抗原性改变、对作用于细胞壁的抗生素不敏感、菌落为油煎蛋样、必须在高渗环境下生存等。

【材料】

1．菌种　金黄色葡萄球菌肉汤培养物。

2．培养基 L 型细菌培养基。

3．药物 新霉素Ⅱ型药物滤纸片，每片含药量为 40μg。

4．器材 载玻片、革兰氏染液、细胞壁染液、移液器、枪头、恒温培养箱等。

【方法】

1．使用移液器吸取金黄色葡萄球菌肉汤培养物 0.05ml 放于 L 型细菌培养基中，用三角棒均匀涂布，待菌液干燥后，取一张新霉素Ⅱ型药物滤纸片紧贴于平板中央，置 37℃恒温培养箱进行培养。

2．显微镜低倍镜下每日观察抗生素纸片周围抑菌圈内有无油煎蛋样菌落出现。

3．刮取 L 型菌落涂片，进行革兰氏染色和细胞壁染色，油镜下观察。可同时取原菌做对比观察。

【结果观察与分析】

随着培养时间延长，抑菌圈内可出现油煎蛋样小菌落，涂片染色后镜检可见该细菌呈多形性，细胞壁染色可见不同程度缺损，该细菌在抗生素存在的环境下发生了 L 型变异。

（二）细菌的形态变异

【原理】

细菌在生长过程中，可变异成与标准株形态完全不同的细菌。例如鼠疫耶尔森菌在陈旧培养基或在含有 3% 氯化钠（NaCl）的培养基上可从典型形态变为球状、哑铃状等多种形态。

【材料】

1．菌种 鼠疫耶尔森菌（无毒株）琼脂斜面培养物（18～24h）。

2．培养基 3%NaCl 血琼脂斜面培养基。

3．器材 载玻片、革兰氏染液、恒温培养箱等。

【方法】

1．接种鼠疫耶尔森菌于 3%NaCl 血琼脂斜面上。

2．28～30℃恒温培养箱培养 3d。

3．取出后刮菌涂片，革兰染色油镜下观察。可与正常形态的鼠疫耶尔森菌示教标本片做对比观察。

【结果观察与分析】

试验细菌呈多形态，对照的鼠疫耶尔森菌为两端浓染的革兰氏阴性短小杆菌。

（三）鞭毛的变异（H–O 变异）

【原理】

有鞭毛的细菌如变形杆菌具有运动能力，在培养基表面生长可形成弥漫状迁徙状薄层菌膜。如果将变形杆菌接种于含 0.1% 苯酚（石炭酸）的培养基上，则该菌会因鞭毛形成受抑制，丧失鞭毛及运动能力，只能在接种位置生长，不能向四周扩散，无迁徙现象。

【材料】

1．菌种 普通变形杆菌斜面培养物（18～24h）。

2．培养基 普通琼脂平板、含 0.1% 苯酚琼脂平板。

3．器材 接种环、酒精灯、恒温培养箱等。

【方法】

1．使用接种环刮取普通变形杆菌斜面培养物，分别点种在普通琼脂平板及含 0.1% 苯酚琼脂平板的中央一点，切勿将细菌划开。

2. 放于 37℃恒温培养箱，孵育 24h，观察细菌生长现象（重点观察有无迁徙现象）。

【结果观察与分析】

普通变形杆菌在普通琼脂平板上呈迁徙生长，在含 0.1% 苯酚琼脂平板无迁徙现象，只在点种处生长。

（四）光滑型与粗糙型菌落变异（S-R 变异）

【原理】

细菌菌落可分为光滑型菌落（S 型）、粗糙型菌落（R 型）和黏液型菌落（M 型）。光滑型菌落特点为边缘整齐、表面光滑、湿润、泽光性强；粗糙型菌落则边界不整齐、表面粗糙、干燥、无光泽。同一种细菌的菌落形态可因为培养条件改变或培养时间延长而发生变异，最常见的就是 S-R 变异。S-R 变异发生后往往伴随抗原性、生化反应性、致病性等其他特性的改变。

【材料】

1. 菌种　光滑型大肠埃希菌培养物。

2. 培养基　普通固体培养基（琼脂平板）、0.1% 苯酚（石炭酸）琼脂平板培养基。

3. 器材　移液器、枪头、接种环、酒精灯、三角棒、恒温培养箱等。

【方法】

1. 粗糙型大肠埃希菌的诱变：将光滑型大肠埃希菌划线接种于 0.1% 苯酚琼脂平板培养基上，放置 37℃恒温培养箱培养 18～24h 后，再挑取单个菌落转接于另一苯酚琼脂平板上，连续传 5～6 代光滑型大肠埃希菌可变为粗糙型大肠埃希菌。

2. 分别挑取光滑型和粗糙型大肠埃希菌，划线接种于 2 个普通琼脂平板上 37℃培养 18～24h，观察两种菌落特点。

【结果观察与分析】

光滑型大肠埃希菌菌落特点为边缘整齐、表面光滑、湿润、泽光性强。粗糙型大肠埃希菌菌落则边界不整齐、表面粗糙、干燥、无光泽。

二、接合传递试验

【原理】

接合是细菌基因转移的方式之一。带有质粒的供体菌，可通过接合将质粒传递给受体菌，使受体菌获得某些新性状。比如耐药性质粒（R 质粒）可以通过细菌的接合传递，从供体菌转移到受体菌，使后者也获得相应耐药性。本实验供体菌为带有链霉素耐药质粒的大肠埃希菌，受体菌为对链霉素敏感的福氏志贺菌。通过共同培养使供体菌与受体菌间 R 质粒接合传递，使福氏志贺菌获得链霉素的耐药性。

【材料】

1. 菌种　耐链霉素大肠埃希菌、链霉素敏感大肠埃希菌、链霉素敏感福氏志贺菌。

2. 培养基　含链霉素的 EMB 培养基（20μg/ml 链霉素）、普通肉汤培养基。

3. 器材　移液器、枪头、接种环、酒精灯、三角棒、恒温培养箱等。

【方法】

1. 将对链霉素敏感的大肠埃希菌、对链霉素敏感的福氏志贺菌及耐链霉素的大肠埃希菌分别接种于肉汤培养基中，37℃，培养 10～12h。

2. 将耐链霉素大肠埃希菌肉汤培养物与对链霉素敏感福氏志贺菌肉汤培养物按 1:5 的

比例混合于1支无菌试管内，混匀后置37℃ 2～3h。

3．将对链霉素敏感的大肠埃希菌及对链霉素敏感的福氏志贺菌按同样方法混合培养2～3h，作为阴性对照。

4．将耐链霉素的大肠埃希菌、对链霉素敏感的大肠埃希菌、对链霉素敏感的福氏志贺菌及上述两种混合培养液，分别接种于含链霉素EMB培养基，使用三角棒均匀涂布，置于37℃培养18～24h。

5．观察细菌在含链霉素EMB培养基的生长情况。挑选无色半透明状，可疑的志贺菌菌落接种于克氏双糖铁培养基，37℃培养24h观察结果，进行初步鉴定。

6．刮取双糖铁培养基斜面菌落，与福氏志贺菌诊断血清做玻片凝集试验，以验证其是否为发生耐药性变异的福氏志贺菌。

【结果观察与分析】

1．在含链霉素EMB培养基上，只有带链霉素R质粒的细菌才能生长。故接种耐药大肠埃希菌的EMB培养基上可见紫黑色、带有金属光泽的中等大菌落。接种敏感大肠埃希菌和敏感福氏志贺菌的EMB平板上无细菌生长。

2．接种耐药大肠埃希菌肉汤培养物与敏感福氏志贺菌混合肉汤培养物的含链霉素EMB培养基上可见两种菌落。一种为无色、半透明菌落生长，另一种为紫黑色、带有金属光泽的中等大菌落，说明链霉素敏感志贺菌已从耐链霉素大肠埃希菌获得了链霉素R质粒，发生了耐药性变异。

3．接种敏感大肠埃希菌及敏感福氏志贺菌混合肉汤培养物的含链霉素EMB培养基上，无细菌生长。

4．血清学鉴定证实其确实是发生耐药性变异的福氏志贺菌。

三、转化试验

（一）感受态细菌的制备：$CaCl_2$法制备感受态细菌

为了提高受体菌对外源DNA的摄取能力，提高转化效率以获得更多的转化后细菌（转化子），人们探索了不同的方法对细菌进行处理，使其处于敏感状态（感受态）。目前主要采用电转化法和$CaCl_2$法将外源DNA导入受体菌中，需要相应地制备电转化感受态细菌和$CaCl_2$感受态细菌。

【原理】

本实验采用$CaCl_2$法制备感受态细菌，即用低渗$CaCl_2$溶液在0℃条件下处理对数期细菌，从而使细菌成为感受态。此时细菌膨胀成球状，外源性DNA分子易形成抗DNA酶的羟基－钙磷酸复合物并粘附在细菌表面，通过42℃短暂热激作用可以促进细菌对DNA的吸收。转化效率可达10^6～10^7转化子/μg DNA。

【材料】

1．菌种　大肠埃希菌菌株DH5α。

2．培养基　LB液体培养基及固体培养基。

3．器材　0.1M的$CaCl_2$溶液、恒温培养箱、振荡培养箱、EP管、移液器等。

【方法】

1．取－70℃冰冻菌种大肠埃希菌菌株DH5α，用分区划线或连续划线法接种细菌于LB固体培养基，做好标记，于37℃培养过夜。

2. 第 2 天，从平板上挑取单个菌落，接种至 3ml LB 培养液中，37℃振荡培养过夜。次日取菌液 1ml 接种至含有 100ml LB 培养基中，37℃震荡培养 2～3h（200～300r/min）。

3. 当菌液 OD600 的值达到 0.3～0.4 时，取出冰浴 10～15min。在无菌条件下把菌液倒入 50ml 离心管中。4000g，4℃离心 10min。

4. 弃去上清，将离心管倒置于干滤纸上 1min，吸去残留培养液。加 10ml 冰预冷的 0.1M 的 $CaCl_2$ 到离心管中，振荡混匀，重悬菌体，冰浴 30min。

5. 4000g，4℃离心 10min，弃去上清，将管倒置于干滤纸上 1min，吸去残留培养液。加 4ml 冰预冷的 0.1M 的 $CaCl_2$，再次重悬菌体。每管 0.1ml 分装，放于 4℃备用，24～48h 内使用效果较好。如果暂时不用，需保存于 -70℃的低温冰箱中。

【结果观察与分析】

获得 DH5α 感受态细菌。

（二）质粒 DNA 转化感受态细菌

【材料】

1. 菌种　DH5α 大肠埃希菌感受态细胞。

2. 培养基　LB 液体培养基、LB 琼脂平板及含有氨苄西林（氨苄青霉素）的 LB 琼脂平板（固体培养基）。

3. 质粒　pUC18（含氨苄西林抗性基因）。

4. 器材　氨苄西林溶液（Amp 100mg/ml）、恒温培养箱、振荡培养箱、EP 管、移液器等。

【方法】

1. 制备选择性 LB 液体培养基：在 250ml LB 液体培养基中加入 250μl Amp（100mg/ml），充分混匀。

2. 取出 2 管 DH5α 大肠埃希菌感受态细胞，放在冰上融化。

3. 其中 1 号管加入 1μl 的耐药性质粒 pUC18，使用移液器轻轻吸打混匀，2 号管不加入任何 DNA（阴性对照），在冰上放置 30min。

4. 再将离心管放于 42℃水浴，热击 90s，注意此过程切勿晃动离心管。

5. 快速将离心管转移至冰浴中，放置 1～2 min。

6. 每管加 400μl LB 培养基，置于 37 ℃振荡培养箱中温和振荡培养 45min，使细菌逐渐复苏。

7. 用移液器吸取每个离心管中各 100μl 菌液后加入于含有抗生素（Amp）的 LB 平板中，均匀涂布。

8. 倒置培养皿，置于 37℃培养 12～16h。观察实验组琼脂平板中是否有菌落形成，即转化子。

【结果观察与分析】

1. 2 号管即阴性对照管细菌接种的琼脂平板中未见细菌生长，无菌落。

2. 1 号管细菌接种的琼脂平板中有少量菌落形成，可初步确定感受态细菌通过转化获得了耐药质粒，可通过提取质粒 DNA 进一步鉴定转化子。

☞【注意事项】☚

1. 整个转化过程都需无菌操作。

2. 制备感受态细菌时，最好选择对数生长中期的细菌。

3. 利用含有氨苄青霉素的选择培养基筛选转化子时，涂平板的密度不宜过高，且培养时间不超过 20h，具有氨苄青霉素抗性的转化子会将 β- 内酰胺酶分泌到周围培养基中，迅速分解菌落外围的抗生素，涂板过密或培养时间过长均易出现卫星菌落（即对氨苄西林敏感的细菌菌落）。

【问题与思考】

1．制备感受态细菌的关键步骤是什么？

2．如果 DNA 转化后，没有得到转化子或者转化子很少，试分析原因？

3．如何提高转化效率？

四、细菌质粒 DNA 的提取

【原理】

本实验采用碱裂解法提取质粒 DNA。细菌培养液加入裂解液后，细菌裂解暴露内容物。在 pH12 的碱性环境中，细菌的大分子量染色体双链 DNA 会变性分开，此时闭合环状的质粒 DNA 虽也发生变性但却处于拓扑状态，接着将 pH 值调至中性并给予高盐及低温的条件，绝大部分染色体 DNA、RNA 和蛋白质会在 SDS 及 K^+ 的作用下被沉淀下来，可以通过离心除去，而质粒 DNA 回复可溶性留在上清中，用酚、氯仿抽提可进一步纯化质粒 DNA。

【材料】

1．菌种　含有耐药性质粒 pUC18 的大肠埃希菌菌液。

2．试剂　溶液 Ⅰ（50mmol/L 葡萄糖，25mmol/L Tris.HCl pH8.0，10mmol/L EDTA），溶液 Ⅱ（0.2NNaOH，1%SDS）用前新配制，溶液 Ⅲ（5mmol/L KAc 溶液 pH4.8），TE 缓冲液（10mmol/L Tris.HCl，1mmol/L EDTA pH8.0），酚 - 氯仿 - 异丙醇混合液（25：24：1），异丙醇、75% 乙醇，灭菌水等。

3．培养基　LB 液体培养基、振荡培养箱。

【方法】

1．实验试剂的准备　配制溶液 Ⅰ、溶液 Ⅱ、溶液 Ⅲ 及 TE 缓冲液。

2．用移液器吸取含有耐药性质粒 pUC18 的大肠埃希菌菌液 30μl，接种于 3ml 含有 Amp 抗生素的 LB 培养基中，37℃ 250r/min 振荡过夜培养。

3．吸取 1.5ml 菌液，12000r 离心 2min，收集菌体，倒掉菌液；吸取 1.5 ml 菌液，离心再次收集菌体，尽量将菌液倒干净。

4．加入 300μl 溶液 Ⅰ 振荡重悬细菌。（注意：充分振荡，尽量不要残留沉淀或碎块）。

5．加入 300μl 溶液 Ⅱ，轻柔上下颠倒混匀，静置直至液体变清亮，但一般不超过 5min。

6．加入 300μl 溶液 Ⅲ，轻轻颠倒混匀，此时溶液出现白色絮状沉淀物，12000r 离心 10min。

7．吸取上清液（切勿吸取到飘浮的杂质）转移至另一 Eppendorf 管中，加入等体积的酚 - 氯仿 - 异丙醇，剧烈震荡，室温下放置 5min，12 000r 离心 5min。

8．吸取上清液移至另一 Eppendorf 管中，加入 0.6 倍体积的异丙醇，翻转混匀，室温静置 10min，12 000r 常温离心 15min，此时管底可见白色块状沉淀。

9．倒弃上清，加 75 % 乙醇浸洗 2 次，放置片刻或离心后小心弃去上清，保留沉淀物。

10．室温下干燥或超净台中风干沉淀。

11．加入 40μl 灭菌超纯水或 TE 缓冲液溶解 DNA 沉淀，分装后放于 - 20℃冰箱保存。

☞【注意事项】

1．溶液Ⅰ加入后务必将细菌彻底重悬。

2．溶液Ⅱ尽量现用现配，否则可能因碱性减弱而不能充分裂解细菌。

3．溶液Ⅰ、溶液Ⅱ、溶液Ⅲ的 pH 值必须精确调节。

【问题与思考】

1．碱裂解法提取质粒 DNA 的关键步骤是什么?

2．所提取的质粒 DNA 如何鉴定?

五、琼脂糖凝胶电泳

【原理】

分离、鉴定和纯化 DNA 都需用到琼脂糖凝胶电泳技术。琼脂糖凝胶电泳依靠电场作用及分子筛效应，可分辨 0.1～6.0 kb 的双链 DNA 片段。电泳缓冲液呈弱碱性，此时 DNA 分子带负电荷，在电场从负极向正极移动。不同 DNA 分子大小、空间结构及所带电荷都不相同，它们将以不同的速率在琼脂糖凝胶中运动而最终相互分离。荧光染料溴化乙锭（EB）能与双链 DNA 结合，通过紫外线激发产生荧光，这样借助荧光染料我们就观察到了相互分离的 DNA 片段。

【材料】

1．试剂 琼脂糖，超纯水、10×TAE 电泳缓冲液（40mmol/L Tris, 20mmol/L NaAc，1mmol/L EDTA pH8.0），6× 上样缓冲液（0.25% 溴酚蓝，30% 甘油），溴化乙锭水溶液（10mg/ml）。

2．器材 凝胶槽、电泳仪、电泳梳、微波炉、电子天平、量筒、烧杯、紫外线灯等。

【方法】

1．配液 配制 10×TAE 电泳缓，1×TAE 电泳缓冲液，上样缓冲液，10mg/ml 溴化乙锭水溶液等实验试剂。

2．取琼脂糖 1g，加入 100ml 的 1×TAE 电泳缓冲液于 250ml 三角瓶中，微波炉中加热充分溶解。

3．将凝胶槽放于水平处，调节梳子与底板的距离（一般高出底板 0.5～1mm）。

4．铺板 待融化的凝胶冷却到 60℃左右，加入一定量的溴化乙锭水溶液使其终浓度为 0.5μg/ml，轻摇混匀，小心倒入凝胶槽，避免气泡产生，胶厚一般为 5～8mm。

5．让胶自然凝固，小心拔出梳子，将凝胶放入电泳槽中（加样孔向上并朝向负极端），电泳缓冲液需高出凝胶 2～3mm。

6．将上一实验收获的质粒 DNA 与上样缓冲液按 5∶1 的比例混合，并加入琼脂糖凝胶的凹孔中，加样时样品不可溢出，同时以原始质粒加样为阳性对照。

打开电源开关，调节电压，电压可根据凝胶长度调节，一般情况下每厘米电压不超过 5V。

7．根据上样缓冲液中指示染料移动的位置，确定是否终止电泳，溴酚蓝的位置在 5s RNA 和 0.3 kb DNA 之间，目标 DNA 位于凝胶中间位置为宜。

8．电泳结束后关闭电源。将凝胶放于紫外灯下观察，必要时拍照。如观察到所提取质粒与原始质粒条带一致，质粒鉴定结果正确。

☞【注意事项】

1．紫外线灯对皮肤黏膜有损伤，使用时注意防护。

2. 溴化乙锭有致癌作用，不可用手直接接触，不可随意丢弃污染环境。

【问题与思考】

1. DNA 在琼脂糖凝胶中迁移速率的影响因素有哪些？

2. 简述琼脂糖凝胶电泳原理及操作中的注意事项？

（卢 莎）

第九节 细菌的血清学诊断

【实验目的】

1. 掌握抗链球菌溶血素“O”试验的原理、方法、结果及意义。

2. 初步了解肥达试验和外－斐反应的原理。

【实验内容】

抗链球菌溶血素“O”试验在微生物检验中，常用血清学反应来鉴定分离到细菌，以最终确定检测结果，是临床上细菌性疾病诊断和病原菌鉴定的重要手段之一。血清学试验可分为血清学鉴定和血清学诊断两部分。血清学鉴定是用已知抗体检测标本中或分离的培养物中未知细菌的种、型或细菌的抗原。血清学诊断是用已知细菌或其特异性的抗原检测患者血清中有无相应抗体及其效价的动态变化，可作为某些传染性疾病的辅助诊断。

血清学诊断包括抗链球菌溶血素“O”试验、肥达试验和外－斐反应等。本节主要介绍抗链球菌溶血素“O”试验的原理、方法步骤、结果判断及注意事项。肥达试验和外－斐反应的方法步骤、结果判断等将在后面的章节中详细介绍。

【原理】

抗链球菌溶血素“O”试验：链球菌溶血素“O”是乙型溶血性链球菌 A 族所产生的代谢产物之一，是一种含巯基的蛋白质，能溶解红细胞。在氧气的环境中常失去凝血活性，形成“－S-S-”基，但因为溶血毒素“O”具有较强的还原性，能借助还原剂的作用又恢复活力而重新具有溶血作用。大多数人受溶血性链球菌感染后，其血清中会出现高滴度的抗溶血素“O”抗体（简称抗“O”），且在 2～3 周到病愈数月至数年后，85%～90% 的患者可查到链球菌溶血素“O”抗体。若被检血清中有相应抗体，与溶血毒素“O”结合，可使其失去溶血能力，这表示近期机体曾受过溶血性链球菌感染或反复受到过溶血性链球菌的侵害。依据抗链球菌溶血素“O”抗体效价的高低可辅助诊断急性肾小球肾炎、风湿热等。

【材料】

1. 血清 待检血清（已灭活并稀释为 1∶200）。

2. 试剂 激活的链球菌溶血素“O”，2% 家兔（或人、绵羊）红细胞悬液，pH6.5 浓度 0.03mol/L 磷酸盐缓冲液。

3. 器材 小试管、吸管、试管架、水浴锅等。

【方法】

1. 激活溶血素“O”的配制。溶血素“O”在空气中容易被氧化而失效，故用前须加还原剂（亚硫酸钠、胱氨酸等）以恢复其溶血活力。配法：取溶血毒“O”及还原剂片剂各 1 片，置小试管内加生理盐水 1ml 后研碎，室温放置 15min，再按注明的效价补充生理盐水至要求的量即成激活溶血素“O”。

2．取小试管 5 支，分别编号。按表 8-9-1 进行试验。

表 8-9-1　抗链球菌溶血素“O”测定

试管号	1	2	3	4	5
	试验管			抗原对照	血球对照
pH6.5 缓冲液（ml）	—	0.5 ⌉ 取出	0.5 ⌉ 弃去	0.5	0.75
1:200 待检血清	0.5	0.5 ⌋ 0.5→	0.5 ⌋ 0.5	—	—
血清稀释倍数	1:200	1:400	1:800	—	—
激活溶血素“O”（ml）	0.25	0.25	0.25	0.25	—
	摇匀，置 37℃水浴锅中 15min				
2%红血球悬液（ml）	0.25	0.25	0.25	0.25	0.25
	摇匀，置 37℃水浴锅中 30min				

【结果观察与分析】

以完全不溶血的血清最高稀释度作为抗链球菌溶血素“O”的效价。第 4 管为溶血素“O”对照管（阳对），应完全溶血。第 5 管为红细胞对照管（阴对），应不发生溶血。一般风湿热患者血清抗“O”抗体都在 250U 左右。活动性风湿热患者一般都超过 400U，应经至少 2 次（间隔 1～2 周）的试验才能做出临床诊断。

☞【注意事项】☚

1．溶血素批号不同，配制方法可不同。

2．溶血素“O”还原后，应在 30min 内使用，如时间太长，溶血活性会降低。

3．应从血清的低稀释度向高稀释度方向加（即从后往前），加入液体和红细胞。

【问题与思考】

1．血清学试验有哪些类型？

2．抗链球菌溶血素“O”试验的原理是什么？有何临床意义？

（任向宇）

第十节　临床标本的采集与处理方法

在微生物学诊断中，实验室检查的结果如何，除要求合适的时间采集适合的标本外，在很大程度上取决于标本的收集、处理及运送过程。若处理不当会影响检验及诊断结果。

【实验目的】

了解临床标本的采集及处理方法。

【实验内容】

1. 标本的采集和处理原则

2. 常见待检标本的采集方法

一、标本的采集和处理原则

（一）标本采集的一般原则

1. 早期采集 采集时间最好是病程的早期、急性期或症状典型时期，而且应在使用抗菌药物之前采集。

2. 无菌采集 采集的标本应无外源性的污染。如在采集血液、脑脊液、胸腔积液和关节液等无菌标本时，注意局部及周围皮肤的消毒，应严格进行无菌操作。对于与外界相通的腔道，如窦道标本应由窦道的底部取活组织检查，而不应从窦道口取标本，以免受皮肤表面的正常菌群污染而造成误诊。对于正常菌群寄生部位采集的标本，应明确检查的目的菌，而采用特殊选择性培养。采集的标本应盛于无菌容器内，盛标本的容器为一次性无菌容器或须先经高压灭菌、煮沸、干热等物理方法灭菌，而不能用酸或消毒剂处理。

3. 根据目的菌的特性用不同的方法采集 厌氧菌、兼性厌氧菌或需氧菌，以及L型菌采用的方法不同。如尿液标本，疑为需氧或兼性厌氧菌的感染，可通过自然导尿获取标本。若怀疑厌氧菌感染时，应以无菌注射器从耻骨的上缘行膀胱穿刺术抽取标本。

4. 采集适量标本 采集量不应过少，而且要具有代表性，同时有些标本还应注意在不同时期采集不同部位的标本。如伤寒患者，发病第1周应采集血液，第2周应采集粪便和尿液。否则会影响细菌的检出率。

5. 安全采集 采集标本时要防止皮肤和黏膜正常菌群对标本的污染，同时也要注意安全，防止传播和引起自身感染。

（二）标本的处理

脑膜炎奈瑟菌、淋病奈瑟菌和流感嗜血杆菌等一些对环境敏感的细菌应保温并立即送检，而其他所有的标本在采集后最好在2h内送到实验室。如不能及时送检，则标本应置于一定环境中保存，如支气管洗液、心包液、痰液及尿液等应保存在4℃环境中，而脑脊液则要在25℃保存。通常，用于细菌培养的标本保存时间不应超过24h，患者标本中因可能含有大量致病菌，不管标本运送距离的远近，都必须注意个人的安全防护。标本切勿污染容器的外壁和瓶口，容器必须包装好，防止送检过程中碰破或倒翻流出。对于烈性传染病的标本运送时更要特别严格，需按规定包装由专人运送。厌氧性标本应放在专门的运送瓶或试管内运送，有时可直接用抽取标本的注射器来运送。

二、常见待检标本的采集方法

（一）血液标本

血液培养是检查细菌性全身感染最常用的方法，从血液中培养出病原菌除有诊断的意义外，对指导抗菌治疗也有很大的帮助。

1. 血液标本的采集方法

（1）使用无菌器材，并严格无菌操作。

（2）上肢前臂上止血带，用手触摸，以确定固定住的经脉位置。

（3）用2%碘酒消毒皮肤，然后以70%乙醇擦去碘酒。

（4）进行静脉冲刺，抽取12～15ml血液。

2. 血液标本处理及送检

（1）加1～2ml血液标本于含1ml 18%枸橼酸钠的无菌试管中，充分混匀，其余血液注入50～100ml的增菌培养基中进行培养。

（2）标本立即送检。取一定量的枸橼酸钠血液标本加于平皿内做定量培养。将平皿及血增菌培养瓶置于37℃培养2周以上，每2～3日观察1次，做涂片及移种，以检查细菌生长，并计算平板上的菌落，以便算出每毫升原始血液标本中的细菌数。同时应做厌氧培养。

（3）血清标本若进行肥达反应、梅毒血清试验及外－斐反应等，需空腹采血3ml，置于干燥试管内，立即送检。保存于4℃冰箱内或先分出血清保存。

（二）呼吸道分泌物标本

1. 咽喉部位采集　需用咽拭子先在扁桃体采取，然后再从咽壁采取。因人的咽部有大量链球菌存在，故咽拭子涂片显微镜检查对链球菌感染无意义。但可用作奋森螺旋体的鉴定，也可用于检查白喉。在A族链球菌是优势菌时，用免疫荧光法可以做快速诊断。

病菌在特种咽拭子上虽可存活数日，但标本采集后，应立即做咽拭子培养。

2. 痰液标本的采集　支气管及肺部的感染情况常通过痰液检查来进行。由于唾液及口腔的细菌不可避免会污染痰液，常导致大多数痰液检查发生错误结果。

有意义的痰液标本应从下呼吸道咳出。吸入热的高渗盐气雾数分钟可诱出痰液。痰液标本有时需用导管吸引，用支气管活检法或支气管镜检法采取意义更大。在肺炎有胸腔积液时，检查胸腔积液比检查痰液能更准确地发现病原菌。

（三）尿液标本

1. 尿液标本的采集　采集清洁中段尿，最好留早晨清洁中段尿标本，嘱咐患者睡前少饮水。清晨起床后先用肥皂水清洗会阴部，仔细清洗，再用清水冲洗尿道口周围。开始排尿，将前段尿排去，中段尿10～20 ml排入专用的无菌容器中，立即送检，2h内接种。必要时导尿或膀胱穿刺留尿标本，但由于导尿可能引起膀胱的逆行性感染，故应严格无菌操作。

对于大多数检查来说，0.5ml输尿管尿或5ml排出的尿即可满足需要。

2. 尿液标本的送检 尿液标本应及时送检、及时接种，室温下保存时间不得超过2h，4℃冷藏保存时间不得超过8h，但应注意淋病奈瑟菌培养时标本不能冷藏保存。

（四）脑脊液标本

采集脑脊液一般用腰椎穿刺术获得，特殊情况可以采用脑室穿刺术或小脑延髓池。标本采集后要立即送检，一般不能超过1h。腰椎穿刺法无菌取脑脊液3～5ml，置无菌管内立即送检。培养脑膜炎奈瑟菌、流感嗜血杆菌等苛养菌时，应将标本置于35℃条件下保温送检，不可置冰箱保存。并用严格无菌操作技术进行腰椎穿刺抽取脑脊液。

（五）粪便标本

用药前自然排便，采集脓液、黏液部分2～3g，外观无异常粪便应从粪便表面不同部位取材，液体粪便应取絮状物1～2ml，置无菌容器内送检。在某些特殊情况下，可用无菌生理盐水湿润直肠，棉拭子插入肛门4～5cm（成人）或2～3cm（儿童）处采取。

由于痢疾杆菌在粪便内易于死亡，最好取样后立即送检，如不能立即送检，可取1g粪便保存于10ml 3%甘油缓冲盐水中，混匀，以免其他非致病菌繁殖过多产酸，而使痢疾杆菌死亡。

消化道溃疡、幽门螺杆菌标本可取胃窦或胃体等部位各 1 块胃黏膜活检标本，置入无菌生理盐水中立即送检。若不能及时送检，可将标本放于运送培养基，于 4℃保存，24h 内送检。

（六）脓液标本

首先用无菌生理盐水清洗病灶的杂菌及脓液，再采集标本。

脓性标本是用针和注射器抽吸采集，再移入无菌容器内，立即送往实验室。若没有得到抽吸物，也可以用棉拭子在伤口深部采集渗出物。对于皮肤或表皮播散性的感染，应收集病灶处边缘而非中央处的感染组织送检。

脓肿标本以无菌注射器抽取为好，也可用排液法取得，先用 70% 乙醇擦拭病灶部位，待干燥后用无菌刀片切开排脓，用无菌棉拭子采取，也可将蘸有脓汁的最内层敷料放入无菌平皿内送检。标本若不能及时送检，应将标本放在冰箱中冷藏，但是做厌氧培养的标本只能放置于室温中。

厌氧菌感染的脓液常有腐臭，应予以注意。采集和运送标本是否合格，对厌氧培养是否成功至关重要，特别应注意避免正常菌群污染及由采集至接种前尽量避免接触空气。可用针筒直接由病灶处抽取标本，采取完毕做床边接种或置于厌氧运送培养基内送检。

（七）穿刺液标本

采集腹腔液、胸腔液及关节囊渗出液，小心地用无菌技术抽取，避免发生化脓性感染。如标本呈明显脓性，可直接涂片和培养。如液体清亮，则高速离心 10min，将沉淀物用于涂片染色及培养。

（八）生殖器病变标本

1. 淋病标本　用棉拭子取尿道或宫颈脓性分泌物。

2. 梅毒标本　用棉拭子取硬性下疳底部渗出的组织液。

3. 软性下疳标本　用棉拭子取脓性分泌物。

4. 衣原体生殖感染标本　用棉拭子取眼、尿道或宫颈的渗出液或刮取物。

5. 生殖器疱疹标本　用棉拭子取疱疹液或溃疡底部刮取物。

【注意事项】

1. 标本采集应遵循的一般原则。

2. 标本应及时送检，同时必须注意个人的安全防护。

3. 应注意常见待检标本，如血液、呼吸道的分泌物、尿液、脑脊液、粪便、脓液、穿刺液及生殖器标本的采集方法、处理及送检原则。

【问题与思考】

1. 标本采集的一般原则是什么？

2. 血液、呼吸的分泌物、尿液、脑脊液、粪便、脓液、穿刺液及生殖器标本的采集方法、处理及送检原则有什么区别？

（包丽丽　孙晓琳）

第九章　几种细菌性疾病的实验室诊断

在微生物学的实验中，临床感染性疾病的诊断、致病机制研究和制备疫苗防治感染性疾病，需要分离培养病原微生物并鉴定该病原微生物。本章主要介绍临床上常见的化脓性球菌、肠道杆菌、分枝杆菌、厌氧菌、动物源性细菌、白喉棒状杆菌、弧菌、螺杆菌等病原微生物的诊断，重点培养学生掌握临床标本的微生物学检查的基本程序。

第一节　化脓性球菌的分离鉴定

【实验目的】

1. 掌握化脓性球菌的形态、染色性及培养特性。
2. 掌握血浆凝固酶试验。
3. 掌握肺炎链球菌胆汁溶菌试验。
4. 了解肺炎链球菌 optochin 敏感试验。
5. 掌握各种临床标本中分离鉴定化脓性球菌的方法。

【实验内容】

1. 化脓性球菌形态、染色性及培养特性观察
2. 葡萄球菌血浆凝固酶试验
3. 了解肺炎链球菌乙基氢化羟基奎宁（optochin）敏感试验
4. 肺炎链球菌胆汁溶菌试验
5. 脓汁标本中病原菌（葡萄球菌）的分离鉴定
6. 咽拭子、血液标本中病原菌（链球菌）的分离鉴定
7. 脑脊液标本中病原菌（脑膜炎奈瑟菌）的分离鉴定
8. 泌尿生殖道脓性分泌物中淋病奈瑟菌的检查

化脓性球菌主要包括葡萄球菌、链球菌、肺炎链球菌、脑膜炎奈瑟菌及淋病奈瑟菌等。根据革兰氏染色性的不同，可将其分为革兰氏阳性菌和革兰氏阴性菌两大类。因这些球菌均能够引起化脓性炎症，故又称化脓性球菌。

从临床标本中分离及鉴定出病原菌，不仅对疾病的病原学诊断有意义，而且对追踪传染源及合理地用药方面均有非常重要的意义。

一、形态、染色性及培养特性观察

（一）形态及染色特性

【材料】

1. 标本片　葡萄球菌、链球菌、肺炎链球菌、脑膜炎奈瑟菌和淋病奈瑟菌革兰氏染色标本片；肺炎链球菌荚膜特殊染色标本片。

2. 器材 普通光学显微镜、香柏油、擦镜纸。

【方法】

使用油镜头观察上述各菌的形态，染色性与排列特性。注意肺炎链球菌的荚膜及脑膜炎奈瑟菌、淋病奈瑟菌在细胞内、外分布情况。

【结果观察与分析】

葡萄球菌、链球菌均为革兰氏阳性菌，菌体呈球形。葡萄球菌呈散在或呈小簇状排列，链球菌呈现串珠状排列；肺炎链球菌为革兰氏阳性菌，多成双成对排列，菌体呈矛头状，尖端向外，平端相对且菌体外大多可见荚膜。脑膜炎奈瑟菌和淋病奈瑟菌均为革兰氏阴性双球菌，常呈肾形、凸面相背，凹面相对，且多在中性粒细胞内分布。

（二）培养特性

【材料】

1. 金黄色葡萄球菌与表皮葡萄球菌的血琼脂平板培养物。

2. 甲型溶血性链球菌与乙型溶血性链球菌的血琼脂平板培养物。

3. 肺炎链球菌的血平板培养物。

4. 奈瑟菌（脑膜炎奈瑟菌、淋病奈瑟菌）的巧克力琼脂平板培养基培养物。

【方法】

取上述各血平板培养基培养物观察并比较数种病原性球菌的单个菌落形态、大小、颜色、透明度、表面、边缘及溶血性，重点观察菌落颜色及溶血性。

【结果观察与分析】

1. 金黄色葡萄球菌菌落为金黄色，有宽大透明的溶血环。表皮葡萄球菌菌落为白色，没有溶血环。菌落特点为圆形、略隆起、表面湿润光滑、边缘整齐、不透明。

2. 乙型溶血性链球菌的菌落比甲型溶血性链球菌的稍大，有宽大透明的溶血环，而甲型溶血性链球菌菌落周围为半透明的不完全溶血环，且呈现出草绿色。菌落特点为圆形、表面略突起的小菌落。

3. 肺炎链球菌菌落周围有半透明、草绿色 α 溶血环。该菌经较长时间培养可出现自溶现象，菌落呈“脐状”改变。菌落特点为灰白色、细小、圆形、表面略扁平、半透明灰白色。

4. 脑膜炎奈瑟菌的菌落为无色似露滴状、光滑、湿润且表面凸起。

5. 淋病奈瑟菌的菌落为灰白色光滑型小圆形菌落、表面湿润、凸起、有光泽。

二、葡萄球菌血浆凝固酶试验

【原理】

血浆凝固酶是由致病性葡萄球菌所产生的能够使含有抗凝剂的人和家兔血浆发生凝固的酶，因非致病性的葡萄球菌不产生此酶，所以血浆凝固酶是鉴定葡萄球菌有无致病性的一个指标。该酶类有两种：一种分泌于菌体外的称为游离凝固酶，它可以被人血浆和兔血浆中协同因子所激活产生血浆凝固活性，使血浆中液态的纤维蛋白原变成固态的纤维蛋白，从而使血浆凝固；另一种酶不被游离释放而是结合在菌体表面，称为结合凝固酶，它可在血浆纤维蛋白的作用下使菌体发生相互凝集。可用试管凝集法检测游离凝固酶，玻片凝集法检测结合凝固酶。

【材料】

1. 菌种 金黄色葡萄球菌和表皮葡萄球菌 18 ~ 24h 培养物。

2．器材　兔血浆、生理盐水、试管及玻片等。

【方法】

1．玻片凝集法

（1）取洁净玻片一张，等分成3区，分别标记为1、2、3区。1区加2～3接种环生理盐水，2区和3区各加1～2环血浆。

（2）在1区生理盐水加入少许金黄色葡萄球菌（用接种环）混匀，然后在2区和3区的血浆中分别加入少许金黄色葡萄球菌和表皮葡萄球菌后混匀。

（3）1～2min后先观察1区，如生理盐水中出现均匀混浊时在此基础上，再观察2区和3区（图9-1-1）。

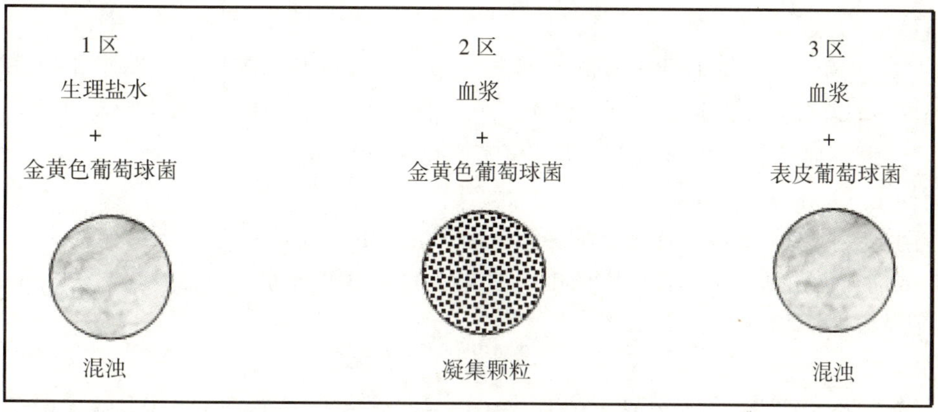

图9-1-1　血浆凝固酶试验

2．试管法

（1）取2支试管，各加0.5ml　1：4稀释的兔血浆。

（2）于其中1支试管加入0.5ml 24h培养的金黄色葡萄球菌悬液，于另1支试管中加入0.5ml 24h培养的表皮葡萄球菌混悬液。置37℃水浴锅，30min后观察结果。

【结果观察与分析】

1．玻片凝集试验中表皮葡萄球菌的血浆，出现了均匀浑浊，为阴性，含金黄色葡萄球菌的血浆中出现明显凝集颗粒，则为阳性。

2．金黄色葡萄球菌的试管中血浆凝固，为凝固酶阳性；表皮葡萄球菌的试管中血浆不凝固，为阴性。

三、肺炎链球菌乙基氢化羟基奎宁（optochin）敏感试验

【原理】

乙基氢化羟基奎宁（optochin）化学分子式为$C_2H_5C \cdot C_9H_5N \cdot CHOH \cdot C_7H_{11}N \cdot C_2H_5$。其水溶液稳定性好，可以冷藏数周，也可以高压蒸汽灭菌。几乎所有肺炎链球菌都对其十分敏感，而甲型溶血性链球菌则不敏感，故借此可以鉴别这两种菌。

【材料】

1．菌种　肺炎链球菌和甲型溶血性链球菌的纯培养物。

2．试剂 1:4000 的无菌 Optochin 水溶液。

3．试剂 血琼脂平板，无菌镊子，无菌圆形滤纸（直径 6mm）。

【方法】

1．将甲型链球菌和肺炎链球菌分别均匀接种于血琼脂平板上。

2．用无菌镊子取事先准备好的无菌圆形滤纸放在 1：4000 的无菌 Optochin 水溶液中浸湿后放到血琼脂平板上，置 37℃恒温培养箱 18 ~ 24h 后观察结果。

【结果观察与分析】

1．肺炎链球菌平板上，在滤纸周围可见直径＞20mm 的宽大抑菌圈。

2．甲型链球菌则无抑菌圈或有直径＜10mm 的狭窄抑菌圈。

四、肺炎链球菌胆汁溶菌试验

【原理】

肺炎链球菌与甲型溶血性链球菌的形态，排列方式以及菌落形态也非常相似，不易鉴别，但肺炎链球菌能够产生自溶酶，胆汁或胆盐恰好能活化此酶，从而使肺炎链球菌出现自溶现象。甲型溶血性链球菌则不能，借此来鉴别这两种细菌。

【材料】

1．菌种 甲型溶血性链球菌及肺炎链球菌 18 ~ 24h 肉汤培养物。

2．试剂 无菌新鲜牛胆汁或无菌 10% 胆盐溶液，生理盐水。

3．器材 无菌吸管，小试管等。

【方法】

1．取无菌小试管 4 支，分别标记 1、2、3、4，在第 1、2 管内加入 0.2ml 无菌牛胆汁或无菌 10% 胆酸盐溶液，第 3、4 管各加入 0.2ml 生理盐水作为对照。

2．用无菌吸管取甲型溶血性链球菌培养物 0.8ml，分别加入 1、3 号管内，用另一支吸管取肺炎链球菌培养物 0.8ml，分别加入第 2、4 号管内。

3．混匀后，放 37℃水浴锅中 10 ~ 15min 观察结果。具体加样见表 9-1-1。

表 9-1-1 肺炎链球菌胆汁溶菌试验

试管号	1	2	3	4
第一步：牛胆汁或 10% 胆酸溶液（ml）	0.2	0.2	—	—
第二步：生理盐水（ml）	—	—	0.2	0.2
第三步：甲型链球菌肉汤培养物（ml）	0.8	—	0.8	—
第四步：肺炎链球菌肉汤培养物（ml）	—	0.8	—	0.8
混匀，37℃水浴中 10 ~ 15min				

【结果观察与分析】

试管中的菌液由混浊变为澄清，说明有溶菌现象，表明结果为阳性，否则为阴性。胆汁溶菌试验，肺炎链球菌为阳性，甲型溶血性链球菌为阴性。

五、脓汁标本中病原菌（葡萄球菌）的分离鉴定

脓汁标本的分离及鉴定程序见图 9-1-2。

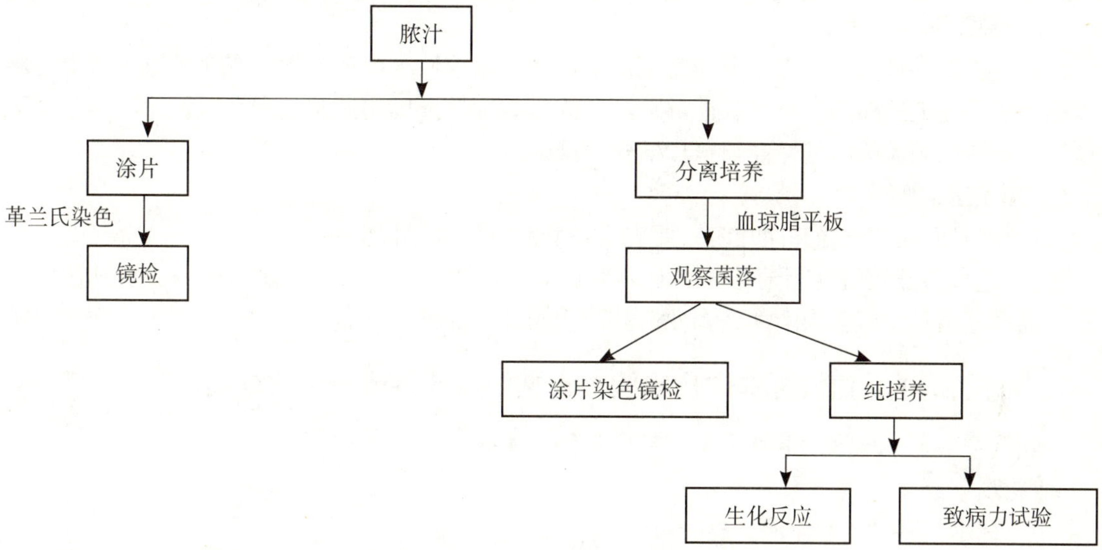

图 9-1-2　脓汁标本的分离及鉴定程序

【材料】

1. 标本　脓汁或脓拭子。

2. 培养基　血琼脂平板、甘露醇发酵管。

3. 试剂　革兰氏染液

4. 器材　酒精灯、载玻片、接种环、普通光学显微镜、香柏油、擦镜纸。

【方法】

1. 直接涂片染色镜检　将脓汁标本涂在无菌玻片上，经革兰氏染色后镜检。如有革兰氏染色阳性的球菌，可初步考虑存在化脓性球菌。脓汁中的葡萄球菌排列常不典型，为了确定病原体，还需进一步做分离培养鉴定。

2. 分离培养鉴定

（1）以灭菌接种环取脓汁标本，在血琼脂平板上做分区划线分离培养，置 37℃恒温培养箱 18～24h。

（2）18～24h 后，观察菌落形状。葡萄球菌在血琼脂平板上，经 37℃培养 18～24h 后会形成圆形凸起，表面光滑、湿润，边缘整齐，不透明的菌落。随菌种不同，菌落也呈现不同的颜色：金黄色葡萄球菌为金黄色菌落，表皮葡萄球菌为乳白色和柠檬色菌落。绝大多数金葡菌菌落周围会出现宽大透明的溶血环。

（3）形态检查及生化反应

用接种针取金黄色的且具有宽大透明溶血环的菌落，接种到 1 支甘露醇发酵管中，置 37℃恒温培养箱 18～24h 后观察结果。同时取同一菌落做涂片染色镜下观察。

（4）致病性试验——浆凝固酶试验

具体操作方法详见本章第一节实验二。通常用玻片凝集法，如遇凝固酶试验不典型可

做试管凝集法。玻片凝集法在2min内出现阳性结果（即具有明显凝集颗粒）认为是致病性葡萄球菌，超过2min才逐渐出现凝块者一般认为是非致病性菌株。试管凝集法致病性菌株多在30min到1h内出现凝集颗粒，也有少数致病菌株，血浆凝固作用较弱，需24h才开始凝固。

【结果观察与分析】

致病性葡萄球菌具有以下典型特征。如能产生脂溶性金黄色色素，在血琼脂平板上菌落周围会产生宽大透明的溶血环，能够分解甘露醇，血浆凝固酶试验呈阳性以及涂片染色镜下检查为革兰氏阳性球菌且呈葡萄串状不规则排列。

【注意事项】

1. 同时做细菌培养和涂片时，要先做培养后做涂片，以免污染。

2. 绝大多数致病性葡萄球菌具有典型特征，但有时还需通过触酶试验与粪链球菌做鉴别。葡萄球菌触酶试验为阳性，粪便链球菌为阴性。

六、咽拭子、血液标本中病原菌（乙型溶血性链球菌）的分离鉴定

咽拭子、血液标本的分离及鉴定程序见图9-1-3。

【材料】

1. 标本　咽拭子和血液。
2. 培养基　血琼脂平板培养基、血清肉汤、硫酸镁肉汤。
3. 试剂　人血浆、灭菌生理盐水、0.25%氯化钙水溶液。
4. 器材　试管、吸管、普通光学显微镜、香柏油、擦镜纸等。

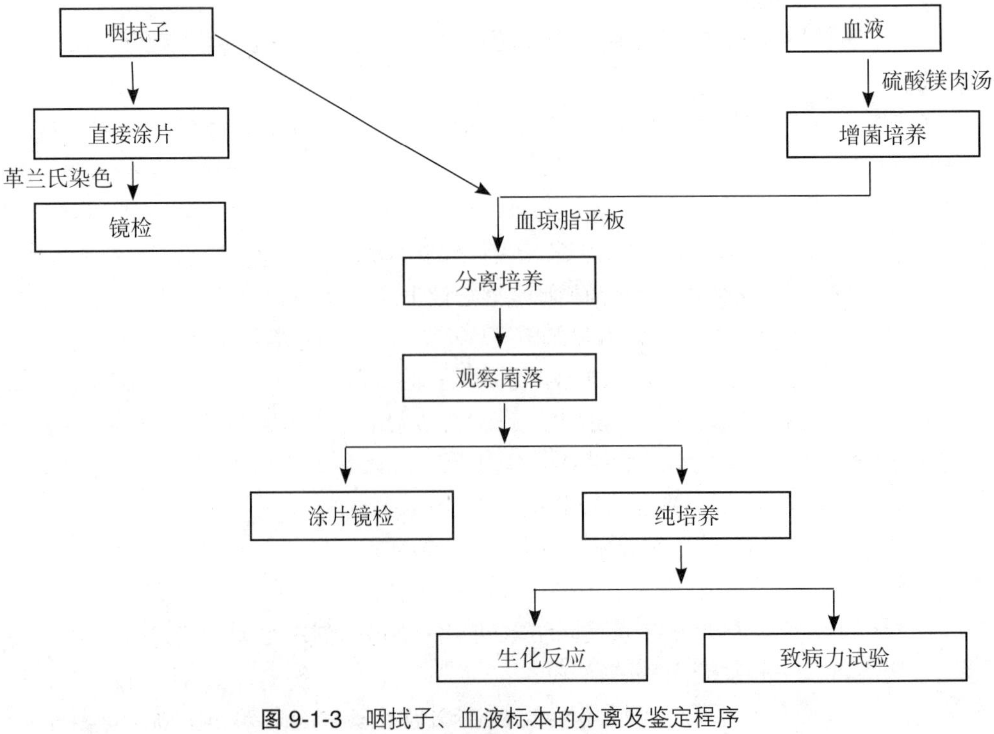

图9-1-3 咽拭子、血液标本的分离及鉴定程序

【方法】

1. 咽拭子标本

（1）直接涂片染色镜检：将咽拭子标本涂到玻片上，经革兰氏染色后镜下观察。如见革兰氏染色阳性（即紫色），呈链状排列的球菌，可初步确定为链球菌，为了进一步确诊及鉴定其致病性，需做进一步分离培养。

（2）分离培养鉴定：咽拭子在涂片前先接种于血琼脂平板，置37℃恒温培养箱24～48h后，观察菌落特征及菌落周围的溶血情况。链球菌的菌落一般均比较细小似针尖状，透明或半透明、凸起，不同的菌型可出现不同的溶血性状。①甲型溶血性链球菌在血琼脂平板上，菌落常较小、呈灰色、不透明、凸起，菌落周围绕有一层狭窄的草绿色不完全溶血环，直径常<1mm，如溶血环不明显，可将血平板置冰箱中过夜，则可使溶血环变清晰。②乙型溶血性链球菌菌体小而圆，形态十分规则。取自血平板的乙型溶血性链球菌经涂片其形态成短链状。取自肉汤培养基的经涂片镜检，常形成长链。在血平板上菌落为细小、灰色、较硬、稍不透明，菌落周围有明显的宽大溶血环。在低倍镜下观察，菌落周围的溶血环中不存在红细胞，是完全溶血。具有荚膜的菌株，形成的菌落较大，呈半透明、黏液状。③丙型链球菌在血平板上的菌落，常为灰色、较小、半透明且菌落周围无溶血环。

（3）链激酶试验：A族溶血性链球菌能产生链激酶，此酶能使血液中的溶纤维蛋白酶原转变成溶纤维蛋白酶，它可溶解纤维蛋白，有利细菌在组织中扩散。此试验对测定链球菌的致病性有一定意义。其方法如下。

取健康人血浆0.2ml，加入盛有0.8ml无菌生理盐水的试管中，再加入0.5ml试验细菌（18～24h血清肉汤培养物），混合后，再加入0.25ml的0.25%氯化钙水溶液，置37℃水浴锅中，10min内血浆先是凝固后又开始溶解。溶解的时间与链激酶含量的多少有关，链激酶含量越多，溶血所需时间就越短。一般20min内，已凝固了的血浆完全溶解。如没有变化，则应在37℃水浴锅中持续2h后再观察，如凝块完全溶解为阳性，如24h仍不溶解者为阴性。

2. 血液标本　为无菌条件下取出的静脉血液5～6ml，注入硫酸镁肉汤，置37℃下18～24h培养后，甲型链球菌呈现草绿色荧光；乙型溶血性链球菌呈沉淀生长，且出现自下而上的溶血现象；粪链球菌则呈混浊生长。可挑取肉汤培养物做涂片检查，并移种于血琼脂平板后做上述鉴定试验。

【结果观察与分析】

甲型溶血性链球菌和肺炎链球菌在血琼脂平板上菌落周围均有草绿色溶血环，但它们的菌落不完全相同。甲型溶血性链球菌菌落呈灰色、不透明、凸起；肺炎链球菌菌落是扁平的，培养时间超过48h，肺炎链球菌会产生足量的自溶酶，菌体逐渐自溶，菌落中央下陷呈“脐”状改变。

乙型溶血性链球菌在血平板上菌落周围产生宽大透明的溶血环，链激酶试验阳性，涂片染色镜检为革兰氏阳性球菌且呈链状排列。

【注意事项】

1. 亚急性细菌性心内膜炎患者的血液标本若培养72h仍然没有细菌生长，则需要延长培养时间至第四周。每周移种1次血琼脂平板并且观察有无细菌生长，也可将血液直接注射给小白鼠后取其心血做增菌培养，可提高阳率。

2. 检测厌氧链球菌，需要采用厌氧培养方法。

七、脑脊液标本中病原菌（脑膜炎奈瑟菌）的分离鉴定

脑脊液标本的分离及鉴定程序见图 9-1-4。

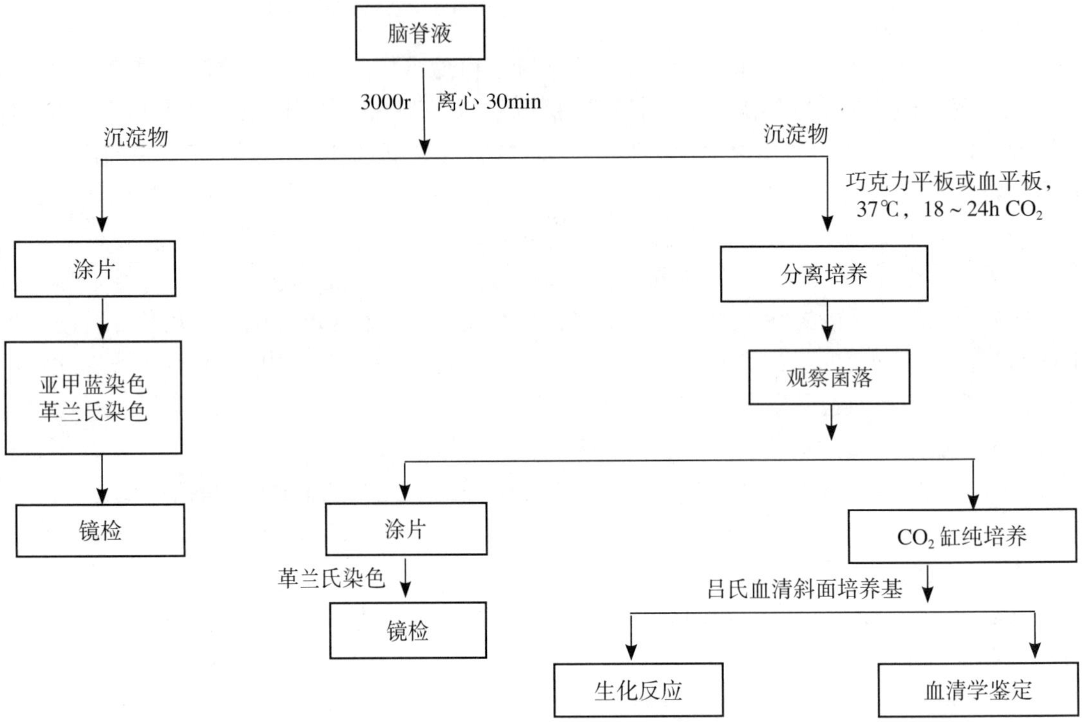

图 9-1-4 脑脊液标本的分离及鉴定程序

【材料】

1. 标本 脑脊液标本。

2. 培养基 吕氏血清斜面培养基，巧克力色琼脂平板培养基，葡萄糖、蔗糖、果糖、麦芽糖、乳糖发酵培养基。

3. 试剂 革兰氏染液，亚甲蓝染液，脑膜炎奈瑟菌诊断血清。

4. 器材 玻片、普通光学显微镜、香柏油、擦镜纸。

【方法】

1. 直接涂片染色镜检 在无菌操作下取脑脊液标本，经 3000r/min 离心 30min，首先分离培养接种，然后再涂片染色镜检。取沉淀物涂 2 张片，一张做革兰氏染色，另一张做亚甲蓝染色后镜下观察。镜下如见革兰氏染色阴性，呈肾形，成双成对排列的球菌，且多位于中性粒细胞内，即为典型脑膜炎奈瑟菌。为了确诊需做分离培养进一步鉴定。

2. 分离培养与鉴定 取离心沉淀后的脑脊液标本离心沉淀物，立即接种于预温在 37℃巧克力色琼脂平板培养基上，置 37℃ 5% ~ 10% CO_2 环境中培养 18 ~ 24h 后，挑选可疑菌落。脑膜炎奈瑟菌在各种培养基中的生长特点为：菌落光滑湿润、呈半透明、中等度凸起、边缘整齐，不产生色素，但在不同培养基上菌落显色各不相同。在血琼脂平板上，呈蓝灰色，半透明。在巧克力色琼脂平板上，呈浅灰色。根据上述特点，挑选出可疑菌落在吕氏血清斜面上进行纯培养后再做涂片染色镜检。

3．生化反应　经二氧化碳缸纯培养后的菌落形态较典型，再转种于葡萄糖、果糖、蔗糖、麦芽糖、乳糖发酵管进行生化反应。少数菌株反应不明显迟缓发酵或不发酵，应延长培养时间继续观察其现象。

4．血清学鉴定　用脑膜炎奈瑟菌的多价诊断血清做玻片凝集试验。首先用接种环分别挑取多价抗血清Ⅰ、Ⅱ、Ⅲ，滴加于洁净的玻片上。另取生理盐水和正常血清各 1 环，放到玻片上做对照。然后挑取少量菌苔，分别与 3 种多价抗血清、生理盐水和正常血清混合（抗原与抗体的比例要适当），将玻片上下摇动，一般在 1 ~ 3min 内出现凝集，对照应不凝集。根据多价诊断血清群别的种类，分别与单价血清再做凝集试验，以进一步确定其群别。

【结果观察与分析】

脑膜炎奈瑟菌在巧克力色琼脂平板培养基上，菌落为浅灰色，表面光滑温润且凸起，边缘整齐，不产生色素，为革兰氏阴性双球菌。可发酵葡萄糖、麦芽糖，产酸不产气，但不发酵蔗糖、果糖和乳糖。可与分群抗血清发生凝集反应。

【注意事项】

1．脑膜炎奈瑟菌易发生自溶，故脑脊液标本应立即送检（最好在床边接种）。

2．患病早期的脑脊液中脑膜炎奈瑟菌数量较少，而且大多在中性粒细胞外。在疾病的后期菌量增多，大多数在中性粒细胞内。急性期患者多在中性粒细胞内，慢性期患者多在中性粒细胞外。

八、泌尿生殖道脓性分泌物中淋病奈瑟菌的检查

【材料】

1．标本　用灭菌棉签擦拭男性尿道口、女性宫颈内外、阴道及尿道口处的脓性分泌物，并收集于无菌试管内送检。

2．培养基　巧克力色琼脂平板培养基、单糖发酵管等。

3．器材　普通光学显微镜、香柏油、擦镜纸。

【方法】

1．直接涂片检查　将采集的脓性分泌物涂在玻片上，革兰氏染色油镜下观察。根据细菌染色性、形态、排列及存在细胞内外等情况做出初步诊断。进一步确诊需做分离培养及生化反应做鉴定。

2．分离培养　将脓性分泌物接种于巧克力色琼脂平板培养基，置 35 ~ 37℃，5% ~ 10% CO_2 环境中培养 24 ~ 48h，等 24 ~ 48h 后选取可疑菌落，涂片，革兰氏染色，油镜下观察。

3．生化反应　挑取可疑菌落接种于各种单糖发酵管中，置 37℃恒温培养箱，5% ~ 10% CO_2 环境中培养 24h 后观察结果。

【结果观察与分析】

淋病奈瑟菌革兰氏染色为阴性（红色），常成双成对排列，呈肾形，存在于中性粒细胞内或游离于中性粒细胞外。在巧克力色琼脂平板培养基上形成灰白色、圆形、凸起、光滑型菌落。可分解葡萄糖，产酸不产气，但不分解其他糖类。

【问题与思考】

1．血浆凝固酶试验原理是什么？

2．致病性和非致病性葡萄球菌有何区别？

3．临床标本常规检验程序是什么？

附录

1．巧克力色琼脂培养基的配置

成分普通琼脂	100ml
无菌脱纤维羊血（或兔血）	8～10ml

将已灭菌的普通琼脂（pH 值调至 7.6）隔水加热融化，冷却至 80℃左右后续加入无菌脱纤维羊血 8～10ml，混匀后置 85℃水浴锅中 10～15min，使血液的色泽由鲜红色变为巧克力色后，取出并冷却至 50℃左右后灌注平板，经无菌试验后存冰箱内保存备用。

2．pH6.5 0.03mol/L 缓冲盐水的配制

磷酸氢二钠（$Na_2HPO_4 \cdot 12H_2O$,A.R）	3.58g
氯化钠（干燥）	4.2g
磷酸二氢钾（KH_2PO_4，A.R）	3.17g
蒸馏水	1000ml

3．新鲜胆汁的制备

（1）取新鲜未破之牛胆 1 个，用自来水轻轻冲洗后以剪刀剪开孔，将牛胆汁流注于三角烧瓶内。

（2）用高压蒸汽 10 磅 20min 加热灭菌。

（3）静置 15～20min，等待粗颗粒下沉。

（4）用脱脂棉或滤纸过滤胆汁。

（5）分装胆汁，再以高压蒸汽 15 磅 20min 灭菌。

4．10% 胆酸盐溶液制备

去氧胆酸钠	10 g
蒸馏水	90ml
1N 氢氧化钠	10ml

5．硫酸镁肉汤的制备

（1）基础液

蛋白胨	10g	硫酸铝钾	0.3g
酵母浸膏	3g	氯化钠	5g
牛肉膏	10g	核酸	2g
黏液素	1g	蒸馏水	1 000ml

（2）每 500ml 基础液上清液中加入

20% 枸橼酸钠	5ml
0.5% 对氨苯甲酸	5ml
49.3% 硫酸镁	5ml

1）先将基础液中各成分混合于蒸馏水中，加热溶解，调整 pH 值至 8.0，分装于 1000ml 锥形瓶内，包扎瓶口，高压灭菌（15 磅 20min）。

2）用虹吸法取基础液上清液，量其总量，按上述比例加入硫酸镁、对氨苯甲酸及枸橼酸钠，调整 pH 值至 7.8，按每瓶 50ml 分装后，高压灭菌（10 磅 20min）。

6．单糖发酵管培养基的制备

蛋白胨水	100ml

所需糖　0.5～lg

1.6% 溴甲酚紫乙醇溶液　0.1ml

（常用的有：葡萄糖、乳糖、麦芽糖、甘露醇、蔗糖、果糖等）

（1）取蛋白胨水（pH7.4）l00ml，加入 0.1ml 1.6% 溴甲酚紫，再加入 lg 所需之糖，混匀至使其完全溶解。

（2）分装小试管，每管约 4ml（内加倒置的小套管）。高压灭菌（8 磅 15min）。

7. 吕氏血清斜面培养基的制备

1% 葡萄糖肉汤（pH7.4）　1 份

牛血清或兔血清（无菌）　3 份

（1）将上述成分混合后，以每管约 4ml 分装于试管内。

（2）将试管斜放在血清凝固器内（或蒸笼），加热 80～85℃ 30min，使血清凝固形成斜面。

（3）采用间歇灭菌法，对血清斜面进行灭菌。每天以 85℃灭菌 30min，连续 3d，经无菌试验证明其无菌后方可用于试验。

（陶格斯）

第二节　致病性肠道杆菌的实验室诊断

【实验目的】

1. 掌握肠道病原菌分离鉴定的程序及方法。
2. 熟悉主要肠道杆菌的形态与菌落特征。
3. 熟悉肠道杆菌的主要生化反应及鉴别要点。
4. 掌握肥达试验原理及结果判定。

【实验内容】

1. 主要肠道杆菌形态及染色性观察
2. 主要肠道杆菌的培养特性观察
3. 粪便标本中肠道病原菌的分离鉴定
4. 肥达反应

肠道杆菌种类繁多，主要包括沙门菌属、志贺菌属、变形杆菌属、克雷伯菌属、肠杆菌属等，常寄居在人和动物肠道内，也广泛分布于自然界中。肠道杆菌是一大群生物学性状相似的无芽胞革兰氏阴性杆菌。多数为人和动物的肠道正常菌群，某些条件下可引起肠道外感染；少数为致病菌，它们可以引起人类多种疾病，如痢疾、伤寒等肠道感染疾病。肠道致病菌分离鉴定是重要的临床实验室诊断技术。

一、主要肠道杆菌形态及染色性观察

【材料】

1. 标本片　大肠埃希菌、痢疾志贺菌、伤寒沙门菌、变形杆菌的革兰氏染色标本片。
2. 器材　普通光学显微镜、香柏油、擦镜纸。

【方法】

使用油镜逐一观察各菌的形态特点及染色性，将观察到的结果在报告本上绘图。

【结果观察与分析】

肠道杆菌都是革兰氏阴性菌，两端钝圆呈杆状，形态差异微小，所以肠道杆菌经革兰氏染色后镜下观察形态，不能当作肠道杆菌间的鉴别依据。

二、主要肠道杆菌的培养特性观察

【材料】

1. 菌种　大肠埃希菌、痢疾志贺菌、伤寒沙门菌及变形杆菌的菌液。

2. 培养基　普通琼脂平板，EMB 培养基，SS 培养基。

3. 器材　接种环、酒精灯等。

【方法】

将大肠埃希菌、痢疾志贺菌、伤寒沙门菌及变形杆菌的纯培养物以分区划线法或连续划线法接种于普通琼脂平板、EMB 培养基和 SS 培养基，37℃ 培养 18 ~ 24h 后观察细菌生长现象，是否出现单个菌落，需特别注意菌落的大小、颜色及透明度。

【结果观察与分析】

1. 仔细观察培养基接种细菌的区域是否有菌落形成。

2. 大肠埃希菌、痢疾志贺菌、伤寒沙门菌及变形杆菌在普通琼脂平板均形成半透明、中等大小的菌落，菌落差异微小，无法鉴别细菌。

3. 痢疾志贺菌、伤寒沙门菌及变形杆菌在 SS 培养基上所形成的菌落特点为无色、半透明、小菌落、直径＜2mm。大肠埃希菌在 SS 培养基上所形成的菌落特点红色、不透明、大菌落、直径＞2mm。

4. 痢疾志贺菌、伤寒沙门菌及变形杆菌在 EMB 培养基所形成的菌落为无色、半透明小菌落，直径＜2mm。大肠埃希菌在 EMB 培养基上所形成的菌落为紫红色或紫黑色、不透明中等大菌落，带有金属光泽，直径＞2mm。

三、粪便标本中肠道病原菌的分离鉴定

肠道杆菌镜下形态相似，均为中等大小的革兰氏阴性杆菌，无芽胞，多数有鞭毛。营养要求不高，普通培养基上生长良好，形成中等大小、表面光滑的菌落，菌落特征极为相似。肠道杆菌生化反应活泼，对营养物质分解能力不同，能够产生不同的代谢产物，因此临床实验室主要借助生化反应的差异来鉴别各种肠道杆菌，继而根据细菌抗原性的不同，进行血清学鉴定，得出最终结论（图 9-2-1）。

（一）肠道病原菌的分离培养

【原理】

SS 培养基是选择鉴别培养基，所含化学试剂煌绿可抑制革兰氏阳性菌，胆盐可以抑制肠杆菌群，所含乳糖和指示剂中性红可以反映不同细菌对底物的利用与否。埃希菌群的细菌可以利用乳糖产酸，使培养基中 pH 值下降，指示剂中性红变红色，形成红色菌落。而志贺菌、沙门菌及变形杆菌不能利用乳糖，因此形成无色半透明菌落。

EMB 培养基是另一种选择鉴别培养基。肠道非致病菌在 EMB 培养基中分解乳糖产酸，使细菌带正电荷，被酸性染料伊红染成红色，继而再与亚甲蓝结合形成紫黑色菌落，并且产

可疑肠道感染患者粪便标本（黏液、脓血、絮状物）

↓

接种于肠道致病菌选择培养基（SS 培养基、EMB、麦康凯培养基等）

↓

挑选可疑无色、透明、小菌落

↓

接种于双糖铁培养基或其他鉴别培养基

↓

进行全面生化鉴定

↓

做玻片凝集进行血清学鉴定（特异性诊断）

↓

得出结论

图 9-2-1　粪便标本中肠道病原菌的检查程序

生金属光泽。肠道致病菌不分解乳糖，故其菌落不着色，在培养基上表现为无色半透明菌落。培养基中所加的染料同时还可抑制其他革兰氏阳性菌生长。

【材料】

1. 标本　患者新鲜粪便或肛门（直肠）拭子。

2. 培养基　EMB 培养基、SS 培养基。

3. 器材　酒精灯、接种环、恒温培养箱等。

【方法】

1. 标本采集　用无菌棉棒蘸取新鲜粪便黏液脓血部分，如为水样便则取絮状物。无法获得粪便时，可用直肠拭子插入肛门内 4～6cm 旋转擦取直肠表面黏液后取出。所得标本应立即培养，或暂时保存于 30% 甘油缓冲盐水中。

2. 接种细菌　用接种环挑取少量粪便标本，以分区划线或连续划线法接种于 EMB 或 SS 培养基，做好标记，37℃培养 18～24h。重点观察菌落颜色、大小、透明度、光泽等。

【结果观察与分析】

1. 肠道非致病菌在 EMB 培养基上大多形成紫黑色、不透明、带有金属光泽、表面光滑的较大菌落，直径＞2mm。

2. 肠道致病菌在 EMB 培养基上大多形成无色半透明、光滑型小菌落，直径＜2mm。

3. 肠道非致病菌在 SS 培养基上所形成的菌落特点为红色、不透明、表面光滑的较大菌落，直径＞2mm。

4. 肠道致病菌在 SS 培养基上所形成的菌落特点为无色、半透明、光滑型小菌落、直径＜2mm。

（二）肠道病原菌的纯培养及初步鉴定

【原理】

采用克氏双糖铁培养基进行肠道病原菌的纯培养及初步鉴定。克氏双糖铁培养基中含有乳糖、葡萄糖、硫酸亚铁及酚红指示剂等多种成分，呈现红色，葡萄糖的含量仅为乳糖的 1/10。该培养基分为上部和下部，上部为斜面培养基，下部是半固体培养基，接种细菌时需先穿刺接种于培养基下部，再划线接种于培养基的斜面上。如果所接种细菌只分解葡萄糖产酸，培养基的下部将由红变黄，上部即斜面培养基中虽然也含有葡萄糖但量小，产酸量少且为挥发性酸，所以斜面仍为红色；如果接种细菌可以分解乳糖，因培养基中乳糖含量大，被分解后产酸多，所以不仅培养基下部变黄，而且斜面也会由红变黄。当细菌产酸并产气时，培养基中有气泡或裂隙出现。培养基中也含有硫酸亚铁，如有硫化氢产生，则生成黑色硫化铁，使培养基中出现黑色。同时该培养基也是半固体培养基，可通过观察穿刺线鉴别细菌动力。

【材料】

1. 细菌　粪便标本在 EMB 培养基或 SS 培养基上 18 ~ 24h 培养物。

2. 培养基　双糖铁培养基。

3. 器材　酒精灯、接种针、恒温培养箱等。

【方法】

1. 挑取菌落。右手拿接种针，在火焰外焰中烧灼灭菌、冷却后在 EMB 培养基或 SS 培养基中挑取小的、无色、半透明的可疑肠道致病菌菌落。

2. 接种双糖铁培养基。左手持培养基，使斜面向上，弯曲右手小指夹住试管塞，将刮有细菌的接种针垂直向下插入培养基正中央直至管底 5mm 处，然后原路拔出，并且在斜面长轴轻轻划一直线，接着在斜面上自下而上画蛇形线。

3. 试管口烧灼灭菌，盖上试管塞。接种针烧灼灭菌后归原位。

4. 试管用记号笔做好标记，37℃培养 18 ~ 24h 后观察结果。注意双糖铁培养基的斜面及下层部分有无颜色变化及有无裂隙产生。查看下层中穿刺线是否清晰。

【结果观察与分析】

双糖铁培养基斜面层变黄者，表示细菌可以分解乳糖。斜面层不变色仍呈橙红色者，表示乳糖没有被分解。双糖铁培养基下层变黄者，提示葡萄糖已被分解产酸。下层有裂隙或见到气泡者，表示有气体产生。下层穿刺线清晰，说明细菌无动力。穿刺线变模糊，则该菌动力阳性。若培养基中出现黑色沉淀，表明有 H_2S 产生。根据表 9-2-1 进行初步鉴定。

表 9-2-1　常见肠道杆菌在双糖铁培养基中的培养结果

底层（葡萄糖）	斜面（乳糖）	H_2S	动力	初步鉴定
⊕	⊕	−	+	大肠埃希菌
+	−	−	−	志贺菌
+	−	+/−	+	伤寒沙门菌
⊕	−	+	+	副伤寒沙门菌
⊕	−	+	+	变形杆菌

“⊕”表示产酸产气

（三）肠道病原菌的生化反应鉴定

【原理】

将双糖铁培养基所得肠道致病菌纯培养物做葡萄糖发酵试验、乳糖发酵试验、吲哚试验（靛基质试验）、尿素分解试验及 H_2S 试验等 5 种生化反应试验，可将细菌鉴定到菌属。

【材料】

1. 菌种　双糖铁培养基斜面上 18 ~ 24h 纯培养物。

2. 培养基　5 种微量生化反应管。

3. 器材　酒精灯、接种针、恒温培养箱等。

【方法】

1. 用砂轮打磨每种微量生化反应管上端，将原本密封的管口打开待用。

2. 使用接种针将可疑肠道致病菌在双糖铁培养基斜面上 18 ~ 24h 纯培养物接种于每种微量生化反应管中。

3. 每人 1 份生化反应管，共 5 支，用胶带缠绕，做好标记。37℃培养 18 ~ 24h 后观察结果。注意观察管中颜色变化及是否有气泡产生。

【结果观察与分析】

生化反应结果参见表 9-2-2。

表 9-2-2　常见肠道杆菌的生化反应结果分析

菌　名	生化反应				
	葡萄糖	乳糖	H_2S	靛基质	尿素酶
大肠埃希菌	⊕	⊕	-	+	-
伤寒沙门菌	+	-	+/-	-	-
福氏志贺菌	+	-	-	+/-	-

糖发酵试验中：产酸不产气，用“+”表示；产酸又产气，用“⊕”表示。

（四）肠道病原菌的血清学鉴定

【原理】

根据克氏双糖铁培养基和生化反应结果做出初步判断，选用已知的诊断血清做玻片凝集试验（参见第一章第二节凝集反应）。将已知细菌抗体与待测细菌混合，如果抗原与抗体相对应，则引起细菌凝集，反之则不凝集。血清型鉴定可判断细菌的菌种、菌型或亚型。

【材料】

1. 待检菌株　双糖铁培养基斜面上 18 ~ 24h 纯培养物。

2. 试剂　诊断血清。

3. 器材　生理盐水、玻片、接种环、标记笔、酒精灯等。

【方法】

1. 沙门菌的血清学鉴定及分型

（1）先用 A ~ F 组沙门菌多价 O 诊断血清与待检菌按常规方法做玻片凝集试验，如为阳性，可认为该菌为沙门菌属细菌。因为 95% 以上的沙门菌都属于 A ~ F 组。

（2）用分别代表这 6 个组的 O 因子血清都与待检菌做玻片凝集，以确定其属于沙门菌哪一个组。即 O_2 凝集为 A 组，O_4 凝集为 B 组，O_7 凝集为 C1 组，O_8 凝集为 C_2 组，O_9 凝集为 D 组，O_3、O_{10} 凝集为 E 组，O_{11} 凝集为 F 组。

（3）再用该组各菌所特有的第 1 相 H 因子血清做玻片凝集，以确定菌型。

2. 志贺菌的血清学鉴定及分型

（1）选用志贺菌 4 群多价 O 诊断血清与待检菌做玻片凝集确定其菌群。

（2）使用某一单价诊断血清与待检菌做玻片凝集确定其血清型。

【结果观察与分析】

1．血清学鉴定阳性（+） 菌液变清，肉眼可见沙粒样凝集颗粒出现。

2．血清学鉴定阴性（-） 菌液仍然浑浊，无凝集颗粒出现。

四、肥达反应

【原理】

人感染伤寒沙门菌后1～2周，血清中会产生与其发生特异性凝集的抗体。肥达反应（Widal test）是用已知的伤寒沙门菌菌体抗原（O抗原）、鞭毛抗原（H抗原）、甲型副伤寒沙门菌H抗原（PA）、肖氏沙门菌H抗原（PB）与患者血清做定量试管凝集试验，以检测患者血清中有无相应抗体，根据抗体含量及增长情况，辅助诊断肠热症。

【材料】

1．样本 待检患者血清（灭活）。

2．试剂 诊断用抗原液如下。

（1）伤寒沙门菌O抗原。

（2）伤寒沙门菌H抗原。

（3）甲型副伤寒沙门菌H抗原。

（4）肖氏沙门菌H抗原。

3．器材 试管、吸管、试管架、水浴锅、恒温培养箱等。

【方法】

1．标记 取32支洁净小试管，在试管架放置成4排，每排8支，分别按1～8顺序编号，每排第1号管做好抗原标记。

2．稀释待检患者血清 取一中试管，加入3.8ml生理盐水和0.2ml待检血清，充分混匀，此时血清稀释度为1∶20，共4ml。吸取1∶20血清稀释液2ml，分别加入1～4排的第1号管中，每管0.5ml。此时中试管中仍剩余2ml液体，再加入生理盐水2ml混匀则配成1∶40血清稀释液，吸取此稀释度血清2ml，加入每排2号管中，每管0.5ml。以此类推，在中试管中对血清进行连续的2倍倍比稀释，并依次将血清稀释液加入至各排第7号管为止。现在每排1～7管中血清稀释度依次为1∶20、1∶40、1∶80、1∶160、1∶320、1∶640、1∶1280。各排第8号管为阴性对照管，不加血清，只加入0.5ml的生理盐水。

3．加入诊断抗原

第1排1～8号管分别加入伤寒沙门菌O抗原0.5ml。

第2排1～8号管分别加入伤寒沙门菌H抗原0.5ml。

第3排1～8号管分别加入甲型副伤寒沙门菌H抗原0.5ml。

第4排1～8号管分别加入肖氏沙门菌H抗原0.5ml。

最后各管血清稀释度翻倍，变为1∶40、1∶80、1∶160、1∶320、1∶640、1∶1280、1∶2560，各管液体总量为1ml。

4．孵育 将全部试管振荡摇匀，放置于37℃恒温培养箱18～24h后观察结果；也可以置于37℃水浴中2h后取出静置于室温，过夜后判断结果。

5．观察结果应注意不要晃动试管，对着窗户观察，先观察阴性对照管，阴性对照管无凝集现象时，再观察试验管。按照试管内液体的清浊度、凝集块的大小记录凝集程度。

【结果观察与分析】

1．无凝集　对照管应未见凝集现象，液体均匀浑浊，管底可见细菌因重力自然下沉形成的小圆点。

2．凝集　每一排从1号管开始依次往后观察是否出现凝集，并判断凝集程度。O抗原和其抗体特异性结合后形成致密颗粒状凝集物；而3种鞭毛抗原与其抗体结合后形成疏松絮状凝集物。凝集程度以1～4个"+"来表示。

"++++"：细菌全部凝集，形成颗粒样或絮状凝集物均匀铺在试管底部，上清液澄清透亮。

"+++"：细菌大部分凝集并沉淀于管底，上部液体稍显浑浊。

"++"：细菌部分凝集，上部液体较为浑浊。

"+"：仅有少量细菌凝集，上部液体明显浑浊。

"－"：不凝集，液体浑浊与对照管相同。

3．抗体效价（即滴度）判定　以出现"++"凝集的血清最高稀释度为该血清对某种抗原的凝集效价。

4．结果判定

（1）需在疾病的急性期和恢复期采集患者双份血清，如恢复期血清抗体效价≥4倍急性期血清抗体效价才有诊断价值。

（2）如为单份血清，需考虑当地正常人抗体效价（即正常效价）。一般单份血清O效价应达到1∶80以上、H效价应在1∶160以上、PA和PB效价达到1∶40以上方有诊断意义。

【注意事项】

1．每排试管加1种抗原，测1种抗体。每排第1号管需要做抗原标记。

2．对血清进行倍比稀释时，每次必须充分混匀。

3．应在光线良好的地方观察肥达反应结果，切勿剧烈晃动试管。

4．抗原液即菌液中有小的凝块不能摇散时，该菌液不能使用。

【问题与思考】

1．肥达试验为什么会用到伤寒沙门菌O抗原、伤寒沙门菌H抗原、甲型副伤寒沙门菌H抗原、肖氏沙门菌H抗原液这4种抗原？

2．怎样解释和分析肥达反应的结果？

附录

1．伊红－亚甲蓝琼脂平板（EMB）培养基

蛋白胨	10g
乳糖	10g
氯化钠	5g
琼脂	25g
蒸馏水	1000ml
2%伊红溶液	20ml
0.5%亚甲蓝溶液	20ml

将蛋白胨，氯化钠琼脂称好，加水1000ml使溶解，调节pH值至7.4，过滤，补足失水，加入2%伊红溶液20ml，0.5%亚甲蓝溶液20ml（115℃高压20min），冷却至50℃左右倾注平板，凝固后存冰箱备用。（高压以后方可再加乳糖）。

2．SS琼脂的制备

牛肉膏	5g
蛋白胨	5g
胆盐	8.5g
琼脂	20g
乳糖	10g
枸橼酸钠	8.5g
硫代硫酸钠	8.5g
10%枸橼酸铁溶液	10ml
1%中性红水溶液	2.5ml
1%煌绿溶液	0.33ml
蒸馏水	1000ml

先将牛肉膏、蛋白胨溶解于蒸馏水中，再加入琼脂加热溶解，经15磅30min高压灭菌。制成牛肉膏琼脂基础。应用时将牛肉膏琼脂加热溶化，再加入乳糖、胆盐、枸橼酸钠、硫代硫酸钠、枸橼酸铁，使其趁热全部溶解。矫正pH值至7.0～7.2过滤。再经高压蒸汽灭菌8磅15min。待冷却至60℃，加入中性红和煌绿溶液，摇匀，倾注于无菌平皿内备用。

3．双糖铁培养的制备

牛肉膏	0.5g
蛋白胨	1g
氯化钠	0.5g
硫代硫酸钠	0.05g
硫酸亚铁	0.5g
葡萄糖	0.1g
乳糖	1g
琼脂	1g
酚红	0.025g
蒸馏水	100ml

将上述成分（除琼脂及酚红）混合，加热溶化，调节pH值至7.4。再加入琼脂及酚红，煮沸，分装小试管内，每支约2ml，经10磅15min后，置成高层斜面，冷却凝固后即成。

（卢 莎）

第三节 分枝杆菌的检测

【实验目的】

1．掌握结核分枝杆菌分离培养方法及菌落特征。

2. 掌握结核分枝杆菌染色特性及形态学特征。
3. 掌握结核分枝杆菌抗酸染色操作技术。
4. 熟悉结核分枝杆菌与非结核分枝杆菌的鉴别方法。
5. 掌握结核菌素试验的原理、方法及结果判定。
6. 了解麻风分枝杆菌的染色特性及形态特征。

【实验内容】
1. 结核分枝杆菌的分离培养
2. 结核分枝杆菌染色法及形态观察
3. 结核分枝杆菌与非结核分枝杆菌的生化反应鉴定
4. 结核菌素试验
5. 麻风分枝杆菌的抗酸染色及形态观察

分枝杆菌属是一类细长略弯、呈分枝状生长趋势的杆菌。分枝杆菌属细菌对营养要求高，大多数专性需氧且生长缓慢，在固体培养基上形成粗糙型菌落，该属细菌细胞壁中含有大量脂类，使其生物学性状、致病性与其他属细菌有所差别。分枝杆菌属分为结核分枝杆菌、非结核分枝杆菌群和引起麻风的麻风分枝杆菌三大类，目前临床感染率最高的是结核分枝杆菌，同时非结核分枝杆菌的感染率每年呈上升趋势，也不容忽视。

一、结核分枝杆菌的检测

结核分枝杆菌是一类可引起人和动物结核病的病原菌，引起人类结核的菌种主要有人型结核分枝杆菌、牛型结核分枝杆菌、非洲分枝杆菌等，其中发病率以感染人型结核分枝杆菌最高。结核分枝杆菌微生物学检查法见图 9-3-1。

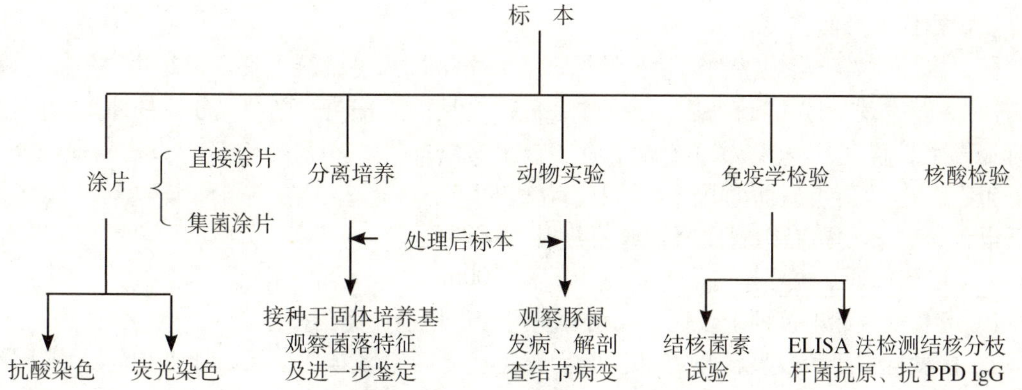

图 9-3-1　结核分枝杆菌的检查法

（一）结核分枝杆菌的分离培养

结核分枝杆菌的分离培养在结核病诊断、结核分枝杆菌鉴定分型、药敏试验及结核病药物研发等方面发挥着重要作用。用于培养结核分枝杆菌的培养基性状多样，主要有改良罗氏（Lowenstein-Jensen，L-J）培养基、小川辰次鸡蛋培养基等固体培养基，苏通（Sauton）培养基等液体培养基，改良苏通半流体琼脂培养基，Septi-Check AFB 双相培养基。目前常选用改良罗氏培养基分离培养结核分枝杆菌。改良罗氏培养基的主要成分包括新鲜鸡蛋液、马铃薯淀粉、天门冬素、丙三醇等丰富的碳、氮源，硫酸镁、柠檬酸镁等调节渗透压的无机盐，还含有调节培养基内 pH 值环境的磷酸二氢钾缓冲剂和能抑制杂菌生长的孔雀绿。

【原理】

根据结核分枝杆菌对营养要求高且生长缓慢等特点，改良罗氏培养基中添加了丰富的营养物质、杂菌抑制剂等成分以保证其正常生长繁殖。改良罗氏培养基中接种结核分枝杆菌培养 4 周以上，可观察菌落特征并做鉴别。

【材料】

1. 标本　肺结核患者痰液。
2. 培养基　改良罗氏培养基。
3. 试剂　20% NaOH 溶液。
4. 器材　接种环、酒精灯、试管架、振荡器、恒温培养箱。

【方法】

1. 标本的采集及处理　取肺结核患者痰液 1 ~ 2ml，加 2 ~ 4 倍体积 20% NaOH 溶液，置于室温 30min，期间振荡 2 ~ 3 次，或振荡器上振荡 5 ~ 10min，使痰液化。

2. 标本接种培养　取 0.1ml 消化处理后痰标本，无菌操作接种于改良罗氏培养基斜面，并反复倾斜培养基使痰液在斜面分布均匀，标记接种菌株名称、时间等，每份标本接种 2 支培养基，置于 37℃恒温培养箱内（若为初次分离培养需 5% ~ 10%CO_2）保持涂面于水平培养 1 周后，再垂直立于试管架上继续培养 4 周以上。

3. 菌落观察鉴定　接种后第 3 日、第 7 日各观察 1 次，之后每周观察 1 次菌落生长情况，阳性生长斜面需经抗酸染色检查确认为分枝杆菌后报告生长情况。

【结果观察与分析】

结核分枝杆菌在改良罗氏培养基上的菌落呈不透明乳白色或米黄色，表面干燥，凸起，呈粗糙颗粒状，形似花菜心。

标本接种后需定期观察细菌生长情况，若培养 8 周未见菌落生长者，报告“分枝杆菌培养阴性”。若发现上述可疑菌落，经抗酸染色检查见抗酸杆菌，则报“分枝杆菌培养阳性”，同时报告生长程度：菌落数 20 个以下者实报菌落数；菌落多于 20 个以上且占斜面面积 1/4 以下报“+”；菌落占斜面面积 1/4 以上，1/2 以下报“++”；菌落占斜面面积 1/2 以上，3/4 以下报“+++”；菌落布满斜面密集成菌苔报“++++”。

☞【注意事项】

1. 患者痰液标本接种于改良罗氏培养基时应严格遵循无菌操作。

2. 接种标本于改良罗氏培养基斜面后，需反复倾斜培养基，保证标本均匀分布于培养基表面。

（二）结核分枝杆菌染色法及形态观察

【原理】

因结核分枝杆菌细胞壁中富含脂质不易着色，常采用抗酸染色法和金胺（O）荧光染色法对标本进行染色。抗酸染色法是在加热并延长染色时间的条件下促使分枝杆菌属细菌着色，使分枝杆菌属细菌细胞壁中含有的大量分枝菌酸与苯酚（石炭酸）复红牢固结合成复合物，着色后的分枝杆菌能抵抗酸性脱色剂（盐酸乙醇溶液）脱色作用而保留红色，再加碱性亚甲蓝染液复染，其他细菌（非抗酸菌）和背景中的物质呈蓝色。金胺（O）染色使标本检出阳性率提高，详见第八章第三节。

【材料】

1．标本　肺结核患者痰液。

2．试剂　碱性亚甲蓝染液、3% 盐酸乙醇、苯酚复红染液。

3．器材　载玻片、玻片夹、酒精灯、接种环、普通光学显微镜、香柏油、擦镜纸。

【方法】

1．涂片的制备　取一张载玻片，用无菌棉签或接种环取患者痰液脓样或干酪样部分涂于玻片中央，涂成 1.5cm × 2cm 卵圆形区域，自然干燥，加热固定。

2．抗酸染色

（1）初染：用玻片夹夹住玻片一端，滴加苯酚复红染液数滴完全覆盖痰膜，在玻片下方以弱火加热至染液出蒸汽，随时添加染液防止干涸，切勿使染液沸腾，持续 5min，倾去玻片上染液，待玻片冷却，水洗，弃去玻片积水。

（2）脱色：滴 3% 盐酸乙醇溶液于痰膜上，水平晃动，倾倒掉再加脱色液，直至无红色脱下为止，约 30s，水洗。

（3）复染：滴加碱性亚甲蓝染液，染色 30s，水洗，弃去玻片积水并用吸水纸印干或自然干燥。

3．镜检　滴加香柏油 1 滴于痰膜上，使用普通光学显微镜的油镜观察。

【结果观察与分析】

抗酸染色后，结核分枝杆菌呈红色为抗酸菌，菌体细长略弯，分枝状排列趋势，常见单独存在，偶见呈堆团聚。非抗酸菌和背景呈蓝色。

【注意事项】

1．抗酸染色需要加热，应使用玻片夹进行初染，防止烫伤。

2．抗酸染色加热时应防止染液沸腾，并随时添加染液防止干涸。

3．抗酸染色加热后，待玻片冷却再进行水洗。

（三）结核分枝杆菌与非结核分枝杆菌的生化反应鉴定

【原理】

分枝杆菌属的结核分枝杆菌和非结核分枝杆菌经抗酸染色后均为抗酸菌，且形态相近难以鉴别，而在生化反应上两者相差较大，故两者可通过生化反应加以区分。常用生化反应主要包括耐热触酶试验、硝酸盐还原试验、脲酶试验等。

【材料】

1．菌种　人型结核分枝杆菌、牛型结核分枝杆菌、耻垢分枝杆菌、堪萨斯分枝杆菌。

2．试剂　0.067mol/L 磷酸盐缓冲液（phosphate buffered saline，PBS）pH7.0、硝酸盐溶液、生理盐水、30% 过氧化氢溶液、0.2% 氨基苯磺酸溶液、10% 聚山梨酯溶液、N- 萘乙烯二胺盐酸盐液、0.12% 尿素溶液、无菌的 0.1% 酚红溶液等。

3．器材　试管、试管架、接种环、无菌移液管、无菌滴管、振荡器、水浴锅、恒温培养箱。

【方法】

1．耐热触酶试验　取 3 ~ 4 周改良罗氏培养基斜面培养物，比浊制备 10mg/ml 菌悬液，取 0.5ml 加入含 1ml 0.067mol/L PBS（pH7.0）的试管内混匀，置 68℃水浴 20min，冷却后缓慢沿管壁滴加 30% 过氧化氢与 10% 聚山梨酯等量混合液 0.5ml（现用现配），勿摇动。

2．硝酸盐还原试验 取 3～4 周改良罗氏培养基斜面培养物，比浊制备 10mg/ml 菌悬液，取 0.5ml 加入含有 2ml 硝酸盐溶液的试管内混匀，置 37℃水浴 2h 后，每管滴加 2 倍稀释的浓盐酸 1 滴，再分别滴加 0.2% 氨基苯磺酸溶液和 N- 萘乙烯二胺盐酸盐液各 2 滴，等待 1min 后观察结果。

3． 脲酶试验 取 3～4 周改良罗氏培养基斜面培养物，比浊制备 10mg/ml 菌悬液，取 0.5ml 加入含有 3ml 0.12% 尿素溶液的试管内混匀，每管加 1 滴无菌的 0.1% 酚红，置 37℃恒温培养箱 72h 后观察结果。

【结果观察与分析】

结核分枝杆菌与非结核分枝杆菌生化反应鉴别结果见表 9-3-1。

表 9-3-1 分枝杆菌生化反应鉴别表

分枝杆菌名称	耐热触酶	硝酸盐还原	脲酶
人型结核分枝杆菌	−	+	+
牛型结核分枝杆菌	−	−	+
堪萨斯分枝杆菌	+	+	−
耻垢分枝杆菌	+	+	?

注：+84% 以上菌株呈阳性；− 16% 以下呈阳性；? 无准确数据

1．耐热触酶试验 持续产生小气泡管为阳性；10～20min 内始终无气泡产生为阴性，空白试剂对照为阴性。堪萨斯分枝杆菌呈阳性，人型和牛型结核分枝杆菌呈阴性。该生化试验可用于鉴别结核分枝杆菌和非结核分枝杆菌。

2．硝酸盐还原试验 1min 后呈红色者为阳性，无色者为阴性，空白试剂对照无色为阴性。人型结核分枝杆菌呈阳性，堪萨斯分枝杆菌呈阳性，牛型分枝杆菌为阴性。该生化试验可用于鉴别人型结核分枝杆菌和牛型结核分枝杆菌。

3．脲酶试验 液体呈红色者为阳性，不变色者为阴性，空白试剂对照不变色为阴性。人型和牛型结核分枝杆菌为阳性，堪萨斯分枝杆菌为阴性。

☞【注意事项】☚

1．各试剂应现用现配为宜。

2．严格控制试验的反应时间和观察时间。

（四）结核菌素试验

【原理】

结核菌素试验是用结核菌素进行皮肤试验来测定机体对结核分枝杆菌能否产生皮肤迟发型超敏反应的试验，以判断机体对结核分枝杆菌是否具有免疫力。结核菌素有两种：一种为旧结核菌素（old tuberculin，OT），另一种为纯蛋白衍生物（purified protein derivative，PPD）。若受试者已感染结核分枝杆菌，在皮内注入 OT 或 PPD 后，就与致敏淋巴细胞特异性结合，局部释放淋巴因子，经 24～72h，注射部位形成红肿、硬结（皮肤迟发型超敏反应）。

【材料】

1．试剂 生理盐水、OT、75% 乙醇。

2．器材 注射器、无菌棉签等。

【方法】

1. 用生理盐水稀释 OT 成 1∶2000 稀释液。

2. 前臂掌侧 1/3 注射处，用 75% 乙醇做皮肤消毒。

3. 取 OT 稀释液 0.1ml 注射于消毒处皮内，以形成明显皮丘为宜。

4. 注射 48～72h 后观察注射部分变化，并记录结果。

【结果观察与分析】

1. 阳性反应　注射部位出现红肿硬结，直径为 0.5～1.5cm，表明机体出现超敏反应，曾感染过结核或卡介苗接种成功。

2. 强阳性反应　注射部位出现红肿硬结且直径超过 1.5cm，表明机体可能有活动性结核。

3. 阴性反应　注射部位仅有针眼大的红点或稍有红肿，硬结直径<0.5cm，表明机体未感染结核，同时应考虑以下情况：受试者处在原发感染早期、患有其他传染病者（如麻疹）、获得性免疫功能低下者（艾滋病患者、免疫抑制剂使用者、肿瘤患者）、严重结核病患者。

【注意事项】

1. 已确定是活动期结核病的患者，尤其婴幼儿，慎用或不选用此试验。

2. 对于试验结果阴性者，用 OT 1∶1000 与 1∶100 稀释度作皮试，若仍呈阴性，则判定为阴性。

二、麻风分枝杆菌的检测

【原理】

麻风分枝杆菌是麻风病的致病菌，麻风是一种慢性传染病，主要累及黏膜、皮肤和周围神经组织，晚期可侵犯深部组织、器官，造成部分患者严重残疾。在世界各地麻风病均有流行，目前在我国麻风病已得到基本控制。麻风分枝杆菌的形态、染色性与结核分枝杆菌相似，微生物学检查主要通过取麻风患者的病理组织切片或病变部位渗出液涂片，抗酸染色后镜检。

【材料】

1. 标本　麻风患者的病变部位渗出液、真皮下刮取组织液或病理组织切片。

2. 试剂　抗酸染色液等。

3. 器材　酒精灯、载玻片、普通光学显微镜、香柏油、擦镜纸。

【方法】

1. 取麻风患者的病理组织切片或病变部位渗出液涂片，干燥，加热固定。

2. 抗酸染色　与结核分枝杆菌抗酸染色步骤相同。

3. 镜检　油镜观察。

【结果观察与分析】

1. 抗酸染色后麻风分枝杆菌呈红色，细胞呈蓝色。菌体形态与结核分枝杆菌有差别，麻风分枝杆菌菌体较结核分枝杆菌粗直且两端尖细，多呈束状排列。

2. 麻风分枝杆菌为胞内寄生菌，故在标本中可观察到大量菌体存在于细胞内，细胞浆呈泡沫状，该细胞称为麻风细胞。

【问题与思考】

1. 简述结核分枝杆菌在改良罗氏培养基上的菌落特征？

2. 结核分枝杆菌抗酸染色后呈何种颜色和形态？

3. 结核菌素试验结果阴性时应考虑哪些可能的情况？

附录

1. 改良罗氏培养基的制备

（1）基础液

磷酸二氢钾	14g
柠檬酸镁	0.6g
$MgSO_4 \cdot 7H_2O$	0.24g
天门冬素	3.6g
（或 L- 谷氨酸钠	7.2g）
马铃薯淀粉	30g
丙三醇	12ml
蒸馏水	600ml

将各成分溶解于蒸馏水中，沸水浴煮 1h 成糊状，103.43kPa 灭菌 20min 备用。

（2）孔雀绿溶液

孔雀绿染料	2g
无菌蒸馏水	100ml

需在 37℃水浴放置 1 ~ 2h 助溶，如出现颜色变浅或有沉淀析出应废弃重配，该溶液不可长期保存。

（3）匀质全卵液：取新鲜鸡蛋用洗洁精洗净外壳，置于 75% 乙醇中浸泡 30min，取出晾干待用。无菌操作制备匀化全卵液并用两层以上无菌纱布过滤去除不能匀化部分。

取基础液 600ml，孔雀绿溶液 20ml，匀质全卵液 1000ml，3 种溶液充分混匀后静置 30 ~ 60min，分装于无菌螺口培养试管内，以培养基斜面高度占试管总高 2/3 为宜，培养基分装结束后应尽快进行凝固防止沉淀。凝固器预热至 85℃，放入分装好的培养基计时 60min 使其充分凝固后，取出培养基，其颜色呈鲜艳的黄绿色、表面光滑。分装于防潮包装内并注明日期，4℃保存。

2. 抗酸染色染液配制

（1）苯酚复红染液：见简单染色中染液配制。

（2）碱性亚甲蓝染液：见简单染色中染液配制。

（3）3% 盐酸乙醇：见金胺（O）染色中染液配制。

3. 0.067mol/L PBS（pH7.0）

A 液：Na_2HPO_4	9.56g
蒸馏水	定容至 1000ml
B 液：KH_2PO_4	9.07g
蒸馏水	定容至 1000ml

取 A 液 39ml，B 液 61ml，充分混匀即得。

4. 硝酸盐溶液

$NaNO_3$	0.085g
0.067mol/L PBS（pH7.0）	100ml

103.43kPa 灭菌 20min，待用。

5. 0.12% 尿素溶液

尿素	0.12g
无菌 0.1mol/L PBS（pH6.7）	100ml

经孔径 220nm 滤膜过滤除菌。

6. 0.1% 酚红

酚红	0.1g
0.05mol/L NaOH 溶液	5.7ml
蒸馏水	定容至 100ml

将酚红溶解于 NaOH 溶液中，用蒸馏水定容至 100ml，54.04kPa 灭菌 10min。

（李　恋）

第四节　厌氧菌的检测

【实验目的】

1. 掌握破伤风梭菌、产气荚膜梭菌和肉毒梭菌的形态特点及芽胞区别。
2. 掌握破伤风梭菌、产气荚膜梭菌和肉毒梭菌的培养特性。
3. 了解肉毒毒素。
4. 掌握破伤风梭菌和产气荚膜梭菌的培养特性及生化反应。

【实验内容】

1. 厌氧芽胞梭菌
2. 无芽胞厌氧菌

厌氧性细菌的种类很多，广泛分布于自然界中，常存在于土壤、动物的肠道及腐败物内。大多数厌氧菌为寄生菌，对人体无害，仅有少数能分泌外毒素和侵袭性酶，可使人致病。本属细菌多为革兰氏阳性杆菌，可形成芽胞，芽胞直径多大于菌体宽度，使菌体膨大而呈梭形。

一、厌氧芽胞梭菌

【原理】

人类致病的厌氧芽胞菌主要有 3 种：破伤风梭菌、产气荚膜梭菌和肉毒梭菌。厌氧芽胞菌大多是革兰氏阳性的中等大小杆菌，为专性厌氧菌，必须在无氧环境下才能生长繁殖，因形成芽胞且芽胞直径多大于菌体宽度而成梭形，故常称为梭菌。鉴定厌氧性细菌，主要根据细菌的形态大小、培养特性及生化反应，必要时候还需要用动物实验来检测细菌的产毒能力。

（一）破伤风梭菌、产气荚膜梭菌和肉毒梭菌的形态观察

【材料】

1. 标本　破伤风梭菌、产气荚膜梭菌和肉毒梭菌教学示范片。
2. 试剂　无水乙醇。
3. 器材　普通光学显微镜、香柏油、擦镜纸。

【方法】

分别取 3 种细菌教学示范片，规范操作普通光学显微镜，在油镜视野下观察其菌体大小、

芽胞位置及形态。认真完成实验报告，绘图，做好显微镜的维护。

【结果观察与分析】

1．破伤风梭菌　破伤风梭菌为细长的革兰氏阳性杆菌，芽胞位于顶端，呈正圆形且比菌体宽度大，使细菌呈“鼓槌状”。

2．产气荚膜梭菌　产气荚膜梭菌为粗大的革兰氏阳性杆菌，芽胞位于菌体次极端，呈椭圆形且宽度不大于菌体，标本中可能看不到芽胞，仅能看到菌体周围有明显荚膜。

3．肉毒梭菌　肉毒梭菌为粗大的革兰氏阳性杆菌，芽胞位于菌体次极端，呈椭圆形且宽度大于菌体，使细菌形态为典型的“网球拍形”。

【注意事项】

1．遵守实验室安全事项，规范操作显微镜并按要求进行维护。

2．认真填写实验报告并绘图。

（二）破伤风梭菌和产气荚膜梭菌培养与生化反应

【原理】

破伤风梭菌和产气荚膜梭菌同属于厌氧芽胞梭菌，但是两者的生化反应不同，可以通过牛乳培养基、疱肉培养基和葡萄糖高层培养基进行鉴别。产气荚膜梭菌在牛乳培养基中能迅速分解乳糖产酸且凝固酪蛋白，同时产生大量气体，将酪蛋白冲击成蜂窝状，并将培养基上层隔绝气体的凡士林向上挤推，甚至冲开试管口胶塞，反应剧烈气势汹涌，故称为“汹涌发酵”。破伤风梭菌在牛乳培养基中无明显现象。疱肉培养基中不仅有凝固的凡士林隔绝空气，而且培养基还含有不饱和脂肪酸和谷胱甘肽，也可以吸收了培养基中的氧气，利于厌氧菌的生长繁殖。细菌若能分解不饱和脂肪酸产生气体，可以使隔绝空气的凡士林发生移位，从而进行结果判定。

【材料】

1．培养基　牛乳培养基、疱肉培养基、葡萄糖固体培养基。

2．试剂　破伤风梭菌疱肉培养物、产气荚膜梭菌疱肉培养物。

3．器材　酒精灯、超净台、取菌环、恒温培养箱。

【方法】

1．无菌操作，在超净台上点燃酒精灯，将破伤风梭菌疱肉培养物和牛乳培养基置于火焰上微微加热，待两者液面上方凡士林融化时，用无菌取菌环挑取破伤风梭菌培养物，接种于牛乳培养基液面下方。接种后直立牛乳培养基，待液面上层凡士林冷却封盖后，置于37℃恒温培养箱培养6～12h，观察生长情况。

2．无菌操作，在超净台上点燃酒精灯，将破伤风梭菌疱肉培养物和疱肉培养基置于火焰上微微加热，使疱肉培养物和疱肉培养基液面上方凡士林全部溶化。然后用无菌取菌环挑取破伤风梭菌培养物，接种于疱肉培养基液面下方。接种后，直立疱肉培养基，待液面上层凡士林冷却封盖后，置于37℃恒温培养箱培养24～28h，观察细菌生长情况，关注培养基的浑浊度、肉渣有无分解和有无气体产生。

3．无菌操作，在超净台上点燃酒精灯，将破伤风梭菌疱肉培养物置于火焰上微微加热，待液面上方凡士林融化时，用无菌取菌针挑取破伤风梭菌培养物，垂直穿刺接种于葡萄糖固体培养基底部，迅速塞上试管塞后置于37℃恒温培养箱培养18～24h，观察细菌生长现象和有无气体产生。

4．产气荚膜梭菌接种牛乳培养基、疱肉培养基和葡萄糖固体试管培养基方法同前。

【结果观察与分析】

破伤风梭菌在牛乳培养基和葡萄糖固体培养基中无明显现象；在疱肉培养基中可使肉汤轻度浑浊，分解部分肉渣并使其颜色变黑，无气体产生。产气荚膜梭菌在牛乳培养基中会有明显的“汹涌发酵”现象，酪蛋白凝固，被大量产生的气体冲成蜂窝状，凡士林被冲起至试管塞处。在疱肉培养基中，产气荚膜梭菌不能分解肉渣，故肉渣颜色无明显变化，因分解疱肉培养基肉汤中不饱和脂肪酸产生气体，凡士林向试管塞移动。葡萄糖固体培养基中，产气荚膜梭菌可产生气体，将培养基隔断成多个部分。

☞【注意事项】☚

厌氧菌生长繁殖需要厌氧环境，注意凡士林是否隔绝试管内空气。

二、无芽胞厌氧菌

【原理】

无芽胞厌氧菌是一群专性厌氧、无芽胞的细菌，多存在于人和动物肠道中或者其他部位，大多属于正常菌群。无芽胞厌氧菌有球菌和杆菌，是一类条件致病菌，也可引起多种感染性疾病。在临床厌氧菌感染中，类杆菌属感染较为常见。无芽胞厌氧菌主要有类杆菌属、普雷沃菌属、梭杆菌属、乳杆菌属、丙酸杆菌属和厌氧球菌属等，观察其生物学性状和理化特性，有助于预防和治疗临床所见的无芽胞厌氧菌感染。

【材料】

1. 标本　类杆菌标本片、小韦荣球菌标本片、普雷沃菌标本片、乳杆菌标本片、丙酸杆菌标本片。
2. 试剂　无水乙醇。
3. 器材　普通光学显微镜、香柏油、擦镜纸。

【方法】

1. 遵循显微镜操作规范，油镜下观察标本片形态大小、颜色排列并绘图。
2. 使用完毕后维护显微镜。

【结果观察与分析】

类杆菌属和普雷沃菌为革兰氏阴性杆菌，大小形态呈多形性，菌体常见不规则膨胀，无芽胞、无鞭毛。梭杆菌属为革兰氏阴性细长杆菌，两端尖细，菌体呈梭形。乳杆菌属为革兰氏阳性无芽胞细长弯曲的杆菌。丙酸杆菌属为革兰氏阳性无芽胞无鞭毛的多形性杆菌。

☞【注意事项】☚

1. 遵循实验室安全规定，按要求操作显微镜并做好使用后的维护工作。
2. 认真填写实验报告，绘图。

【问题与思考】

1. 厌氧菌有什么培养特点?
2. “汹涌发酵”现象是如何产生的?
3. 破伤风梭菌、产气荚膜梭菌和肉毒梭菌在显微镜下形态有什么不同?

附录

1. 疱肉培养基的配置

牛肉浸液	1000ml

蛋白胨	30g
磷酸二氢钠	5g
葡萄糖	3g
酵母膏	5g
可溶性淀粉	3g
肉渣适量	
pH 值	7.6 ~ 7.8

取新鲜牛肉，去脂肪去筋膜，绞肉机中搅碎后，加入蒸馏水 1000ml，和 1mol/L 氢氧化钠溶液 25ml，搅拌煮沸 15 ~ 20min。充分冷却后，去除表层脂肪，过滤、澄清加水补足至 1000ml 液体。加入除碎肉渣外的各种成分，校正 pH 值。碎肉渣用蒸馏水水洗晾至半干，分装于 15mm × 150mm 试管中 2 ~ 3cm 高度，每个试管中加入还原铁粉 0.1 ~ 0.2g 后，加入液体成分，液体成分高于肉渣表面 1 ~ 2cm，然后覆盖融化的凡士林 0.3 ~ 0.4cm，最后用高压蒸汽灭菌法进行高压蒸汽灭菌 15 ~ 20min，冷却后即可使用。

2. 葡萄糖固体培养基

葡萄糖	5g
蛋白胨	5g
琼脂	20g
磷酸二氢钾	2g
蒸馏水	1000ml
pH	7.2 ~ 7.4

将各种成分溶于 1000ml 蒸馏水中，校正 pH 值后，均匀混合充分溶解后分装于试管中，高压蒸汽灭菌 15 ~ 20min 冷却后即可使用。

3. 牛乳培养基 将适量鲜牛奶分装于试管中 3 ~ 4cm 高度，加入融化的凡士林 0.3 ~ 0.4cm 后，高压蒸汽灭菌 15 ~ 20min，冷却后即可使用。

（张明昱）

第五节 动物源性细菌的检测

【实验目的】

1. 掌握动物源性细菌的形态、染色性及培养特性。
2. 掌握布鲁菌玻片凝集试验。
3. 掌握青霉素串珠试验。

【实验内容】

1. 动物源性细菌的的形态、染色性及培养特性观察
2. 布鲁菌玻片凝集试验
3. 青霉素串珠试验

一、布鲁菌属

布鲁菌属人畜共患病的病原菌，有6个生物种，19个生物型。该菌属中对人致病的有羊、牛、猪、犬布鲁菌。

（一）形态及染色性观察

【材料】

1. 标本 布鲁菌的革兰氏染色标本片。
2. 器材 普通光学显微镜、香柏油、擦镜纸。

【方法】

油镜观察布鲁菌，注意其大小、形态及染色性。

【结果观察与分析】

布鲁菌为革兰氏阴性短小杆菌，大小为0.4～1.5μm×0.4～0.8μm。初次分离培养物涂片革兰氏染色，多呈现小球杆状。牛、猪布鲁菌次代培养物则可呈杆状，而羊布鲁菌仍为球杆状。

（二）培养物观察

布鲁菌为需氧菌，营养要求高，牛布鲁菌在初次分离培养时需提供5%～10% CO_2 环境方可生长。

在肝浸液琼脂平板培养基或马铃薯甘油血琼脂平板培养基，经37℃恒温培养箱培养5～7d，可形成无色、透明、圆形、中央稍凸起、边缘整齐、表面光滑、直径2～3mm的菌落。

（三）布鲁菌玻片凝集试验

【原理】

用已知的抗原（灭活的布鲁菌），检测患者血清中未知抗体。

【材料】

1. 标本 经56℃ 30min灭活的待检血清。
2. 试剂 诊断菌液（1.2×10^9 菌/ml灭活菌）、已知阳性血清、已知阴性血清。
3. 器材 载玻片。

【方法】

将1∶10稀释的患者血清、已知阳性血清和已知阴性血清分别滴加于玻片的3个区域，并在其背面标注。取等量的诊断菌液分别与1∶10稀释的患者血清、已知阳性血清和已知阴性血清混合，静置片刻后观察结果。

【结果观察与分析】

均匀浑浊为阴性，出现凝集颗粒为阳性。

二、鼠疫耶尔森菌

鼠疫耶尔森菌属于肠杆菌科的一类短小杆菌，可引起自然疫源性烈性传染病鼠疫。本小节中主要介绍其形态及染色性观察。

【材料】

1. 标本片 鼠疫耶尔森菌的革兰氏染色标本片，鼠疫耶尔森菌（30g/L NaCl的培养基培养物或陈旧培养基培养物）的革兰氏染色标本片。
2. 器材 普通光学显微镜、香柏油、擦镜纸。

【方法】

油镜观察鼠疫耶尔森菌，注意其大小、形态及染色性。

【结果观察与分析】

鼠疫耶尔森菌为革兰氏阴性的短粗杆菌，大小为（1～2）μm×（0.5～0.7）μm，两端钝圆且两极浓染，有荚膜，无鞭毛和芽胞。在含 30g/L NaCl 的培养基或陈旧的培养基中呈多形性，如出现球形、杆形、丝状、酵母样、哑铃状等多种形态。

三、炭疽芽胞杆菌

炭疽芽胞杆菌能引起人和草食动物的炭疽病，是重要的动物源性细菌。

（一）形态及染色性观察

【材料】

1．标本片　炭疽芽胞杆菌的革兰氏染色标本片。

2．器材　普通光学显微镜、香柏油、擦镜纸。

【方法】

油镜观察炭疽芽胞杆菌，注意其大小、形态、排列及染色性。

【结果观察与分析】

炭疽芽胞杆菌为革兰氏阳性菌，菌体粗大，大小为 5～10μm×1～3μm，两端平切，可呈长链状排列，酷似竹节。特殊结构方面炭疽芽胞杆菌无鞭毛，在 37℃及 5%CO_2 培养 24～48h 可形成荚膜。炭疽芽胞杆菌的芽胞位于菌体中央，为椭圆形，不宽于菌体。

（二）菌落观察

无毒株炭疽芽胞杆菌在普通琼脂平板上，37℃培养 24h，可见直径 2～3mm 的菌落。菌落灰白色、不透明、扁平粗糙、干燥无光泽、边缘不整齐，在低倍显微镜下观察边缘呈卷发状。有毒株在 37℃及 5%CO_2 条件下在含 $NaHCO_3$ 的血琼脂平板上出现荚膜，形成黏液性菌落。

（三）青霉素串珠试验

【原理】

炭疽芽胞杆菌和一些非致病的类炭疽芽胞杆菌如枯草杆菌、多黏杆菌等均为革兰氏阳性需氧芽胞杆菌，所以在形态上有类似之处，想要鉴别就需要荚膜肿胀试验或串珠试验等。下面就串珠试验进行简单介绍。炭疽芽胞杆菌在含有 0.05～0.5U/ml 的青霉素的培养基中细胞壁受损，可发生形态变异，形成大而均匀的圆球，因常呈链状排列，酷似串珠，故称串珠试验。而类炭疽芽胞杆菌则无此现象，可做鉴别。

【材料】

1．菌种　炭疽芽胞杆菌、枯草杆菌血平板培养物。

2．培养基　血清葡萄糖培养液两管（每管 0.8ml）。

3．试剂　1U/ml 青霉素液、美蓝染液、10%甲醛溶液。

4．器材　载玻片、无菌吸管、普通光学显微镜、香柏油、擦镜纸。

【方法】

1．将炭疽芽胞杆菌和枯草杆菌血平板培养物制成 $1\times10^8\sim3\times10^8$/ml 浓度的菌液。

2．在 2 支血清葡萄糖培养液试管内分别加入 0.1ml 的将炭疽芽胞杆菌和枯草杆菌稀释为 $1\times10^8\sim3\times10^8$/ml 浓度的菌液，再在各管中加入 0.1ml 1U/ml 青霉素液，置 37℃恒温培养箱 2～4h。

3．2～4h 后用接种环取菌液进行涂片、干燥、甲醛固定后亚甲蓝染色 5～10min，等玻片干燥后高倍镜下观察。

【结果】

炭疽芽胞杆菌形成长短不同的串珠（由大小均匀的圆珠串成）或呈单个肿大的圆珠，而枯草杆菌无此现象。

【注意事项】

本试验青霉素浓度要准确，接种菌量要适当，观察时间不宜过长一般不能超过 2h，否则菌体继续膨胀而破裂。

【问题与思考】

1．布鲁菌、鼠疫耶尔森菌、炭疽芽胞杆菌的形态及染色性各有何特点？

2．上述 3 种细菌都为动物源性细菌，它们分别引起什么疾病？

3．青霉素串珠试验原理是什么？

附录

血清葡萄糖肉汤培养液

（1）小牛血清 2ml

（2）0.25g 葡萄糖

（3）100ml 肉汤

将 0.25g 的葡萄糖加入 100ml 肉汤中滤过除菌后再加入 2ml 小牛血清。

（陶格斯）

第六节　白喉棒状杆菌的检测

【实验目的】

1．了解白喉棒状杆菌的形态、染色特点和培养特性。

2．了解白喉棒状杆菌的毒力检测及其意义。

【实验内容】

1．白喉棒状杆菌的染色

2．白喉棒状杆菌的分离培养

白喉棒状杆菌归属于放线菌科，是革兰氏阳性的细长杆菌，排列无规则，无鞭毛、芽胞和荚膜。棒状杆菌属种类繁多，主要包括白喉棒状杆菌、家白喉棒状杆菌、干燥棒状杆菌和微小棒状杆菌等，其中以白喉棒状杆菌致病性最强，可引起白喉（diphtheria），其他多为条件致病菌。白喉棒状杆菌染色时菌体着色不均匀，奈瑟（Neisser）染色和 Albert 染色可出现深染的颗粒，称为异染颗粒（metachromatic granules）。检测白喉棒状杆菌通常是观察其形态，异染颗粒可以结合临床症状做出诊断。白喉棒状杆菌的染色常用革兰氏染色法、Albert 染色法和奈瑟染色法，前面介绍过前两种染色，本节将介绍奈瑟染色法。

一、白喉棒状杆菌的染色

【原理】

用奈瑟染色法对白喉棒状杆菌进行染色，常在菌体内出现深染的颗粒，与菌体着色不同，称为异染颗粒。异染颗粒主要成分为核糖核酸和多偏磷酸盐，是本菌的重要特征之一，在细菌形态学上有重要意义，有助于鉴别。

【材料】

1．菌种 白喉棒状杆菌菌液。

2．试剂 无水乙醇、奈瑟染液甲、奈瑟染液乙。

3．器材 酒精灯、玻璃片、接种环、普通光学显微镜、香柏油、擦镜纸。

【方法】

1．涂片的制备 无菌操作条件下，用接种环取白喉棒状杆菌菌液 1～2 环，在玻璃片上涂成直径约 1cm 大小涂膜，加热干燥固定。

2．染色

（1）初染：滴加 1～2 滴奈瑟染液甲覆盖菌膜，染色 15～30s，用细水流缓慢冲洗，弃去玻片积水。

（2）复染：滴加奈瑟染液乙滴覆盖菌膜，染色 10～30s，用细水流缓慢冲洗，弃去玻片积水，用吸水纸吸干积水或者自然风干。

3．镜检 滴加香柏油 1 滴于菌膜上，油镜观察并记录试验结果。

【结果观察与分析】

白喉棒状杆菌奈瑟染色后，菌体呈黑色，细长略带弯曲，一端或两端膨大呈棒状，常呈 V 形或者 L 形态，排列无规则；菌体内可见着色较深的异染质颗粒。

【注意事项】

1．涂片均匀、薄厚大小适当，以免影响结果观察。

2．染色时间是试验成败关键，时间过长或过短都会影响结果正确性。

二、白喉棒状杆菌的分离培养

【原理】

白喉棒状杆菌为需氧菌或兼性厌氧菌，最适宜温度为 37℃，适宜 pH 值为 7.2～7.8，其分离常用吕氏血清斜面和亚碲酸钾血平板，在这两种培养基上白喉棒状杆菌生长快于其他细菌，形态典型，其中在吕氏血清斜面培养基上生长迅速，12～18h 后即形成光滑、细小圆形突起的菌落。在亚碲酸钾血平皿上因含有 0.03%～0.04% 亚碲酸钾可以抑制杂菌生长，白喉棒状杆菌能吸收亚碲酸钾，使其被还原成元素碲，菌落呈黑色。

【材料】

1．培养基 吕氏血清斜面培养基、亚碲酸钾血琼脂培养基。

2．器材 棉拭子、压舌板、恒温培养箱。

【方法】

1. 采取标本 用无菌棉拭子擦拭患者咽喉部病灶处，轻轻擦破假膜，蘸取炎症部位组织液。

2．接种培养 无菌操作，将蘸取液用棉拭子涂抹于吕氏血清斜面培养基，置于 37℃恒温培养箱培养 8～12h 后观察结果。同样方法接种于亚碲酸钾血琼脂培养基上，置于 37℃恒温培养箱培养 24 ~ 48h 后观察结果。

【结果观察与分析】

吕氏血清斜面培养基上，白喉棒状杆菌生长形成淡灰色菌落或者菌苔，圆形有突起，光滑细小。可挑取菌落制片，用奈瑟染色法染色后镜检异染颗粒进行确认。亚碲酸钾血琼脂培养基上，菌落或菌苔呈黑色，细小，光滑有凸起。

【注意事项】

非致病性棒状杆菌寄居于人体皮肤和黏膜，形态培养特性及生化反应类似白喉棒状杆菌，注意区分。

【问题与思考】

1. 简述白喉棒状杆菌的形态、染色特点和培养特性。

2. 简述异染颗粒的意义。

附录：染色液的配制

奈瑟染液

（1）奈瑟染液甲

A 液：亚甲蓝	1g
95% 乙醇	30ml
冰醋酸	50ml
蒸馏水	100ml
B 液：结晶紫	1g
95% 乙醇	10ml
蒸馏水	300ml

取第一液 2 份与第二液 1 份均匀混合即成奈瑟染液甲。

（2）奈瑟染液乙

黄吡精	1 ~ 2g
热蒸馏水（约 50℃）	300ml

黄吡精充分溶解于热蒸馏水中，过滤待用。

（张明昱）

第七节　弧菌和螺杆菌的检测

【实验目的】

1. 掌握霍乱弧菌和副溶血性弧菌形态特征、染色性、生化特点及其在培养基中的生长现象。

2. 掌握霍乱弧菌的快速诊断方法。

3. 掌握幽门螺杆菌形态、染色及培养特性，熟悉其分离鉴定的方法。

【实验内容】

1. 霍乱弧菌和副溶血性弧菌形态观察

2．霍乱弧菌和副溶血性弧菌的生长现象观察
3．霍乱弧菌和副溶血性弧菌的生化反应鉴定
4．霍乱弧菌感染的快速诊断
5．胃黏膜幽门螺杆菌的分离鉴定

一、霍乱弧菌和副溶血性弧菌的形态观察

【材料】

1．标本片　霍乱弧菌的革兰氏染色标本片、鞭毛染色标本片；副溶血性弧菌革兰染色标本及鞭毛染色标本片。

2．菌种　霍乱弧菌碱性蛋白胨水幼龄培养物。

3．器材　载玻片、普通光学显微镜、香柏油、擦镜纸、暗视野显微镜等。

【方法】

1．油镜下逐一观察霍乱弧菌的革兰氏染色标本片、鞭毛染色标本片、副溶血性弧菌革兰氏染色标本及鞭毛染色标本片。

2．制备霍乱弧菌悬滴标本片或压滴标本片，具体操作参照第八章第二节，暗视野显微镜下观察。

【结果观察与分析】

1．霍乱弧菌为革兰氏阴性菌，菌体短小，稍有弯曲，呈括号状，有时呈平行排列似“鱼群状”，具有一根极端鞭毛。

2．副溶血弧菌大多散在，偶尔成对排列，也为革兰氏阴性菌，具有多形性，除表现为弧形外，还可呈棒状、丝状，两端浓染，具有单鞭毛。

3．暗视野显微镜下观察霍乱弧菌悬滴标本片或压滴标本片，可见细菌呈鱼群穿梭样运动，运动活泼。

二、霍乱弧菌和副溶血性弧菌的培养现象观察

【材料】

1．培养基　霍乱弧菌的常用培养基包括碱性蛋白胨水、碱性琼脂平板、TCBS 平板。副溶血性弧菌的常用培养基包括 SS 平板、3.5%NaCl 蛋白胨水、TCBS 平板。

2．菌种　霍乱弧菌碱性蛋白胨水幼龄培养物、副溶血性弧菌的 3.5%NaCl 蛋白胨水幼龄培养物。

3．器材　载玻片、接种环、酒精灯、恒温培养箱等。

【方法】

1．用接种环蘸取霍乱弧菌菌液以分区划线的方法接种于碱性琼脂平板和 TCBS 平板表面。放置 37℃培养 18 ~ 24h 观察结果。

2．取适量霍乱弧菌菌液接种于碱性蛋白胨水中，充分混匀，37℃培养 6 ~ 9h 观察结果。

3．用接种环蘸取副溶血性弧菌菌液以分区划线的方法接种于 SS 琼脂平板和 TCBS 平板表面。放置于 35℃培养 18 ~ 24h 观察结果。

4．取适量副溶血性弧菌菌液接种于 3.5%NaCl 蛋白胨水中，充分混匀，35℃培养 6 ~ 9h 观察结果。

【结果观察与分析】

1. 霍乱弧菌和副溶血性弧菌在液体培养基中生长现象　液体表面形成菌膜，同时液体浑浊。

2. 霍乱弧菌在碱性琼脂平板上形成圆形、表面扁平、边缘整齐、无色、透明或半透明、光滑湿润、中等大小直径约 2mm 的水滴状菌落。

3. 霍乱弧菌在 TCBS 平板表面，菌落呈黄色背景为绿色，对比明显，所形成的菌落为圆形、表面扁平、边缘整齐、黄色、光滑湿润、中等大小的菌落。

4. 副溶血性弧菌在 SS 琼脂平板上形成菌落特点为圆形、直径 1 ~ 2mm、表面隆起、边缘整齐、无色半透明。

5. 副溶血性弧菌在 TCBS 平板形成绿色、中心颜色更深、表面隆起、边缘整齐、不透明、中等大小、直径 1 ~ 2.5mm 的菌落。

三、霍乱弧菌和副溶血性弧菌的生化反应鉴定

【材料】

1. 生化反应培养基　克氏双糖铁培养基（3%NaCl）、MIU（3%NaCl）、蔗糖、甘露醇、阿拉伯糖、葡萄糖培养基中，无 NaCl 蛋白胨水、含 7%NaCl 的蛋白胨水、含 10%NaCl 的蛋白胨水。

2. 菌种　霍乱弧菌碱性琼脂平板培养物、副溶血性弧菌的 3%NaCl 碱性琼脂平板培养物。

3. 试剂　0.5% 去氧胆酸钠水溶液、氧化酶试剂（1% 盐酸四甲基对苯二胺或 1% 盐酸二甲基对苯二胺）。

4. 器材　载玻片、接种环、酒精灯、恒温培养箱等。

【方法】

1. 挑取霍乱弧菌单个菌落分别接种于蔗糖、甘露醇、阿拉伯糖、葡萄糖培养基中，37℃培养 18 ~ 24h 观察结果。

2. 挑取副溶血性弧菌单个菌落分别接种于 KIA（3%NaCl）、MIU（3%NaCl）、蔗糖、甘露醇、阿拉伯糖培养基，无 NaCl 蛋白胨水、含 7%NaCl 的蛋白胨水、含 10%NaCl 的蛋白胨水中，35℃培养 18 ~ 24h 观察结果。

3. 氧化酶试验。取洁净滤纸 1 块，蘸取霍乱弧菌少许，然后滴加氧化酶试剂，滴加后立即观察颜色变化。为保证结果的准确性，可以分别用铜绿假单胞菌和大肠埃希菌作为阳性和阴性对照。

4. 黏丝试验　将 0.5% 去氧胆酸钠水溶液滴加于载玻片上，取适量霍乱弧菌加入其中搅拌，配成浓细菌悬液，1min 内观察菌液变化，并用接种环挑取菌液。

【结果观察与分析】

1. 氧化酶试验　加入氧化酶试剂后立即呈粉红色且颜色逐渐加深，直至深紫色，为阳性。

2. 黏丝试验　如 1min 内菌液由浑浊变清澈、变黏稠，挑取时可拉出细丝为阳性结果。

3. 霍乱弧菌主要生化反应　如结果与表 9-7-1 一致，可初步鉴定为霍乱弧菌。

表 9-7-1　霍乱弧菌生化反应结果

生化反应	氧化酶试验	黏丝试验	葡萄糖	蔗糖	甘露醇	阿拉伯糖
霍乱弧菌	+	+	+	+	+	−

4．副溶血弧菌生化反应结果　如结果与表 9-7-2 一致，可初步鉴定为副溶血弧菌。

表 9-7-2　副溶血弧菌生化反应结果

培养基	KIA				MIU			蔗糖	甘露醇	阿拉伯糖	无 NaCl 蛋白胨水	7%NaCl 蛋白胨水	10%NaCl 蛋白胨水
	斜面	底层	硫化氢	气体	吲哚	尿素	动力						
副溶血弧菌	−	+	−	−	+	−	+	−	+	+/−	−	+	−

注：表中无特别说明的生化反应管均含有 3%NaCl

四、霍乱弧菌感染的快速诊断

（一）直接涂片染色

【材料】

1．标本　可疑霍乱患者米泔水样便。

2．染液　革兰氏染液。

3．其他　载玻片、接种环、酒精灯、普通光学显微镜、香柏油、擦镜纸等。

【方法】

用接种环挑取米泔水样便置于载玻片上，进行涂片、干燥、固定，然后经革兰氏染色，油镜下观察。

【结果观察与分析】

如观察到菌体稍弯，呈鱼群状排列的革兰氏阴性弧菌，可做霍乱弧菌感染的初步判定。

（二）动力试验和制动试验

【原理】

霍乱弧菌具有单鞭毛，运动活泼，暗视野显微镜下可见鱼群穿梭样运动。但假如霍乱弧菌与免疫血清相遇并发生结合则运动停止，此试验称制动试验。

【材料】

1．标本　可疑霍乱患者米泔水样便。

2．器材　载玻片、接种环、酒精灯、暗视野显微镜等。

【方法】

1．制备霍乱弧菌悬滴或压滴标本片，标记为 1 号（参照第八章第二节）。

2．暗视野显微镜下观察霍乱弧菌的动力。

3．同法再制备 1 张标本片，标记为 2 号，加入 1 滴霍乱 O 多价诊断血清（效价 1∶64），3 ~ 5min 观察结果。

【结果观察与分析】

1 号标本片暗视野显微镜下可见鱼群穿梭样运动，2 号标本片 3 ~ 5min 运动终止，可做霍乱弧菌感染的初步判定。

（三）免疫荧光菌球试验

【原理】

霍乱弧菌荧光抗体与水样便中霍乱弧菌共同孵育可发生特异性结合，荧光显微镜下可见细菌集聚形成的带有荧光的球状物。

【材料】

1．标本　可疑霍乱患者米泔水样便。

2．培养基及抗体　碱性蛋白胨水、霍乱弧菌荧光抗体。

3．器材　载玻片、接种环、荧光显微镜、恒温培养箱等。

【方法】

1．用碱性蛋白胨水适度稀释荧光抗体，在清洁载玻片的两端各 1 滴，再分别取 1 环水样便与之充分混匀。

2．放湿盒中于 37℃培养 4～6h，荧光显微镜下观察结果。

【结果观察与分析】

荧光显微镜下看见较大（可达 200μm）、亮度较高、结构疏松、变异成卷发状的荧光球状物，为阳性结果。

（四）葡萄球菌蛋白 A 协同凝集试验

【原理】

葡萄球菌蛋白 A（staphylococcal prottin A，SPA）是金黄色葡萄球菌表面的一种蛋白质，可以特异性结合 IgG 抗体的 Fc 段，当已经与金黄色葡萄球菌结合的 IgG 又遇到相应抗原仍可发生特异性结合，同时使得细菌集聚形成肉眼可见的凝集颗粒，因此该试验被称为协同凝集试验。

【材料】

1．标本　可疑霍乱患者米泔水样便、正常人粪便上清液。

2．试剂　致敏 SPA 液（与霍乱弧菌免疫血清 IgG 发生特异性结合）。

3．其他　载玻片、移液器等。

【方法】

1．将致敏 SPA 液分别加在载玻片的 A、B 等 2 个区域各 1 滴。

2．在 A 区继续滴加等量的患者粪便上清液，在 B 区继续滴加等量的正常人粪便上清液，轻轻晃动玻片 2min 内观察结果。

【结果观察与分析】

2min 内观察是否出现颗粒样凝集，并判断凝集程度，以 1～4 个“+”来表示。

1．即刻发生凝集，可见粗大颗粒，液体变澄清，为“++++”。

2．较快出现凝集，可见较大颗粒，液体变澄清，为“+++”。

3．逐渐出现小颗粒凝集物，液体轻微浑浊，为“++”。

4．逐渐出现细小凝集颗粒，液体仍浑浊，为“+”。

5．不出现凝集颗粒，液体仍浑浊，为不凝集，用“–”表示。

☞【注意事项】☚

需特别注意无菌操作和个人防护。

五、幽门螺杆菌的分离鉴定

（一）幽门螺杆菌的分离培养

【原理】

幽门螺杆菌为微需氧菌，培养条件要求有 5%O_2、85%N_2 及 10%CO_2，在选择培养基

Camp-BAP 平板上形成菌落为圆形、半透明、针尖样菌落。

【材料】

1．标本 胃活检组织。

2．培养基 Camp-BAP 平板，葡萄糖磷酸肉汤。

3．器材 研钵、接种环、酒精灯、恒温培养箱等。

【方法】

1．将胃黏膜组织在葡萄糖磷酸肉汤培养基中研碎制成匀浆。

2．用接种环蘸取上步悬液以分区划线法接种到 Camp-BAP 平板，37℃培养 3d 后观察结果。

【结果观察与分析】

观察 Camp-BAP 平板上是否形成圆形、半透明、光滑湿润、表面扁平的针尖样菌落。

☞【注意事项】

胃活检标本采集时往往每处采集 2 份，一份送病理，另一份做细菌学检查。标本应立即送检，也可置于 4℃冰箱短期保存，但务必于 4h 内使用。

（二）幽门螺杆菌的初步鉴定

【原理】

将分离培养获得的幽门螺杆菌可疑菌落进行涂片，革兰氏染色及鞭毛染色，观察细菌形态、染色性及鞭毛特点。制备悬滴标本观察动力。

【材料】

1．标本 Camp-BAP 平板幽门螺杆菌可疑菌落。

2．染色液 革兰氏染液，鞭毛染液。

3．器材 载玻片、接种环、暗视野显微镜、普通光学显微镜、香柏油、擦镜纸等。

【方法】

1．在 2 个干净载玻片上各滴加 1 滴生理盐水，继而用接种环沾取幽门螺杆菌可疑菌落置于其中混匀，进行涂片、干燥、固定，一张玻片行革兰氏染色，另一张行鞭毛染色，油镜下观察结果。

2．利用幽门螺杆菌可疑菌落制备悬滴或压滴标本片，暗视野显微镜下观察细菌动力。

【结果观察与分析】

1．革兰氏染色标本片显示细菌为革兰氏阴性菌，菌体弯曲呈现 S 形、V 形、弧形、杆状或海鸥状。

2．鞭毛染色标本片可见细菌具有单鞭毛或丛鞭毛。

3．悬滴或压滴标本片可见细菌运动活泼。

符合上述特点可初步判定该菌为幽门螺杆菌。

☞【注意事项】

幽门螺杆菌革兰氏染色不易着色，应适当延长染色时间。

（三）幽门螺杆菌的生化鉴定

【原理】

将分离培养获得的幽门螺杆菌典型菌落做氧化酶、触酶、脲酶试验，如均呈阳性接着做马尿酸分解试验、葡萄糖分解试验、布氏半固体加胱氨酸试验（硫化氢试验）。

【材料】

1．标本　Camp-BAP 平板幽门螺杆菌培养物。

2．培养基　1% 葡萄糖 CTA、布氏肉汤培养基、脲素培养基。

3．试剂　0.1% 马尿酸钠水溶液、茚三酮试剂、琼脂、L- 盐酸半胱氨酸、氧化酶试剂、3%H_2O_2、醋酸铅纸条。

4．器材　恒温培养箱、接种环、酒精灯等。

【方法】

1．触酶试验　取洁净玻片 1 张，中间划线分为两区，左侧滴加 3%$H_2O_2$1 滴，右侧滴加生理盐水 1 滴，再以接种环挑取 Camp-BAP 平板中可疑幽门螺杆菌少许，分别加入 H_2O_2 及生理盐水中，充分混匀，观察是否有气泡产生。

2．氧化酶试验　取洁净滤纸 1 块，蘸取幽门螺杆菌少许，然后加氧化酶试剂（1% 盐酸二甲基对苯二胺），滴加后立即观察颜色变化。

3．快速脲酶试验　将可疑幽门螺杆菌大量接种于脲素培养基，2h 内即可检测到结果。

4．葡萄糖分解试验　将可疑幽门螺杆菌纯培养物接种于 1% 葡萄糖 CTA 培养基，微需氧环境下 35℃培养 2～4d，观察培养基颜色变化。

5．马尿酸水解试验　用 0.1% 马尿酸钠水溶液配置 108/ml 的细菌悬液，置于微需氧环境 37℃培养 2h，离心后吸取上清液，加入茚三酮试剂 0.1ml 后观察颜色变化。

6．布氏半固体加胱氨酸试验　在布氏肉汤试管中加入琼脂使其终浓度为 0.16%，再加入 0.02%L- 盐酸半胱氨酸，在此培养基中接种可疑幽门螺杆菌纯培养物，继而在试管口悬挂醋酸铅纸条，35℃培养 2～4d，观察纸条下部颜色变化。

【结果观察与分析】

1．触酶试验　滴加 H_2O_2 后 30s 左右有气泡产生为触酶试验阳性。

2．氧化酶试验　滴加氧化酶试剂后立即观察颜色变化，如呈现粉红色且颜色逐渐加深，直至深紫色为阳性。

3．快速脲酶试验　2h 内即观察到培养基由黄变红或紫红色为阳性，不变色为阴性。

4．葡萄糖分解试验　培养基由红变黄为阳性，颜色未改变为阴性。

5．马尿酸水解试验　加入茚三酮试剂后出现紫色为阳性，呈无色或淡蓝色为阴性结果。

6．布氏半固体加胱氨酸试验　醋酸铅纸条下部变黑为阳性结果。

7．幽门螺杆菌主要生化反应结果　见表 9-7-3。

表 9-7-3　幽门螺杆菌主要生化反应结果

触酶试验	氧化酶试验	脲酶试验	葡萄糖分解试验	马尿酸水解试验	布氏半固体加胱氨酸试验	鉴定结果
+	+	+	－	－	+	幽门螺杆菌

附录

1．Camp-BAP 培养基

胰蛋白胨	10.0g
蛋白胨	10.0g

葡萄糖	1.0g
酵母浸膏	2.0g
氯化钠	5.0g
焦亚硫酸钠	0.1g
琼脂	15.0g
蒸馏水	1000ml
硫乙醇酸钠	1.5g
万古霉素	10mg
多黏菌素 B	2500 U
两性霉素 B	2mg
头孢霉素	15mg
脱纤维羊血	50ml

（1）除抗生素和脱纤维羊血之外，将其他成分混合，加热溶解，校正 pH 值到 7.0 ± 0.2。分装每瓶 100ml。121℃高压灭菌 15 ~ 20min 备用。此为布氏琼脂基础培养基。

（2）临用前，加热溶解上述基础琼脂，冷至 60℃左右。每 100ml 基础琼脂中，加入脱纤维羊血 5ml、多黏菌素 B 和万古霉素混合液 0.5ml 及两性霉素 B、头孢霉素混合液 0.5ml，摇匀，倾注平板。

（3）两性霉素 B、头孢霉素混合液配法。称两性霉素 B 2mg 和头孢霉素 15mg 与无菌蒸馏水 5ml 混合即成。多黏菌素 B 和万古霉素混合液以相同方法配制。

2．茚三酮试剂

茚三酮	2.0g
丙醇	50ml
丁醇	50ml

将丙醇和丁醇等体积混合后加入茚三酮，震荡混匀即可。

（卢　莎）

第八节　其他微生物感染的检测

【实验目的】

1．掌握支原体、衣原体、立克次体、螺旋体的常用检测方法。

2．了解冷凝集试验、外－斐反应、RPR 试验的原理。

3．了解放线菌硫磺颗粒、色素颗粒检查法。

4．掌握常见真菌的检测方法。

【实验内容】

1．肺炎支原体菌落观察和冷凝集试验

2．沙眼衣原体包涵体检测

3．立克次体外－斐反应

4．螺旋体形态检查和梅毒螺旋体 RPR 试验

5．放线菌硫磺颗粒、色素颗粒检查

6．真菌基本形态、菌落特征观察

7．常见深部感染真菌、浅部感染真菌的检测

一、支原体、衣原体、立克次体、螺旋体的检测

（一）肺炎支原体的检测

【原理】

支原体是一类无细胞壁呈高度多形性，可以通过细菌滤器，能在无生命培养基上生长繁殖的最小的原核细胞型微生物。在固体培养基上形成“油煎蛋样”微小菌落。肺炎支原体主要侵犯呼吸系统，可引起原发性非典型肺炎。感染肺炎支原体的患者体内常产生冷凝集素，它是一类 IgM 型自身抗体，在 4℃情况下可与人 O 型红细胞发生凝集，放于 37℃时红细胞凝集现象消失，称之为冷凝集试验。冷凝集试验可以辅助诊断肺炎支原体感染。

【材料】

1．标本　肺炎支原体菌落标本片、待检患者血清。

2．试剂　生理盐水、1% 人 O 型红细胞。

3．器材　普通光学显微镜、小试管、移液管、冰箱、水浴锅、记号笔。

【方法】

1．菌落观察　将肺炎支原体菌落标本片置于普通光学显微镜低倍镜下观察。

2．冷凝集试验　按表 9-8-1 加入各种试剂。

（1）取 10 支试管依次编号 1～10，每管加入 0.5ml 生理盐水。

（2）取待检血清 0.5ml 加入 1 号管中，充分混匀，吸出 0.5ml 加入 2 号管，按此方法依次稀释至 9 号管，充分混匀后吸出 0.5ml 弃去。此时 1～9 号管血清稀释倍数依次为 1∶2、1∶4、1∶8、1∶16、1∶32、1∶64、1∶128、1∶256、1∶512。10 号管不加待检血清，为红细胞对照管。

（3）各管分别加入 1% 人 O 型红细胞 0.5ml，摇匀，置于 4℃冰箱过夜。

（4）次日，从冰箱中取出试管后立即观察结果。

表 9-8-1　冷凝集试验操作程序

试管	1	2	3	4	5	6	7	8	9	10
生理盐水 /ml	0.5	0.5	0.5	0.5	0.5	0.5	0.5	0.5	0.5	0.5
待检血清 /ml	0.5	→0.5	→0.5	→0.5	→0.5	→0.5	→0.5	→0.5	→0.5	-
										（弃 0.5）
血清稀释度	1∶2	1∶4	1∶8	1∶16	1∶32	1∶64	1∶128	1∶256	1∶512	-
1% 红细胞 /ml	0.5	0.5	0.5	0.5	0.5	0.5	0.5	0.5	0.5	0.5

【结果观察与分析】

1．菌落观察结果　低倍镜下可见肺炎支原体菌落大小不一，呈圆形，边缘整齐，中心区域致密周围环以浅色带，似“油煎蛋”。

2．冷凝集试验结果

（1）先观察红细胞对照10号管，红细胞沉积在管底，轻摇试管红细胞完全散开，无凝集现象。再观察1～9号管，若出现红细胞凝集呈边缘不整齐的凝集物，且轻摇试管红细胞不易散开，为阳性结果，记录凝集效价。

（2）将凝集的试管放入37℃水浴约15min，如红细胞凝集现象消失，则证实为真正的冷凝集。

（3）通常凝集效价高于1：64有辅助诊断意义。效价越高或双份血清呈4倍以上升高，肺炎支原体新近感染的可能性越大。

【注意事项】

1．观察支原体菌落需要借助低倍镜。

2．冷凝集试验中，试管从4℃冰箱取出后应立即观察。

（二）沙眼衣原体的检测

【原理】

衣原体是一类体积微小能通过除菌滤器的原核细胞型微生物，专性细胞内寄生，在其独特发育周期的不同阶段存在两种不同形态结构的颗粒，即原体和始体（网状体）。在衣原体感染的易感细胞内可观察到含始体和原体的空泡，称为包涵体。不同发育时期包涵体形态大小有所差别。通过Giemsa染色或碘液染色，普通光学显微镜检查细胞内包涵体的存在，具有辅助诊断意义。沙眼衣原体是临床主要致病性衣原体之一，其分为3个生物亚种、多个血清型，不同生物亚种和血清型引起不同种疾病，包括沙眼、包涵体性结膜炎、泌尿生殖道感染、性病淋巴肉芽肿、沙眼衣原体肺炎。

【材料】

1．标本　患者眼结膜刮片或眼结膜棉拭子。

2．试剂　Giemsa染液、甲醇、蒸馏水、卢戈碘液。

3．器材　载玻片、普通光学显微镜、香柏油、擦镜纸。

【方法】

1．Giemsa染色　取患者眼结膜上皮细胞刮片或眼结膜棉拭子涂片，自然干燥后用甲醇固定，加稀释的Giemsa染液染色。用蒸馏水缓慢冲洗，玻片干燥后油镜下观察。

2．碘液染色　标本涂片干燥后，甲醇固定5～10min，自然干燥后滴加卢戈碘液染色10min，蒸馏水缓慢冲洗，玻片干燥后油镜下观察。

【结果观察与分析】

1．Giemsa染色　上皮细胞质内可见蓝色（网状体）或紫红色（原体）包涵体，多数呈散在型散布于胞质中。有的包涵体可呈帽型，大小不一，紧靠细胞核上或稍有间隙。也可见填塞型和桑椹型。

2．碘液染色　上皮细胞内可见沙眼衣原体的棕色包涵体。

（三）立克次体的检测

【原理】

立克次体是一类绝大多数专性寄生在活细胞内的原核细胞型微生物，常以节肢动物作为寄生宿主或传播媒介，大多是人畜共患病原体。外－斐反应是辅助诊断立克次体病常用的血清学检验方法之一。变形杆菌某些菌株（OX_{19}、OX_2、OX_K）与立克次体有共同的耐热多糖抗原，且易于培养，故外－斐反应利用变形杆菌代替立克次体做已知抗原与患者血清进行凝集试验。

【材料】

1．标本　待检患者血清。

2．试剂　生理盐水、变形杆菌 OX_{19}、OX_2、OX_K 诊断菌液、碱性亚甲蓝染液、苯酚（碳酸）复红稀释液。

3．器材　小试管、试管架、移液管、记号笔、恒温培养箱。

【方法】

1．取 30 支小试管，置于试管架上排成 3 排，每排 10 支进行编号。

2．加生理盐水 0.9ml 于每排第 1 管内，其余管各加生理盐水 0.5ml。

3．取患者血清 0.3ml，每排第 1 管中各分 0.1ml，充分混匀后，取 0.5ml 转入第 2 管中，依此类推，稀释至第 9 管充分混匀后，吸出 0.5ml 弃去，3 排试管均按上述方法稀释血清。此时第 1 管至第 9 管血清稀释倍数依次为 1∶10、1∶20、1∶40、1∶80、1∶160、1∶320、1∶640、1∶1280、1∶2560。第 10 管不加血清，为抗原对照管。

4．将 OX_{19}、OX_2、OX_K3 种诊断菌液分别加入 3 排试管中，每管加 0.5ml，充分混匀。

5．置于 37℃恒温培养箱中过夜，次日观察结果。

【结果观察与分析】

先观察抗原对照管应无凝集反应，再观察其他各管凝集情况，根据液体透明度和凝集程度，以“＋＋＋＋”、“＋＋＋”、“＋＋”、“＋”、“－”符号记录。

＋＋＋＋：细菌全部凝集成颗粒状沉于管底，上清液完全澄清。

＋＋＋：大部分细菌凝集沉于管底，上清液澄清度达 75%。

＋＋：约一半细菌凝集沉于管底，上清液澄清度达 50%。

＋：仅少部分细菌凝集沉于管底，上清液浑浊，澄清度达 25%。

－：管底无颗粒状凝集，液体均匀浑浊。

按照以上标准依次判断每排第 1 管至第 9 管的凝集程度，以出现“＋＋”凝集程度的血清最高稀释倍数作为患者血清的凝集效价。单份血清的凝集效价超过 1∶160 有诊断意义，双份血清效价 4 倍增高时，可作为立克次体近期感染的指标。结果判断参考表 9-8-2。

表 9-8-2　外－斐反应结果判断表

疾病	OX_2	OX_{19}	OX_K
斑疹伤寒	++++	+	—
Q 热	—	—	—
恙虫病	—	—	++++
斑点热	++++ 或 ++	+ 或 ++++	—

☞【注意事项】☚

变形杆菌 OX_{19}、OX_2、OX_K 菌株应从国家正规菌种保藏机构获得，以保证结果准确性。

（四）螺旋体的检测

【原理】

螺旋体是一类螺旋状弯曲、细长、柔软、运动活泼的原核细胞型微生物。其中对人类和动物有致病性的螺旋体主要包括 3 个属：钩端螺旋体属、疏螺旋体属和密螺旋体属。不同属的螺旋体的螺旋数目、规则程度及螺旋间距各不相同。梅毒螺旋体是人类梅毒的病原体，其微生物检查方法包括直接镜检、核酸检测及血清学试验。人体感染梅毒螺旋体后体内产生抗梅毒螺旋体特异性抗体、抗脂质抗体（非特异性抗体）等多种抗体，血清学试验即通过测定患者体内抗体检查梅毒。血清学试验包括非特异性试验和特异性试验两类。前者用于筛选性检查，目前国际通用 VDRL（venereal disease research laboratory）试验和快速血浆反应素环状卡片试验（rapid plasma reagin circle card，RPR）；后者用于辅助诊断，主要包括荧光密螺旋体抗体吸附试验（fluorescent treponemal antibody-absorption，FTA-ABS）、梅毒螺旋体荧光抗体双染色试验（FTA-ABS-double staining，FTA-ABS-DS）等。RPR 试验是 VDRL 试验的一种改良方法，是用牛心提取的心磷脂、卵磷脂和胆固醇作为抗原，将抗原吸附在活性炭颗粒表面，在体外通过观察间接炭颗粒凝集来测定患者血清中的反应素（抗脂质抗体）。由于该方法简便、快速、不需用显微镜观察，国内常选用 RPR 试验做梅毒患者的初筛。

【材料】

1．标本　钩端螺旋体形态标本片（镀银染色）、梅毒螺旋体形态标本片（镀银染色）、回归热螺旋体形态标本片（Giemsa 染色）、梅毒患者血清。

2．试剂　RPR 抗原。

3．器材　普通光学显微镜、香柏油、擦镜纸、RPR 卡片（印有 12 个直径 18mm 圆圈的特制试验卡片）、塑料加液滴管（每滴 50μl）、水平旋转仪。

【方法】

1．螺旋体的形态学检查　取螺旋体形态标本片，滴香柏油在油镜下观察，比较 3 种螺旋体的形态。

2．梅毒螺旋体的血清学检验——快速血浆反应素环状卡片试验（RPR）

（1）定性试验

1）取患者待检血清 50μl 滴入 RPR 卡片的圆圈内并涂开至整个圆圈。

2）用塑料加液滴管取 RPR 抗原加入 1 滴于圈内。

3）将卡片置于转速 100r/min 水平旋转仪上旋转 8min。

4）取出卡片，亮光下立即肉眼观察，判定结果。

（2）定量试验：根据定性试验结果阳性或弱阳性者需要做定量试验。将患者血清在卡片圆圈内做一系列倍比稀释（一般 6～8 个稀释度），使各圆圈内血清稀释度分别为 1∶1、1∶2、1∶4、1∶8、1∶16、1∶32，用塑料加液滴管取 RPR 抗原各个圆圈内加入 1 滴，把玻片放在转速 100r/min 旋转器中 8min 后，取出立即明亮处肉眼判定结果。

【结果观察与分析】

1．螺旋体的形态学检查　钩端螺旋体镀银染色的形态标本片中，视野背景呈淡黄褐色，螺旋体呈棕褐色细线形，一端或两端弯曲成 S、C 等形状，整体粗细均匀；梅毒螺旋体标本片中背景、螺旋体呈色与钩端螺旋体标本片相似，形态小而纤细，顶端尖直，可见致密而规则的 8～14 个螺旋。回归热螺旋体 Giemsa 染色标本片中，螺旋体细长柔软呈红色，可见 4～8 个螺旋稀疏且不规则。

2．梅毒螺旋体的血清学检验——快速血浆反应素环状卡片试验（RPR）

（1）定性试验：根据黑色炭凝集程度来判定。

阴性结果可见黑色炭均匀分布，无凝集；阳性结果可见明显黑色炭凝集呈颗粒或絮片状。根据圆圈内颗粒或絮片的有无及大小记录“＋＋＋＋”“＋＋＋”“＋＋”“＋”结果。阳性和弱阳性血清需再做定量试验。

（2）定量试验：判读标准同上，以出现阳性反应的血清最高稀释倍数为血清效价。

☞【注意事项】☚

1．RPR 试验在 23～29℃条件下进行。

2．RPR 抗原用时应充分摇匀后垂直滴加。

3．从水平旋转仪上取出卡片后应立即观察。

二、放线菌的检测

【原理】

放线菌是一类丝状、分枝生长的原核细胞型微生物，广泛存在于自然界。放线菌多数不致病，是抗生素的主要产生菌，引起人类疾病的主要有放线菌属和诺卡菌属，前者主要引起内源性感染，常导致软组织化脓性炎症；后者多引起外源性感染，常导致原发性化脓性肺炎。放线菌导致的病灶组织、脓汁和渗出液中常形成肉眼可见的小颗粒，硫磺样颗粒或色素颗粒。硫磺样颗粒呈黄褐色或黄色，较硬；诺卡菌属放线菌造成的感染病灶可检出色素颗粒，如星型诺卡氏放线菌可检出红色或黑色的色素颗粒。检查标本中的颗粒并做压片镜检是常用简便方法。

【材料】

1．标本　患者病灶、瘘管的脓汁、渗出液、痰液等。

2．试剂　蒸馏水、5%～10%NaOH 溶液、革兰氏染液。

3．器材　平皿、载玻片、盖玻片、普通光学显微镜。

【方法】

1．将脓汁、痰液、渗出液标本放在平皿内，仔细寻找“硫磺样颗粒”或色素颗粒，用无菌注射器抽取未破脓肿的脓汁更易发现“硫磺样颗粒”。

2．将“硫磺样颗粒”或色素颗粒放在载玻片上，滴蒸馏水或 5%～10%NaOH 溶液 1 滴，加盖玻片后轻轻压平，高倍镜检查。可进行革兰氏染色后镜检，观察形态及染色性。

【结果观察与分析】

压片后直接观察可见颗粒呈菊花状，棒状长菌丝呈放射状由中心发散出。革兰氏染色后颗粒中心呈革兰氏染色阳性，周围长丝末端大部分呈革兰氏染色阴性。

☞【注意事项】☚

如未检出颗粒，应注意与结核分枝杆菌区别。

三、真菌的检测

真菌是一类具有典型细胞核和完善细胞器，不含叶绿素、无根茎叶分化的真核细胞型微生物。按形态真菌分为单细胞和多细胞两大类。大多数真菌对人无害，少数对人致病。不同真菌致病形式不同，包括致病性真菌感染和条件致病性真菌感染，真菌还会引起超敏反应性疾病，某些真菌毒素可引起机体中毒甚至引发肿瘤。致病真菌和条件致病真菌引起的真菌病按感染部位可分为浅部真菌感染和深部真菌感染。

（一）真菌的形态特点及菌落特征

【原理】

单细胞真菌包括酵母型真菌和类酵母型真菌，形态结构简单呈圆形或卵圆形，类酵母型真菌具有假菌丝；多细胞真菌又称霉菌，形态结构较复杂由菌丝和孢子组成，且不同多细胞真菌的菌丝和孢子形态各异。真菌的形态，特别对于多细胞真菌是鉴别的重要指标。真菌对营养要求不高，常选用沙氏培养基，不同真菌所形成菌落的特征各异，也是鉴别真菌的重要指标。

【材料】

1. 标本 新生隐球菌墨汁染色标本片、白假丝酵母菌乳酸酚棉蓝染色标本片、青霉菌标本片、曲霉菌标本片、根霉菌标本片、白假丝酵母菌斜面培养物、新型隐球菌斜面培养物、絮状表皮癣菌斜面培养物。

2. 器材 普通光学显微镜。

【方法】

1. 基本形态观察 用普通光学显微镜高倍镜或油镜观察标本片，重点观察单细胞真菌有无假菌丝；多细胞真菌菌丝是否分隔，曲霉、青霉的分生孢子和根霉的孢子囊孢子的特点。

2. 菌落特征观察 认真观察沙氏培养基上菌落特征，区分单细胞真菌和多细胞真菌菌落形态差异。

【结果观察与分析】

1. 基本形态观察 新生隐球菌墨汁染色标本片高倍镜下可见菌体呈圆形或卵圆形，大小不一，外包有很厚的荚膜，可见芽生孢子。

白假丝酵母菌标本片高倍镜下可见菌体呈圆形或卵圆形，大小不一，可见假菌丝，在油镜下观察其较葡萄球菌大 2～5 倍。

青霉菌标本片高倍镜下可见菌丝有横隔，孢子梗多次分枝形如扫帚，分生孢子呈圆形、椭圆形。

曲霉菌标本片高倍镜下可见菌丝有横隔，分生孢子梗顶端膨大呈球形顶囊，顶囊表面布满放射状小梗（1 层或 2 层），顶端着生成串的圆形分生孢子。

根霉菌标本片高倍镜下可见的菌丝无隔，有匍匐菌丝和假根，假根处向上有直立的孢子囊梗，其顶端膨大形成圆形孢子囊，囊内产生孢囊孢子。

2. 菌落特征观察 新生隐球菌菌落圆形比细菌菌落大而凸起，呈白色，表面光滑湿润，边缘整齐，属酵母菌型菌落。

白假丝酵母菌落圆形较大，呈奶油色，表面光滑湿润，与酵母菌落相似，但菌落底层有大量假菌丝深入培养基内，属类酵母型菌落。

絮状表皮癣菌菌落明显大于前两者，由大量分枝菌丝组成疏松的菌落，表面干燥，培养早期菌落表面呈白色鹅毛状，之后变为黄色粉末状，属丝状菌落。多细胞真菌形成丝状菌落，不同真菌菌落表面可见棉絮状、绒毛状、粉末状或毛毡状等，且菌落正、反面可呈现不同颜色。

☞【注意事项】☚

1. 观察标本片时应重点比较不同真菌菌丝和孢子的差异，注意观察新生隐球菌的厚荚膜、白假丝酵母菌的假菌丝。

2. 观察真菌菌落时切勿随意打开培养皿盖。

（二）浅部感染真菌的临床标本检查

【原理】

浅部感染真菌寄生和腐生于角质组织中，主要侵犯皮肤、指（趾）甲和毛发，包括表面感染真菌、皮肤癣真菌、皮下组织感染真菌，临床上皮肤癣真菌最为多见，常引起癣病。微生物学检查可取疑似感染标本涂片，直接镜检菌丝和孢子做初步诊断。

【材料】

1．标本　患者的皮屑、甲屑或毛发。

2．试剂　10%KOH 溶液。

3．器材　盖玻片、载玻片、酒精灯、普通光学显微镜。

【方法】

1．将少许皮屑、甲屑或毛发放在载玻片中央，滴 10%KOH 溶液 1 ~ 2 滴。

2．稍待片刻，加盖玻片，将玻片放在火焰上微加热，切勿沸腾，避免产生气泡或烤干。

3．静置玻片冷却后，轻轻按压盖玻片使溶解的组织分散呈透明，吸去周围溢液以免沾污盖玻片。

4．先在低倍镜下查找有无真菌菌丝或孢子，再用高倍镜观察其特征。

【结果观察与分析】

观察到典型菌丝、孢子时可确定为癣病。低倍镜下可见强折光性、分枝状的菌丝。高倍镜下可观察菌丝是否有隔，有时菌丝末端可见关节孢子。

【注意事项】

1．镜检时光线应稍弱使视野稍暗为宜。

2．标本角质层厚可增加 KOH 溶液的浓度。

3．找不到菌丝孢子并不能完全排除癣病，需反复检查，做培养检查等。

（三）常见深部感染真菌的检查

【原理】

深部感染真菌包括条件致病性真菌和致病性真菌两类，可侵犯人体深部组织和内脏，引起全身性感染。近年来广谱抗生素、免疫抑制剂等广泛使用，介入诊疗和器官移植技术的深入发展，使深部真菌的感染率呈上升趋势。目前临床上以新生隐球菌、白假丝酵母菌感染较常见。新生隐球菌最快捷简便的微生物学检查法是取患者脑脊液、脓汁、痰液标本做墨汁负染色镜检。白假丝酵母菌也可直接涂片染色镜检菌体和假菌丝，并分离培养通过芽管形成试验和厚膜孢子形成试验加以鉴定，白假丝酵母菌在动物血清中形成芽管，由于玉米琼脂和吐温可降低培养基表面张力在玉米粉培养基中可形成厚膜孢子。

【材料】

1．菌种　新生隐球菌、白假丝酵母菌。

2．培养基　玉米粉吐温 -80 琼脂平板。

3．试剂　优质墨汁、动物或正常人血清。

4．器材　接种环、镊子、盖玻片、载玻片、酒精灯、恒温培养箱、普通光学显微镜。

【方法】

1．新生隐球菌墨汁复染色法　无菌操作用接种环取新生隐球菌菌液 2 ~ 3 环，滴入 1 滴墨汁在载玻片上混匀。用镊子夹盖玻片盖在菌液上，防止气泡产生，应先将盖玻片一端接触菌液再缓缓斜放下。先在低倍镜下定位置，再在高倍镜下观察菌体和厚荚膜，背景稍暗易于观察。

2．白假丝酵母菌芽管形成试验　取动物或正常人血清 0.2 ~ 0.5ml 加入无菌小试管中，接种少量白假丝酵母菌，充分混匀置于37℃恒温培养箱中，每隔1h用接种环取1环菌悬液于载玻片上，加盖玻片后镜检，共检查3次。

3. 白假丝酵母菌厚膜孢子形成试验 无菌操作，在玉米粉吐温-80琼脂平板划线接种白假丝酵母菌，置于25℃恒温培养箱或室温下（不宜超过28℃）培养24～48h。挑取菌落及周围培养基置于载玻片中央，加上盖玻片压平后镜检。

【结果观察与分析】

1. 新生隐球菌墨汁负染色法 镜下可见背景呈黑色，菌体和荚膜无色，菌体透亮为圆形或卵圆形，外包裹一层宽厚的胶质样荚膜。

2. 白假丝酵母菌芽管形成试验 镜下可见白假丝酵母菌由孢子伸出短小的芽管。

3. 白假丝酵母菌厚膜孢子形成试验 镜下可见白假丝酵母菌形成较多圆形厚膜孢子。

☞【注意事项】

1. 新生隐球菌墨汁负染色时墨汁浓度应适当，过浓过淡均不利观察；观察时视野调至稍暗为宜；菌液浓度应适当，太浓菌体堆积不易观察，太淡查找费时。

2. 芽管形成试验检查时间不得超过3h，3h后会长出假菌丝。

3. 厚膜孢子形成的最佳温度为25℃。

【问题与思考】

1. 简述梅毒螺旋体的形态特征？
2. 冷凝集试验中对照管的意义？
3. 外－斐反应中变形杆菌代替立克次体作已知抗原的原因？
4. 简述真菌菌落有几种类型及各类特点？

附录

1. Giemsa染液：

吉姆萨粉	lg
甘油	66ml
甲醇	66ml

将Giemsa粉放入研钵中，先加入少量甘油，研磨至无颗粒为止，然后再将全部甘油倒入，置56℃ 2h后，加入甲醇，将配制好的染液密封保存棕色瓶内，4℃保存为佳。

用pH 6.8磷酸盐缓冲液稀释10倍，即得稀释的Giemsa染液（现用现配）。

2. 玉米粉吐温-80培养基：

玉米粉	40g
琼脂	20g
吐温-80	10ml
蒸馏水	1000ml

先将玉米粉加入水中，65℃加热1h，搅拌促溶，用4层纱布过滤，蒸馏水补足原体积，然后加入琼脂和吐温-80，103.43kPa灭菌15min，倾注平板，4℃保存。

（李 恋）

第十章　病毒学实验

病毒与细菌不同，由于缺乏完善的细胞器，不能单独进行物质代谢，必须寄生在易感细胞中。本章主要介绍病毒的培养方法、病毒的定量法、病毒性感染的快速诊断及流行性感冒病毒、乙型肝炎病毒、人类免疫缺陷病毒的诊断方法，以培养学生的实践能力和创新精神。

第一节　病毒的培养法

【实验目的】

1．了解病毒的动物接种法。

2．了解病毒的鸡胚培养法。

3．了解病毒的单层组织细胞培养法。

【实验内容】

1．病毒的动物接种法

2．病毒的鸡胚培养法

3．病毒的细胞培养法

病毒是非细胞型微生物，无细胞结构，无完整的酶系统，只能以寄生的方式在活细胞中复制增殖。因此常选用敏感动物、鸡胚、组织细胞来进行病毒的培养与鉴定。

一、动物接种法

病毒的动物接种法是最早出现的一种病毒培养方法。常用实验动物主要包括小鼠、大鼠、豚鼠、家兔及猴等。接种途径有鼻内、皮内、皮下、脑内、腹腔及静脉等接种方式。根据病毒的种类选择敏感的实验动物和合适的接种途径。

【材料】

1．动物　健康小白鼠。9～12d 龄鸡胚解剖见图 10-1-1。

2．标本　用 50% 甘油盐水保存的感染流行性乙型脑炎的鼠脑 1 个。

3．试剂　生理盐水、肉汤等。

【方法】

1．感染流行性乙型脑炎病毒的鼠脑悬液制备　鼠脑先用无菌生理盐水清洗，称重，磨碎，加入 10% 正常家兔灭活血清盐水或肉汤，制成悬液。2000r/min 离心 20min，取上清液。

2．脑内接种　为防止污染台面，在台面上垫苯酚纱布，左手固定小鼠，右手用碘酒、乙醇消毒小鼠颞部，用 0.25ml 无菌注射器取 0.1ml 乙型脑炎病毒悬液，去除气泡，在鼠眼与耳根连线中点偏耳根方向进针，深度 2～3mm，将 0.02～0.03ml 病毒悬液注入颅腔内，注意不可刺入太深。注射完毕，将实验动物放在有防蚊设备的室内饲养。用过的器械应严格进行消毒灭菌。

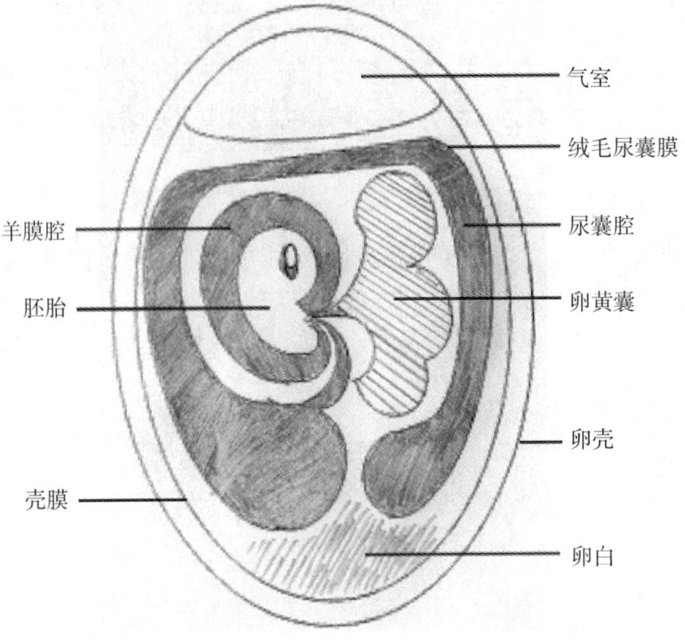

图 10-1-1 9～12d 龄鸡胚解剖

【结果观察与分析】

每日观察 2 次实验动物，一般第 3～4 日出现症状（如出现食欲减退、行动异常、绕圈、震颤、尾巴麻痹或强直等），最后死亡。

【注意事项】

1. 注意动物年龄、接种途径。
2. 动物本身不能带有病毒。
3. 小鼠感染后会出现旋转或痉挛现象，可用回转实验检查，即手提鼠尾，将其倒悬，先后向不同的方向旋转后，放在实验台上时小鼠有旋转与痉挛现象。

二、鸡胚接种法

鸡胚接种也是最常用的培养病毒的方法，鸡胚有来源充足、无菌、操作简单等优点。根据病毒的不同可在鸡胚的尿囊腔、绒毛尿囊膜及羊膜腔中接种。

（一）鸡胚尿囊腔接种法

【材料】

1. 鸡胚 孵育 9～11d 的鸡胚。
2. 标本 病毒悬液。
3. 试剂 碘酒、乙醇等
4. 器材 检卵灯、消毒玻璃纸、注射器、针头、石蜡等。

【方法】

1. 取已孵育 9～11d 鸡胚，在检卵灯下标出气室与胚胎位置，在近胚处气室边缘做一记号，作为进针处。
2. 消毒气室，并于标记处锯一小槽，注射器垂直于鸡胚纵轴经气室穿入约 1cm 即达尿囊，注入 0.2ml 病毒悬液，见图 10-1-2。

3．接种完毕后，以熔化石蜡封闭进针小孔。

4．置 35～36℃恒温培养箱，培养 48～72h，后转放 4℃过夜，以利于收获尿囊液。

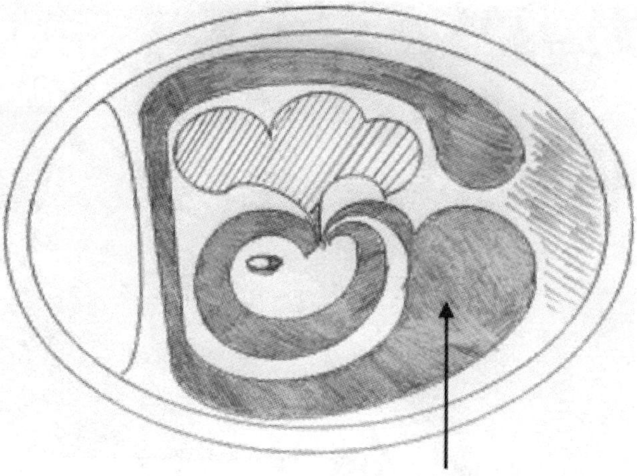

图 10-1-2　鸡胚尿囊腔接种

（二）鸡胚绒毛尿囊膜接种法

【材料】

1．鸡胚　孵育 10～12d 的鸡胚。

2．标本　牛痘苗病毒。

3．试剂　碘酒、乙醇等。

4．器材　检卵灯、消毒玻璃纸、注射器、针头、石蜡等。

【方法】

1．取 10～12d 龄鸡胚，标出气室，在其旁无大血管处做一大小约 lcm×lcm 的四方形记号，碘酒消毒后，用砂轮磨去四方形蛋壳（注意勿损伤壳膜）。

2．用小锥在气室端钻一小孔，露出壳膜。用橡皮头轻轻将气室中空气自小孔吸出，反复数次，则绒毛尿囊膜下陷，形成人工气室。用无菌镊子把该处壳膜除去以备病毒接种。

3．用无菌注射器取 0.2ml 牛痘苗病毒滴种于绒毛尿囊膜上，见图 10-1-3。

4．用无菌胶布封住开口，其周围和气室端小孔用蜡封固，35℃孵育 4d 左右。避免翻动，以防气室移位。

5．收获　用碘酒消毒周围，以无菌镊子除去胶布和壳膜，露出绒毛尿囊膜，再用无菌镊子轻轻夹起，并用无菌小剪刀将绒毛尿囊膜剪下，放于无菌平皿或载玻片上观察病变或低温保存。

（三）鸡胚羊膜腔接种法

【材料】

1．鸡胚　孵育 10～12d 的鸡胚。

2．标本　病毒悬液。

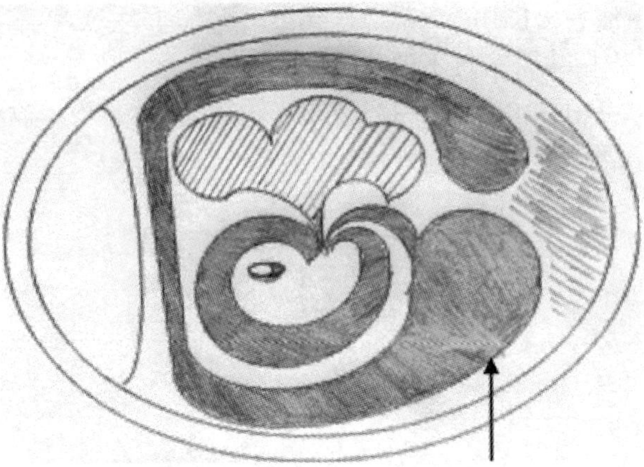

图 10-1-3　鸡胚绒毛尿囊膜接种

3．试剂　碘酒、乙醇等。

4．器材　检卵灯、消毒玻璃纸、注射器、针头、石蜡等。

【方法】

1．取鸡胚（10～12d 龄），用碘酒、乙醇消毒气室端，于靠近胚胎的气室边缘处，锯一个 8mm×8mm 的小方窗。

2．无菌镊子除去卵壳，在强光下看清胚位后，将针头从开窗处垂直穿过绒毛尿囊膜、羊膜，用针头轻拨鸡胚，有实物感时提示已进入羊膜腔，注射 0.2ml 病毒悬液，见图 10-1-4。

3．用无菌胶布封口后 35℃温育 3～4d 后取出放置 4℃过夜。

4．收获病毒液　先用毛细吸管吸尽尿囊液，用无菌小镊子提起羊膜，尖吸管穿破羊膜，吸出羊水（约 1ml），低温保存备用。

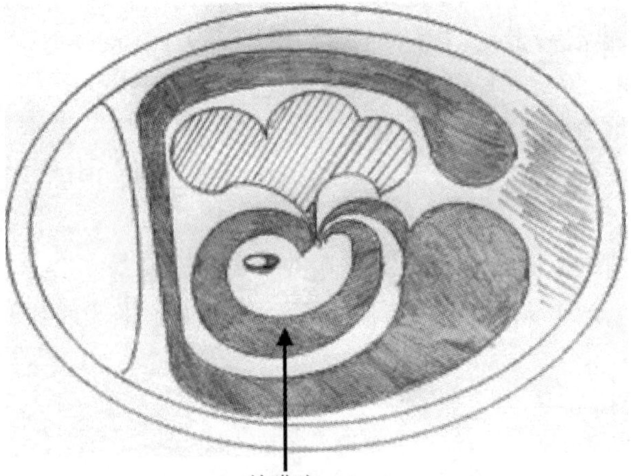

图 10-1-4　鸡胚羊膜腔接种

三、组织培养法

组织培养法是用活的离体器官、组织及细胞在体外培养病毒。根据生长方式可分为单层和悬浮培养两种。根据来源、传代次数等不同又分为原代、二倍体、传代细胞系等。

（一）鸡胚成纤维细胞培养

【材料】

1．细胞 鸡胚成纤维细胞（鸡胚 9～11d 龄）。

2．试剂 Hank's 营养液、0.25% 的胰蛋白酶溶液、灭活的小牛血清等。

3．器材 无菌小剪刀、镊子、无菌培养皿、吸管、毛细吸管、沉淀管、培养瓶、三角瓶、备有 4 层纱布的玻璃漏斗等。

【方法】

1．用碘酒消毒鸡胚气室端外壳，用无菌镊子轻轻击碎卵壳弃去，撕掉壳膜和尿囊绒毛膜后用镊子取出鸡胚放在无菌平皿内去除头、爪和内脏。

2．用无菌剪子将鸡胚剪成小块（0.5～1 mm^3），用 Hank's 液反复冲洗，静置 1～2min 后用毛细吸管吸去液体弃去。如此反复冲洗 2～3 次至血球被充分洗去。

3．最后用粗口的 10ml 吸管，将下沉的组织块吸入 50ml 三角瓶中，静置后弃去多余的 Hank's 液，再加入 0.25% 胰蛋白酶 10ml，37℃水浴、消化 30min。

4．30min 后，弃去胰蛋白酶，同时加 10ml Hank's 液，用粗口吸管反复吹打组织块以致组织充分分散。

5．用血球计数板计数细胞悬液（用 4 层纱布漏斗过滤）。取 1 支小试管，加细胞悬液 20μl 和无血清 Hank's 液 0.38ml 混匀，滴入计数板内在低倍镜下计数。

$$\text{细胞数／毫升} = \frac{\text{4 个白血球大方格细胞总数}}{4} \times 10^4 \times \text{稀释倍数}$$

6．将加了营养液的细胞悬液以 80 万～100 万／ml 浓度分装到培养瓶中，塞紧。37℃孵育便逐渐形成单层。

7．形成单层后，用 4～5ml 维持液换去旧营养液。并每瓶加入 0.1ml 病毒液，37℃孵育。

【结果观察与分析】

培养 48h 后低倍镜下观察，细胞长成单层呈均匀贴满瓶底，且排列紧密形态呈梭形，细胞外观透明，有一圆形核，互相呈嵌合状态。

（二）人胚肾细胞培养

【材料】

1．细胞 人胚肾细胞（人工引产胎儿 3～6 月龄）。

2．试剂 胎牛血清、0.25% 胰酶溶液、Eagle 氏 MEM 营养液、5.6% $NaHCO_3$ 溶液双抗溶液（含青霉素、链霉素各 2 万 U），Hank's 溶液。

3．器材 无菌手术器械和器皿等。

【方法】

1．配制细胞培养液（营养液）Eagle 氏 MEM 液加 10% 小牛血清再加入双抗各 200U/ml。

2．取出引产胎儿肾，置于无菌平皿内，剪下皮质部分，用含双抗 200U/ml 的 Hank's 液洗3次后移入小烧杯中，用无菌剪刀将胚肾剪成1～2mm^3的小块，再用Hank's液洗3次，至上清液清澈为止。加0.25%胰酶，4℃冰箱过夜消化，次日取出后用Hank's液洗去胰酶，再用毛细管吹吸胚肾细胞致使细胞分散。

3. 用预先配制好的营养液将细胞稀释成45万个/ml，以每瓶1ml分装到培养瓶（瓶盖拧松）中并将瓶横卧于37℃温箱内，静置培养，第3天换1次培养液，一般在6d左右单层细胞将会铺满培养瓶，可供病毒培养使用。

【结果观察与分析】

1. 培养48h后低倍镜下观察，细胞长成单层呈均匀贴满瓶底，且排列紧密，细胞外观透明，有一圆形核，互相呈嵌合状态。

2. 组织培养接种病毒及病变观察。等培养瓶中的单层细胞长满后，吸去瓶中的旧培养液，将已处理过的患者标本材料，以每瓶接种0.2 ml，放置33℃温箱吸附2h后取出，用Hank's液洗1次，再加入维持液（Eagle氏MEM液，2%小牛血清，青霉素、链霉素各200U/ml pH7.4）1ml，33℃温箱培养，每日在低倍镜下观察。逐渐细胞会出现变圆、成堆、聚集、拉丝或细胞破坏乃至脱落等现象，此现象称为细胞病变效应，此现象表明病毒在细胞内增殖对细胞已造成影响。

【问题与思考】

1. 病毒的培养方法有几种？各有何优缺点？

2. 病毒为什么只能在活的细胞内增殖？

附 录

1. 鸡胚的准备　取不超过10d的新鲜鸡蛋（需用健康鸡群受精卵），放到相对湿度40%～60%，温度38～39℃的温箱，每日翻动1～2次，保持孵卵箱内空气流通，4～5d后在检卵灯上检查受精情况。活鸡胚于4d后即可见清晰血管网，并有刚发育的胚胎，逐日检查鸡胚生活情况可逐渐看到绒毛尿囊膜上清晰的血管及活动的胚胎。而未受精卵4d后只能看到模糊卵黄黑影且无活鸡胚迹象。

2. 营养液配制

（1）1000ml Hank's液中加入5g水解乳蛋白（0.5%水解乳蛋白溶液）。

（2）分装小瓶，9磅10min高压蒸汽灭菌。

（3）用前再加入5%～10%无菌胎牛血清。

（4）用$NaHCO_3$调整pH值为7.2。

3. 维持液的配制

（1）小牛血清	2ml
（2）0.5%乳蛋白水解物	96ml
（3）双抗菌素液	2ml

在含有96ml 0.5%乳蛋白水解物的瓶中加入2ml小牛血清和2ml双抗（每毫升含青霉素1万U、链霉素1万U），加至维持液总量为100ml，5.6%碳酸氢钠液调pH值至7.4～7.6，4℃冰箱保存备用。

4. 胰蛋白酶溶液配制

（1）胰蛋白酶	2.5g
（2）青霉素100U/ml	10ml

（3）Hank's 液　　1000ml

（4）链霉素 μg/ml　　l0ml

将胰蛋白酶和抗生素溶于 1000ml Hank's 液中加入 2.5g 胰蛋白酶，10ml 青霉素 l00U/ml，不断震摇以混匀，加压过滤除菌，分装，-20℃保存。

（陶格斯）

第二节　病毒的定量法

【实验目的】

1．了解 50% 组织细胞感染量（$TCID_{50}$）的测定。

2．掌握空（蚀）斑形成试验的原理及方法。

【实验内容】

1．50% 组织细胞感染量

2．空（蚀）斑形成试验

病毒的定量法主要测定病毒的颗粒数和病毒感染性的强弱，常用的方法有电子显微镜直接计数法、红细胞凝集试验、50% 组织细胞感染量（$TCID_{50}$）和空（蚀）斑形成试验（PFU）。前两种方法可以估计病毒的数量，但测不出其感染性；后两种方法是用组织培养细胞进行病毒定量，可以测知病毒感染性强弱。本节只介绍 50% 组织细胞感染量测定法和空斑形成测定法。

一、50% 组织细胞感染量

【原理】

50% 组织细胞感染量（50% Tissue culture infection dose，$TCID_{50}$）指能使半数单层细胞管出现细胞病变的病毒稀释度。此法只能估计病毒感染性的强弱及含量，并不能准确测定感染性病毒颗粒的多少。这里介绍微量培养法测定 $TCID_{50}$。

【材料】

1．待测病毒液　柯萨奇病毒 B 组 3 型。

2．HeLa 细胞。

3．2% FCS MEM 或 RPMI—1640 维持液、0.02%EDTA、Hank's 液。

4．经紫外线照射 2h 的 40 孔塑料组织培养板及微量加样器、吸管、试管等。

【方法】

1．选择培养 24～48h 生长旺盛、成层良好的 HeLa 细胞 1 瓶；弃去生长液，加入 0.02%EDTA 10ml，37℃消化 10～15min，弃去消化液，用含 10% 2% FCS MEM 或 RPMI—1640 维持液分散细胞，使细胞悬液浓度为 40 万 / ml；用微量加样器将细胞悬液加入无菌塑料培养板微孔中，每孔加 0.1ml。

2．将培养板置于 5% CO_2 培养箱中，37℃培养 12～18h，细胞长成单层。

3．将待测病毒液在试管内用 2% FCS MEM 或 RPMI—1640 维持液作 10 倍系列稀释，使病毒液的浓度分别为 10^{-1}、10^{-2}……10^{-10}。

4. 弃去培养板中的生长液，各细胞孔用 Hank's 液洗涤 2 次，每孔分别加入不同稀释度的病毒液 0.1ml，每个稀释度平行 4 个孔。4 个对照孔加入维持液 0.1ml，37℃吸附 1h，然后往各孔加入维持液 0.1ml，轻轻摇匀，37℃ 5% CO_2 培养箱静止培养。每日观察细胞病变，连续观察 3 ~ 7d，以"++"细胞病变判定为阳性病变孔，计算 $TCID_{50}$。

【结果观察与分析】

整理 7d 观察记录，按 Reed-Muench 法计算病毒能致半数细胞培养孔产生细胞病变最高稀释度，即该病毒的 $TCID_{50}$。举例计算，如表 10-2-1 所示。

表 10-2-1 用 Reed-Muench 法计算病毒 TCID50 举例

病毒稀释度	细胞病变	累积孔数		病变细胞孔	
	病变孔数 / 接种孔数	有病变	无病变	比例	百分率
10^{-4}	4/4	9	0	9/9	100
10^{-5}	3/4	5	1	5/6	83
10^{-6}	2/4	2	3	2/5	40
10^{-7}	0/4	0	7	0/7	0

二、空斑形成试验

【原理】

空斑形成试验是目前测定病毒感染性最精确的方法。将适当浓度病毒悬液加入致密的单层细胞培养中，使病毒吸附，再覆盖一层融化的琼脂。病毒在细胞内复制后，可产生一个局限的感染病灶，即空斑。用中性红染活细胞，可见未染上颜色的空斑。空斑是由一个感染性病毒体复制产生的，类似细菌菌落，称为空斑形成单位（plaque forming unit，PFU），即 1 个空斑就相当于 1 个病毒体。病毒悬液中含有的感染性病毒量，以每毫升能形成的空斑形成单位（PFU/ml）来表示。

【材料】

1. 待测病毒液为柯萨奇病毒 B 组 3 型。
2. HeLa 细胞。
3. 2% FCS MEM 或 RPMI—1640 维持液、Hank's 液和 1.5% 的覆盖琼脂。
4. 细胞培养瓶、吸管、试管等。

【方法】

1. 将待测病毒用 2% FCS MEM 或 RPMI—1640 维持液作 10 倍系列稀释。
2. 将 24h 培养生长良好的单层细胞培养瓶内的生长液倒掉，用 Hank's 液洗涤细胞 3 次。
3. 取不同稀释度的病毒液 0.5ml，分别接种于细胞培养瓶中，轻轻摇匀，每个稀释度至少接种 2 瓶，并做正常细胞对照。
4. 放入 37℃培养箱吸附 1h，每 15min 摇动 1 次。
5. 弃去病毒液，将已融化的 42℃左右覆盖琼脂 5ml 加于各瓶内，待琼脂凝固后，将琼脂层向上，置 37℃，避光培养 3 ~ 5d，每天观察结果。

【结果观察与分析】

由于覆盖琼脂内含有中性红，在红色背景上可见无色的空斑。选择空斑不融合、分散呈单个、数目在 30～100 个 / 瓶的细胞瓶，分别计算空斑数，求平均值，并按下述公式计算：

$$空斑形成单位（PFU/ml）= 瓶内空斑平均数 \times \frac{接种病毒量}{每瓶接种病毒量（ml）}$$

【问题与思考】

1. 常用的病毒定量方法有哪些？
2. $TCID_{50}$ 代表什么？
3. PFU/ml 代表什么？

（陶格斯　包丽丽）

第三节　病毒性感染的快速诊断

【实验目的】

1. 掌握病毒的形态特点。
2. 掌握病毒的血清学检查法。
3. 掌握病毒核酸检查法。

【实验内容】

1. 电镜检测病毒颗粒
2. 检测病毒抗原
3. 检测病毒核酸
4. 检测病毒特异 IgM 抗体

病毒需要寄生在有生命活性的宿主细胞内才能繁殖，不同病毒生物学性状、致病性不同，因此对于病毒的检测方法并非完全相同，但是大多遵循共同原则。病毒感染在急性感染早期容易被检测到，在感染的中晚期，抗体效价达到较高的水平，而不易被检测到。对于慢性感染患者来说，病毒和抗体均能检测到。本节试验内容主要介绍病毒感染的快速诊断和检测方法的原理及其应用。通常病毒感染早期以检测抗原为主，病毒感染中期以检测抗体为主，对于慢性感染则可同时检测抗原和抗体。检测到病毒核酸是诊断病毒感染的确切依据。病毒早期快速诊断取材需要遵循以下原则：①采集标本时注意无菌操作，避免污染；②选择感染部位或者病变明显的区域采集标本；③根据病毒致病性不同采取不同时期的适宜标本进行检测；④标本采集后及时送检，运送以 4℃条件为宜。

一、显微镜检测病毒颗粒

【原理】

病毒颗粒在光学显微镜下不能观察到，但有些病毒感染宿主细胞后生长繁殖，在细胞内可形成异常染色斑块，称为包涵体（inclusion body）。包涵体多为卵圆形或者圆形，可位于胞质或胞核内，按染色性分为嗜酸性包涵体和嗜碱性包涵体。病毒种类不同，包涵体存在于细胞中的部位、染色性不同，包涵体检查有助于快速诊断某些病毒性疾病。借助电子显微镜可以直接观察到体积微小的病毒颗粒，根据形态大小可初步判定病毒种属。电镜诊断虽然快速，但是对标本中病毒含量要求比较高，需要病毒数最高达 10^8/ml 以上。通过免疫电镜，用特异性抗体先和标本内病毒结合形成复合物，再在免疫镜下检测，灵敏度可提高 100 倍左右，但是免疫电镜的缺点是需要高效价特异性血清。

【材料】

标本　电镜下病毒图片、狂犬病毒包涵体示教片（HE 染色）。

【方法】

1. 显微镜下观察狂犬病毒包涵体示教片中神经细胞内的包涵体特征。

2. 观察电镜下病毒图片中病毒的形态特征。

【结果观察与分析】

病毒形态呈球形、丝状、砖形、子弹形、蝌蚪形等，小 RNA 病毒多呈球形，正黏病毒则有球形、丝状和杆状多种形态。普通光学显微镜下，可以观察到狂犬病毒包涵体位于呈三角形的神经细胞质内，大小不一，圆形或卵圆形，呈红色嗜酸性，神经细胞核呈蓝色，间质为淡红色。

二、检测病毒抗原

病毒在宿主细胞内可合成自身成分，包括各种抗原蛋白质和核酸等。即便病毒死亡或者失活，某些成分可依然存在，因此检测病毒抗原成分，其诊断价值比较高。检测病毒抗原就是用已知某种抗原成分的抗体或者血清等成分，与未知病毒抗原特异性结合，通过检测抗原抗体复合物而实现对未知病毒的检测方法。目前常用的示踪物有荧光酶、同位素、生物素 - 亲和素系统和地高辛系统等，以下简单介绍几种方法。

1. 免疫荧光技术　免疫荧光技术是最常用的病毒快速诊断方法，标记荧光后的特异性抗体可与特异性抗原结合，使抗原被荧光抗体着色，在荧光显微镜下比较容易被识别。免疫荧光技术分为直接免疫荧光技术和间接免疫荧光技术。直接免疫荧光是直接用荧光素标记抗体来检测抗原，特异性比较高。间接免疫荧光是先用特异性抗体和抗原相结合，然后用荧光素标记的二抗，如人类免疫球蛋白先与抗体结合后再识别抗原，这样避免了直接标记特异性抗体的繁琐，又提高了敏感性。

2. 免疫酶技术　免疫酶技术是用免疫酶取代荧光素标记抗体，然后再检测酶催化底物而形成的有色产物的技术。颗粒性有色物质沉积后，可以用肉眼或者普通光学显微镜观察辨认，清晰易于操作。

3. 对流免疫电泳　对流免疫电泳技术（counter immune electrophoresis，CIE）是基于双向琼脂扩散的基础，通过电泳加快抗原和抗体的相对移动速度，可在短时间内根据沉淀线的不同进行检测。此方法快速简单，灵敏度较高，但是要求被检测抗原带负电荷，且要求抗原量较大。

4. 酶联免疫吸附试验　酶联免疫吸附试验（enzyme linked immunosorbent assay，ELISA）是较为理想的病毒快速诊断技术，敏感度高，操作简单快捷，成本亦不高。ELISA 通过用酶来标记抗体，然后用酶催化底物显色，因抗原的量和显色深浅程度成正比，故可以做定性检测也可以做定量检测。在本试验的基础上，ABC 法是改良的酶免疫技术。在酶联免疫吸附试验中加入生物素和亲和素，生物素标记抗体，亲和素与酶连结，利用生物素与亲和素特异性结合，且 1 分子生物素可与 4 分子亲和素结合的特点，进一步提高了本试验的敏感度和准确性。

5．点－酶免疫和 Western 印迹实验　点－酶免疫和 Western 印迹实验的原理是用硝酸纤维素膜作为载体，浸入病毒抗体孵育后，清洗去多余的抗体，再将待测标本（测定其中的病毒抗原）滴在硝酸纤维素膜上，形成抗原抗体复合物，加入酶标第二抗体进行显色而确认病毒抗原是否存在的技术。Western 印迹实验是将样品抗原电泳后，移至硝酸纤维素膜上，浸润于抗体中进行洗涤显色。此方法可检测出相应抗体，还可以根据分子量确认蛋白抗原组成。

三、检测病毒核酸

通常来说在机体内持续检测到病毒核酸，提示患者机体内有活跃增殖的病毒存在，具有传染性。

1．多聚酶链反应　多聚酶链反应（polymerase chain reaction，PCR）技术可以使少量病毒核酸在短时间内大量扩增从而被检测出，是非常敏感的快速诊断方法。PCR 技术适用于已知核苷酸序列病毒，先合成与待测核酸片段两端互补的 20 ~ 30 个碱基引物一对，高温下使待测核酸变性，加引物处理后，引物可与相应的待测核酸结合，在 DNA 多聚酶作用下经 20 ~ 40 个循环，延伸 DNA 链，使一个拷贝的核酸扩增至 10^8 个以上。取样本经凝胶电泳后，在紫外灯下肉眼可观察到经溴化乙锭染色的核酸条带。若待测病毒的基因组是 RNA，则应先将其反转录成 cDNA，然后再用 PCR 扩增。PCR 技术虽然灵敏度高，特异性好，但是常出现假阳性和假阴性结果，需要防止非样本 DNA 污染，多次测定并结合其他诊断指标进行结果判定。

2．实时荧光定量 PCR　实时荧光定量 PCR 容易区分出 DNA 污染造成的假阳性扩增，可以定量检测样品中的病毒核酸，灵敏度高，目前临床诊断多采用实时荧光定量 PCR 技术。通过对 PCR 扩增反应中的每一个循环产物荧光信号进行实时监测而实现对起始模板核酸的定量定性分析，在实时荧光定量 PCR 反应中，引入荧光化学物质，随 PCR 反应进行，PCR 产物不断积累，荧光信号强度也会等比例增加。每经过 1 个循环，收集 1 个荧光信号强度，可以通过荧光强度变化检测产物量的变化，而得到 1 条荧光扩增曲线图。荧光扩增曲线一般分成 3 个阶段：背景荧光信号阶段、荧光信号指数扩增阶段和平台期。荧光背景信号阶段，背景荧光会遮掩扩增的荧光信号而无法判断产物量的变化，而平台期扩增产物不再增加。PCR 的终产物量和起始模板量之间没有线性关系，根据最终的 PCR 产量不能计算出起始 DNA 拷贝数。在荧光信号指数扩增阶段，PCR 产物量的对数值和起始模板量之间存在线性关系，所以选择这个阶段进行定量分析。为定量和比较方便，在实时荧光定量 PCR 技术中引进了 2 个重要概念，即荧光阈值和 Ct 值。荧光阈值是荧光扩增曲线上人为设定的一个值，可以设在荧光信号指数扩增阶段任意位置，但是一般把荧光阈值的缺省设置是 3 ~ 15 个循环的荧光信号的标准偏差的 10 倍。每个反应罐内荧光信号达到设定的阈值时经历的循环数被称为 Ct 值（cycle threshold value）。Ct 值与模板的关系表明，每个模板的 Ct 值与该模板的拷贝数的对数存在着线性关系，起始拷贝数越多，Ct 值越小。用已知其实拷贝数的标准品做出标准曲线，其中横坐标代表其实拷贝数的对数，纵坐标代表 Ct 值，只要获得未知样品的 Ct 值，即可从标准曲线上计算出该样品起始拷贝数。该方法检测的是起始模板中的核酸，故可区别出 DNA 污染造成的假阳性扩增，实现对样品病毒核酸的定量检测。

（一）核酸电泳分析法检测粪便中轮状病毒 RNA

【原理】

轮状病毒是婴幼儿重症腹泻及动物胃肠炎最主要的病原体，全世界每年婴幼儿因重症腹泻死亡近百万。微生物学检查常用电子显微镜技术和病毒基因组检测，聚丙烯酰胺凝胶电泳是实验室常用的轮状病毒分子生物学研究方法，可根据其 RNA 基因组中 11 个基因片段分布图进行诊断。

【材料】

1．试剂　30% 丙烯酰胺储存液、1.5mol/L Tris-HCl（pH8.8）、1.0mol/L Tris-HCl（pH6.8）、10% 十二烷基磺酸钠（SDS）、10% 四甲基二乙胺（TEMED）、磷酸盐缓冲液（PBS）、无菌双蒸水、甘油、溴酚蓝、乙酸钠、无水乙醇等。

2．器材　离心管、离心机。

【方法】

1．取待测粪便标本，加入磷酸盐缓冲液（PBS）（pH7.2），使标本成为 10% 的粪便悬液。取悬液 0.3ml，加入 10%SDS 30μl，放入 1.5ml 离心管置于 56℃水浴锅 5min。

2．用 0.3ml 酚、酚氯仿混合液和氯仿各提取 1 次，14 000r/min 离心 10min，取离心上清液，加入离心管，再加入 30μl 3M 乙酸钠（pH5.2），再加入 2.5 倍体积的无水乙醇，-20℃放置 1h。然后再 14 000r/min 离心 10min，弃上清液，沉淀物用 70% 乙醇洗 1 次，空气中干燥 10min。用 50μl 无菌双蒸水溶解，存于 -20℃冰柜保存。

3．聚丙烯酰胺凝胶电泳。分离胶为 10% 聚丙烯酰胺，Tris-HCl 缓冲液（pH8.8）；积胶层为 5% 聚丙烯酰胺，Tris-HCl 缓冲液（pH6.8）；上下槽缓冲液为 Tris- 甘氨酸（pH8.3）。所有组分均含有 0.1% SDS，样品缓冲液含有甘油 20%，溴酚蓝 0.05%。取样品缓冲液 5μl，RNA 提取物 10μl，混匀置于 97℃，3min 后加入电泳槽样品孔中，电泳（30mA），待溴酚蓝移出分离胶后继续电泳 3h。

4．银染。将凝胶放入含有 10% 乙醇和 0.5% 乙酸的固定液中固定 30min，然后在 0.1% 硝酸银中染色 30min，蒸馏水洗两遍，用显色液（含 0.75M NaOH，0.24% 甲醛水溶液）显色至 RNA 条带清晰为止，用 10% 乙酸终止反应。

【结果观察与分析】

标本提取物经过电泳染色后，肉眼可见分节段的 RNA 条带。PAGE 电泳法不易出现假阳性，可以确定轮状病毒的感染。

（二）斑点杂交法检测患者血清中乙型肝炎病毒的 DNA

【原理】

待测血清中 HBV-DNA，经过变性处理，以单链的形式固定在滤膜上，通过碱基互补配对的原理和地高辛（Dig）标记的单链探针杂交，可形成 Dig 标记的双链 DNA，再与标记有碱性磷酸酶的抗地高辛抗体（Anti-Dig-ALP）结合形成 DNA-Dig-Anti-Dig-ALP 复合物。用 5- 溴 -4- 氯 -3- 吲哚磷酸盐（BCIP）和四氮唑蓝（NBT）作底物显色，产生蓝色斑点。

【材料】

1．标本　患者待测血清。

2．试剂

（1）Dig-HBV-DNA 探针试剂盒

SDS	2g
阴性血清	100μl
小牛胸腺 DNA（1mg/ml）	1ml
塑料袋	2 个
PVP2.0g/L	2ml
抗 HBs 免疫血清	4ml
阳性血清	100μl
滤膜	2 张
Dig-HBVDNA	80μl
Ficoll（2.0g/L）	2ml
BSA（2.0g/L）	2ml

（2）杂交液：pH6.8～7.0，Ficoll 0.8ml，2.0g/L BSA 0.8ml，20g/L PVP 0.8ml，20×SSC 2.0ml，1mg/ml 小牛胸腺 DNA 0.4ml，双蒸水 2.8ml，0.5mol/L HCl 0.4ml。

（3）漂洗液

1）20×SSC：枸橼酸钠（$2H_2O$）88.2g，NaCl 175.32g，加双蒸水至 1000ml。

2）4×SSC 1.0g/L SDS：20×SSC100ml，100.0g/L SDS 5ml，加双蒸水至 500ml。

3）参照②方法配制 4×SSC — 5.0g/L SDS 和 0.1×SSC — 1.0g/L SDS。

4）3mol/L NaCl，0.5 mol/L Tris：NaCl 175.32g，Tris60.5g，双蒸水 395ml。

5）Dig-HBV DNA 变性处理：Dig-HBV DNA80μl+1.0 mol/L NaOH 40μl，100℃ 5min，水浴 10min，再加入 1.0 mol/L HCl 40μl。

3．器材　96 孔抽滤加样器、烤箱、冰箱、硝酸纤维素膜、塑料对接机。

【方法】

1．取待测血清 40μl，加 0.2 mol/L Tris-HCl（pH7.5）40μl 和抗 HBs 血清 40μl，4℃过夜或者 37℃ 60min。

2．将上述处理血清点样在硝酸纤维素膜上，负压抽滤。

3．用 0.5 mol/L NaOH 变性 10min，抽干水分，按照下述顺序进行洗膜。

用 0.5 mol/L HCl 10min 后，用 3 mol/L NaCl-0.5 mol/L Tris（pH7.5）15min，接着用 1 mol/L Tris-0.5 mol/L NaCl（pH7.5）20min，再用 0.5 mol/L Tris-0.5 mol/L NaCl（pH7.5）20min，然后用 0.2mol/L Tris-EDTA（0.002 mol/L）(pH7.5）5min，最后用 2×SSC 5min。

4．预杂交　将滤膜和杂交液同放入塑料袋内密封，65℃水浴 5h。

5．杂交

（1）塑料袋内留适当杂交液，加入变性 Dig-HBV DNA，除去气泡后混匀密封，68℃摇动 24h。

（2）洗涤杂交膜：先用 4×SSC-1.0g/L SDS 洗涤，再用 4×SSC-5.0g/L SDS 于 65℃水浴 4h，然后 0.1×SSC-1.0g/L SDS 于 45℃ 2h。

（3）将杂交膜置于 80℃烘干 30min 后，装入塑料袋内，再加入碱性磷酸酶标记的抗地高辛抗体，洗膜后以 NBT 和 BCIP 做底物进行显色。

【结果观察与分析】

阳性标本的硝酸纤维素膜点样处呈紫色，与同时杂交的已知的 HBV DNA 样品显色强度比较，进行标本中 HBV DNA 的半定量，最小检测量为 1pg。

四、检测病毒特异 IgM 抗体

【原理】

机体某些抗体是某些特定的病毒抗原成分刺激机体而产生的，检测特定的抗体是某些病毒感染比较可靠的诊断和筛选方法。本方法应用广泛，甚至比检测抗原和病原微生物本身更普遍。原理是根据抗原抗体特异性结合的特性，用敏感抗原检测病毒抗体，因为抗体在病毒感染早期效价比较低，主要以 IgM 为主，临床常通过检测特异性 IgM 抗体辅助诊断近期感染。

血清学实验可以检测特定时期血清而做出诊断，其中以检测特异性 IgM 抗体方法最为常见。IgM 是初次应答主要抗体，在感染期出现较早，且时间不会存在很久，所以检测 IgM 抗体可以诊断为近期感染。IgM 不能通过胎盘屏障，故不能母婴传播，所以对于母体来说，若是脐带血中检测出 IgM 抗体，则提示有宫内感染。

【问题与思考】

1．病毒感染快速诊断方法有哪些？

2．病毒分离培养的方法有哪些？

3．病毒标本送检的原则有哪些？

（张明昱）

第四节 流感病毒的血凝与血凝抑制试验

【实验目的】

1．掌握血凝、血凝抑制试验原理和操作方法。

2．掌握血凝、血凝抑制试验结果判断。

【实验内容】

1．血凝试验

2．血凝抑制试验

流行性感冒病毒属于正黏病毒科，是一类引起人、牲畜及禽类流行性感冒的 RNA 病毒。在流行性感冒病毒包膜上分布有两种刺突：血凝素（hemagglutinin，HA）、神经氨酸酶（heuraminidase，NA）。血凝素刺突呈柱状，具有使某些动物红细胞凝集的作用。

一、血凝试验

【原理】

血凝试验（hemagglutination test，HA），又称红细胞凝集试验，是通过将具有血凝素刺突的流感病毒悬液与人类、某些哺乳动物或禽类的红细胞反应，发生红细胞凝集现象。血凝素是流感病毒表面的一种糖蛋白，通过与红细胞表面糖蛋白受体结合导致血凝发生。病毒的血凝试验是某些病毒的特性，而并非抗原抗体的特异性凝集。血凝试验可以用来测试流感病毒的存在，同时通过测定血凝效价以确定血凝抑制试验中流感病毒液的稀释倍数。

【材料】

1. 试剂 生理盐水、流感病毒悬液（稀释倍数 1∶5）、0.5% 鸡红细胞、阿氏（Alsever's）液。

2．器材　洁净的试管、移液管、橡皮乳头、冰箱、试管架、装有消毒剂的废液缸、恒温培养箱。

【方法】

1．标本的采集及处理　取流感患者含漱液，4℃静置 10min 取上清，加入青霉素和链霉素充分混匀处理过夜，获得处理后的标本液接种于 9～11d 龄鸡胚的羊膜腔（初次分离）或尿囊腔，33～35℃恒温培养箱培养 72h，收获羊水、尿囊液，即为流感病毒悬液，稀释合适倍数，4℃保存。

2．0.5% 鸡红细胞的制备　抽取健康鸡（多选用来亨公鸡）静脉血或心脏血，与阿氏液迅速混匀 4℃保存，以生理盐水洗红细胞 3 次。将红细胞用生理盐水配成 0.5% 浓度。

3．血凝效价的滴定程序按表 10-4-1 加入各种试剂。

（1）取 9 支洁净试管 1 排置于试管架上，用记号笔分别标记数字 1～9 号管。

（2）每支试管内用移液管准确加入 0.5ml 生理盐水。

（3）用移液管移取 0.5ml 病毒悬液（稀释倍数 1∶5）于 1 号管中，充分吹吸混匀，此时 1 号管中病毒悬液的稀释倍数为 1∶10，之后吸出 0.5ml 加于 2 号管中充分混匀，如此方法依次稀释至 8 号管，当 8 号管中液体充分混匀后取 0.5ml 弃入废液缸内。9 号管为红细胞对照管不加病毒悬液。

（4）计算 1～8 号各试管中病毒悬液的稀释倍数。

（5）1～9 号各试管均加入 0.5% 鸡红细胞悬液 0.5ml，置于试管架在桌面上水平混匀，室温放置 30～60min，等待期间切勿摇动。

（6）轻拿轻放每支试管勿摇动，观察各管血凝结果并记录，判断血凝效价。

表 10-4-1　流感病毒血凝试验操作程序

试管	1	2	3	4	5	6	7	8	9
生理盐水 /ml	0.5	0.5	0.5	0.5	0.5	0.5	0.5	0.5	0.5
病毒悬液 /ml	0.5	0.5	0.5	0.5	0.5	0.5	0.5	0.5	—
									（弃 0.5）
病毒悬液稀释倍数（1∶5）	1∶10	1∶20	1∶40	1∶80	1∶160	1∶320	1∶640	1∶1280	—
0.5% 鸡红细胞 /ml	0.5	0.5	0.5	0.5	0.5	0.5	0.5	0.5	0.5

【结果观察与分析】

血凝试验结果判读标准：红细胞发生沉积会在管底中心处形成致密的圆点认为不凝集记为“－”；红细胞若发生凝集，会在试管管底周围形成疏松的网状圆盘，根据红细胞发生凝集现象的明显程度，依次以“＋＋＋＋”“＋＋＋”“＋＋”“＋”表示血凝反应的强度。

＋＋＋＋：红细胞形成一薄层网状圆盘均匀铺于整个试管底部。

＋＋＋：红细胞形成一薄层网状圆盘铺于试管底部，可见有极少红细胞沉积于薄层上。

＋＋：少量红细胞沉积于管底中心形成小圆点或环状，周围散有小凝集块。

＋：大量红细胞沉积于管底中心形成圆点，周围少量散有小凝集块。

－：不凝集，红细胞全部沉积于管底中心形成圆点，边缘整齐。

按照以上标准，首先判断 9 号红细胞对照管结果的准确性，再依次判断 1 ~ 8 号各试管的血凝程度，以出现“＋＋”的流感病毒悬液最高稀释倍数作为抗原的血凝效价，即 1 个血凝单位。血凝抑制试验时病毒悬液通常采用 4 个血凝单位为宜。

☞【注意事项】

1. 0.5% 鸡红细胞用前应轻柔摇匀。
2. 移液管勿混用，且保证取液量精准。
3. 加不同试剂的顺序应严格按照试验步骤进行，加入顺序不可前后颠倒。
4. 病毒悬液在各试管混匀后，从第 8 管移出的液体必须弃于加有消毒液的废液缸中不可随意弃于水池、桌面。
5. 试管静置期间切勿摇动，且观察结果时应轻拿轻放，避免晃动。
6. 静置等待时温度不宜高于 30℃，时间不宜过长，防止已凝集的红细胞复散开。

二、血凝抑制试验

【原理】

血凝抑制试验（hemagglutination inhibition test，HI），又称为红细胞抑制试验，是将足量的血凝素特异性抗体加入流感病毒悬液中，相应的抗体与抗原结合后阻抑了病毒表面的血凝素与红细胞表面的受体结合，这时出现红细胞凝集被抑制的现象。血凝抑制试验可用于检测血清中有无相应病毒抗体并测定抗体效价，也可用于鉴定病毒的型与亚型。

【材料】

1. 试剂　生理盐水、4U 病毒悬液、流感患者血清（稀释倍数 1∶5）、0.5% 鸡红细胞。
2. 器材　洁净的试管、移液管、橡皮乳头、冰箱、试管架、装有消毒剂的废液缸。

【方法】

1. 流感患者血清处理　正常血清中存在血凝非特异性抑制物，需做提前处理才能保证血凝抑制试验的正确结果，可选用的处理方法有白陶土法、霍乱滤液处理法、过碘酸盐法和丙酮法等。病毒悬液、红细胞的制备同前述。
2. 血凝抑制效价的滴定程序　按表 10-4-2 加入各种试剂。

表 10-4-2　流感病毒血凝抑制试验操作程序

试管	1	2	3	4	5	6	7	8	9	10	11
生理盐水 /ml	0.25	0.25	0.25	0.25	0.25	0.25	0.25	0.25	0.25	0.25	0.25
血清 /ml	0.25	↘0.25	↘0.25	↘0.25	↘0.25	↘0.25	↘0.25	↘0.25	0.25	—	—
									（弃 0.25）		
血清稀释倍数（1∶5）	1∶10	1∶20	1∶40	1∶80	1∶160	1∶320	1∶640	1∶1280	—	—	—
4U 病毒悬液 /ml	0.25	0.25	0.25	0.25	0.25	0.25	0.25	0.25	—	0.25	—
0.5% 鸡红细胞 /ml	0.5	0.5	0.5	0.5	0.5	0.5	0.5	0.5	0.5	0.5	0.5

（1）取 11 支试管 1 排置于试管架上，用记号笔分别标记数字 1 ~ 11 号管。

（2）每支试管内用移液管准确加入 0.25ml 生理盐水。

（3）移液管移取 0.25ml 流感患者血清（稀释倍数 1∶5）于 1 号管中，充分吹吸混匀此时 1 号管中病毒悬液的稀释倍数为 1∶10，之后吸出 0.25ml 加于 2 号管中充分混匀，如此方法依次稀释至 8 号管，当 8 号管中液体充分混匀后取 0.25ml 弃入废液缸内。9 号管中加入流感病人血清（稀释倍数 1∶5）0.25ml 为血清对照管，10 号管为病毒对照管，11 号管为红细胞对照管。

（4）计算 1～8 号各试管中流感患者血清稀释倍数。

（5）加入 4 单位病毒悬液 0.25ml 于 10 号管和 1～8 号各试管中。

（6）加入 0.5% 鸡红细胞悬液 0.5ml 于 1～11 号各试管中，置于试管架在桌面上水平混匀，室温放置 30～60min，等待期间切勿摇动。

（7）轻拿轻放每支试管勿摇动，观察各管血凝抑制结果并记录，判断血凝抑制效价。

【结果观察与分析】

血凝抑制试验结果判读标准：血凝完全抑制，即全部红细胞不凝集而发生沉积，可见红细胞全部沉积于管底中心形成圆点，边缘整齐；若有红细胞出现凝集现象，即表示血凝不抑制。

按照以上标准，首先判断 9、10、11 号对照试管结果的准确性，再依次判断 1～8 号各试管血凝抑制结果，以出现血凝完全抑制时血清最高稀释度作为血凝抑制效价。

【注意事项】

1. 流感患者血清使用前需处理，去除非特异性凝集素。
2. 其他注意事项同前。

【问题与思考】

1. 简述血凝试验和血凝抑制试验的原理和应用?
2. 血凝试验和血凝抑制试验中对照管的意义?

附录

阿氏（Alsever's）液

葡萄糖	2.05g
枸酸钠	0.8g
枸酸	0.055g
氯化钠	0.42g
蒸馏水	定容至 100ml

溶解后滤纸过滤，115℃灭菌 10min，4℃保存备用。

（李　恋）

第五节　乙型肝炎病毒抗原抗体的检测（ELISA）

【实验目的】

1. 掌握 ELISA 法检测乙型肝炎病毒的原理及操作方法。
2. 掌握 ELISA 法检测乙型肝炎病毒的结果判断。

【实验内容】

1. ELISA 双抗体夹心法检测 HBsAg
2. ELISA 双抗原夹心法检测抗 -HBs
3. ELISA 竞争法检测抗 -HBe
4. ELISA 捕获法检测抗 -HBc IgM

乙型肝炎的病原体是乙型肝炎病毒（hepatitis B virus，HBV）。血清学方法检测患者血液中 HBV 的抗原、抗体（HBsAg、HBeAg、抗 -HBs、抗 -HBe 和抗 -HBc）是最常用的感染乙型肝炎病毒的病原学诊断方法。其中，临床应用最广泛的血清学方法是 ELISA 法，常用双抗体夹心法（测 HBsAg 和 HBeAg）、双抗原夹心法（测抗 -HBs）、竞争法（测抗 -HBe、抗 -HBc）、捕获法（测抗 -HBc IgM）。本节将介绍 ELISA 法检测 HBsAg、抗 -HBs、抗 -HBe 和抗 -HBc IgM。

一、ELISA 双抗体夹心法检测 HBsAg（一步法）

【原理】

ELISA 双抗体夹心法（一步法）检测患者血清中的 HBsAg，其原理是在酶标反应板中已预包被抗 -HBs，同时加入患者血清和酶标记抗体（抗 -HBs）后孵育，若患者血清中含 HBsAg，则可同时与反应板包被抗体和酶标记的抗 -HBs 反应，形成包被抗体 -HBsAg- 酶标记抗体复合物，加入酶底物液显色并终止后，根据颜色变化可测定患者血清中 HBsAg，原理见图 10-5-1 所示。

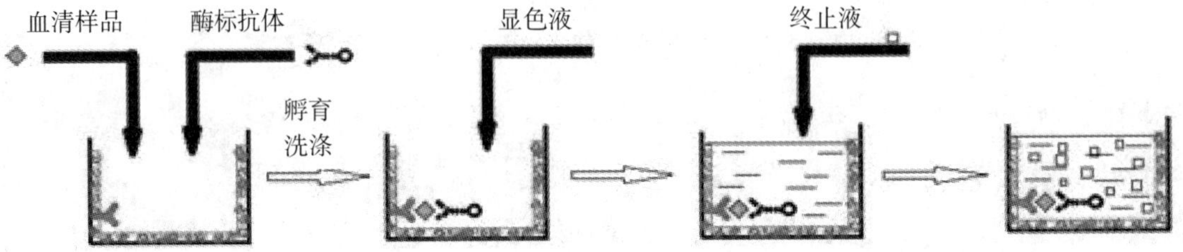

图 10-5-1 ELISA 双抗体夹心法（一步法）试验原理

【材料】

1. 标本 待检血清。

2. 试剂 生理盐水、酶标试剂 [辣根过氧化物酶（HRP）标记的抗 -HBs]、HBsAg 阳性对照、HBsAg 阴性对照、洗涤液、底物液 A（含 H_2O_2）、底物液 B[含四甲基联苯胺（TMB）]、终止液（含 2mol/L H_2SO_4）。

3. 器材 酶标包被板（包被抗 -HBs）、封板膜、定量移液器、酶标仪等。

【方法】

1. 设阳性对照 2 孔，每孔加 50μl HBsAg 阳性对照；设阴性对照 2 孔，每孔加 50μl HBsAg 阴性对照；设空白对照 1 孔加 100μl 生理盐水；反应孔内加 50μl 患者待测血清。

2. 除空白孔外，每孔加 50μl 酶标试剂（酶标抗 -HBs），充分混匀封板，置于 37℃孵育 30min。

3. 揭下封板膜，弃去反应孔内液体，在吸水纸上拍干，各孔加满洗涤液，静置 30s 后弃去，拍干，同法反复洗涤 5 次。

4．各孔加底物液 A、B 各 50μl，混匀，置于 37℃显色 15min。

5．各孔加 50μl 终止液以终止反应。

6．用酶标仪检测，选择波长 450nm，空白孔调零，测量各孔吸光度（A）。

【结果观察与分析】

$$\frac{\text{样品}A\text{值} - \text{空白对照}A\text{值}}{\text{阴性对照}A\text{值} - \text{空白对照}A\text{值}} \geq 2.1 \text{ 为 HBsAg 阳性}$$

（若阴性对照 A 值<0.05 则按 0.05 计算。）

【注意事项】

1．试剂、酶标包被板应在 2～8℃避光保藏，使用前应在室温平衡 15～30min。

2．加液时样品应加于酶标包被板孔底部，尽量不触及孔壁。

3．封板膜、移液器枪头均为一次性使用品，不可重复使用。

4．所有样品、试剂和各种废弃物都应按传染物处理。

5．应在加入终止液后 10～15min 内尽快测定结果。

二、ELISA 双抗原夹心法检测抗 -HBs

【原理】

ELISA 双抗原夹心法检测患者血清中的抗 -HBs，其原理是在酶标反应板中已预包被 HBsAg，同时加入患者血清和酶标记抗原（HBsAg）后孵育，若患者血清中含抗 -HBs，则可同时与反应板包被抗原和酶标记抗原（HBsAg）反应，形成包被抗原 - 抗体 - 酶标记抗原复合物，洗涤后加入酶底物显色，根据颜色变化可测定患者血清中抗 -HBs，原理见图 10-5-2 所示。

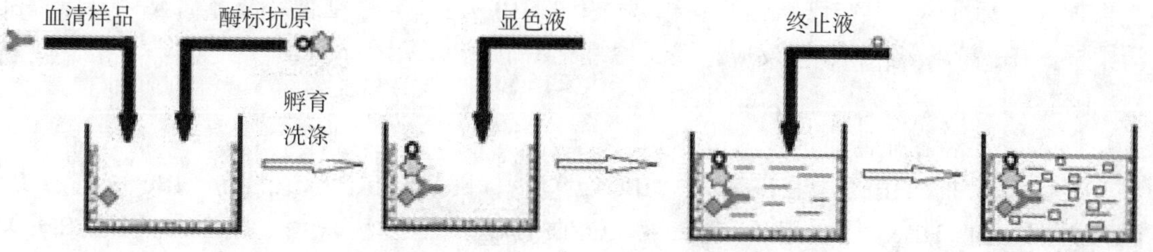

图 10-5-2 ELISA 双抗原夹心法试验原理

【材料】

1．标本 待检血清。

2．试剂 酶标试剂（HRP 标记的 HBsAg）、抗 -HBs 阳性对照、抗 -HBs 阴性对照、洗涤液、邻苯二胺（OPD）-H_2O_2 底物溶液、终止液（2mol/L H_2SO_4）、PBS-Tween20、小牛血清、纯 HBsAg 液。

3．器材 微孔反应板、不干胶、定量移液器、酶标仪等。

【方法】

1．将纯品 HBsAg 液作 1∶40 稀释，各孔加 100μl，不干胶封板，置 4℃下 24h，洗板 3 次后拍干。

2．设阳性对照、阴性对照各 2 孔，设空白对照 1 孔；反应孔内加 100μl 患者待检血清。

3．用 PBS-Tween20（含 10% 小牛血清）将 HRP 标记的 HBsAg 做 1∶40 稀释，每孔加 100μl 酶标试剂（酶标 HBsAg），充分混匀封板，置于 37℃孵育 2h，洗涤 3 次，拍干。

4．各孔加入 OPD-H_2O_2 底物溶液 100μl，混匀，置于 37℃显色 15min。

5．各孔加 50μl 终止液以终止反应。

6．用酶标仪于波长 492nm 测各孔吸光度（A）。

【结果观察与分析】

$$\frac{样品 A 值 - 空白对照 A 值}{阴性对照 A 值 - 空白对照 A 值} \geqslant 2.1 \text{ 为抗 - HBs 阳性}$$

（若阴性对照 A 值<0.05 则按 0.05 计算。）

三、ELISA 竞争法检测抗 -HBe

【原理】

ELISA 竞争法可用于检测特异性抗体如（抗 -HBc 和抗 -HBe），同时加入患者血清（含检测抗体）和一定量的酶标抗体竞争结合固相抗原，血清中抗体量越多，与固相抗原结合的酶标抗体愈少，显色越浅。ELISA 检测抗 -HBe 与抗 -HBc 均可采用竞争法，但由于 HBeAg 不稳定，如在固相载体上直接包被 HBeAg 很容易转变为 HBcAg，引起测定误差，故两者具体模式有区别。ELISA 竞争法检测抗 -HBe，原理是先用抗 -HBe 包被酶标反应板，然后加入待测患者血清和一定量的中和试剂（含 HBeAg），若血清中含有抗 -HBe 则会与包被抗 -HBe 竞争结合中和试剂中的 HBeAg，使中和试剂中 HBeAg 与包被的抗 -HBe 结合量减少。当再加入酶标抗体，其与已结合于固相载体上的 HBeAg 特异性结合，洗涤后显色，患者血清中抗 -HBe 量越多底物显色反应越弱，原理见图 10-5-3 所示。

【材料】

1．标本 待检血清。

2．试剂 抗 -HBe、中和试剂（含 HBeAg）、酶标试剂（HRP 标记的抗 -HBe）、抗 -HBe 阳性对照、抗 -HBe 阴性对照、洗涤液、OPD-H_2O_2 底物溶液、终止液（2mol/L H_2SO_4）、

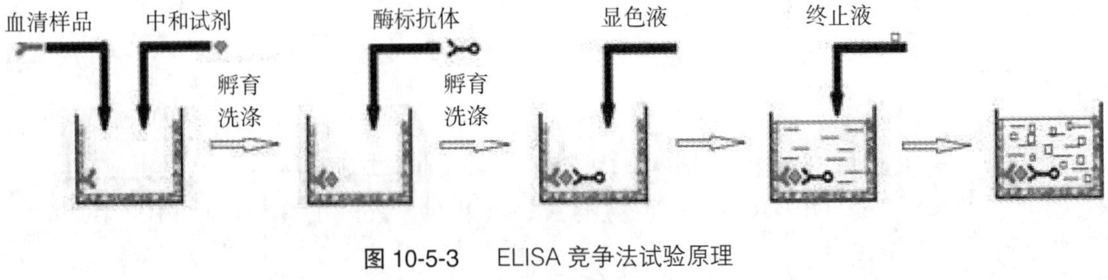

图 10-5-3 ELISA 竞争法试验原理

pH9.6 碳酸盐缓冲液。

3．器材　微孔反应板、不干胶、定量移液器、酶标仪等。

【方法】

1．抗 -HBe 用 pH9.6 的碳酸盐缓冲液稀释至 20～40μg/ml，微孔反应板中，每孔加 100μl，包被反应板，4℃过夜，洗板 4 次。

2．设阳性对照、阴性对照各 2 孔，设空白对照 1 孔；反应孔内加 50μl 患者待检血清。

3．各孔加 50μl 中和试剂（含 HBeAg），充分混匀封板，置于 43℃水浴 90min，洗板 4 次。

4．各孔加 100μl HRP 标记的抗 -HBe，充分混匀封板，置于 37℃孵育 90min，洗板 4 次。

5．各孔加 OPD-H_2O_2 底物溶液 100μl，置 37℃显色 20min。

6．各孔加 50μl 终止液以终止反应。

7．用酶标仪于波长 492nm 测各孔吸光度（*A*）。

【结果观察与分析】

$$\frac{\text{阴性对照}A\text{值}-\text{空白对照}A\text{值}}{\text{样品}A\text{值}-\text{空白对照}A\text{值}} \geq 2.1 \text{为抗 - HBe 阳性}$$

四、ELISA 捕获法检测抗 -HBc IgM

【原理】

ELISA 捕获法检测抗 -HBc IgM，原理是先用抗人 μ 链抗体包被酶标反应板，然后加入患者待测血清，使血清中特异性抗 -HBc IgM 和非特异性 IgM 与固相载体结合，洗涤后去除干扰的特异性 IgG，加入抗原 HBcAg 与已结合在载体上的抗 -HBc IgM 特异性结合，洗涤后加入酶标记的抗 -HBc 使之与 HBcAg 结合，形成大分子复合物，洗涤后加底物显色，有色产物的量与血清中抗 -HBc IgM 的量成正比，原理见图 10-5-4 所示。

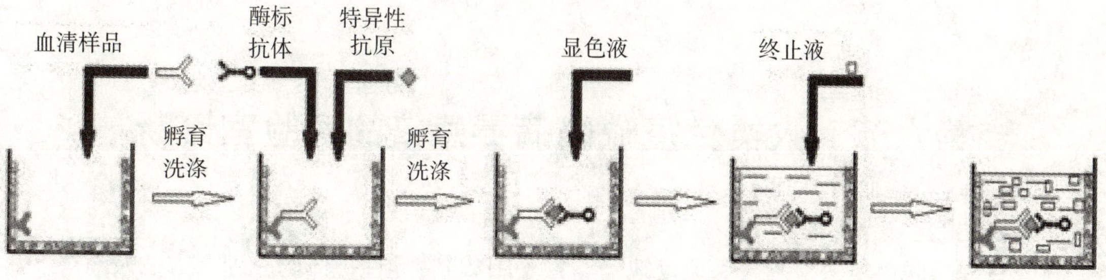

图 10-5-4　ELISA 捕获法试验原理

【材料】

1．标本　待检血清。

2．器材　酶标包被板（包被抗人 μ 链抗体）、封板膜、定量移液器、酶标仪。

3．试剂　酶标试剂（辣根过氧化物酶（HRP）标记的抗 -HBc）、抗 -HBc IgM 阳性对照、抗 -HBc IgM 阴性对照、HBcAg 液、洗涤液、底物液（OPD-H_2O_2 溶液）、终止液（2mol/L H_2SO_4）。

【方法】

1. 设阳性对照 2 孔，每孔加入 100μl 抗 -HBc IgM 阳性对照；设阴性对照 2 孔，每孔加入 100μl 抗 -HBc IgM 阴性对照；设空白对照 1 孔，不加血清；反应孔内加 100μl 患者待测血清。封板后置于 37℃孵育 2h。

2. 揭下封板膜，弃去反应孔内液体，在吸水纸上拍干，各孔加满洗涤液，反复洗涤 3 次，拍干。

3. 各孔加 100μl 最适稀释度的 HBcAg 液，充分混匀封板，置于 4℃过夜孵育。洗涤液洗板 3 次，在吸水纸上拍干。

4. 各孔加 100μl 酶标试剂，充分混匀封板，置于 37℃孵育 2h。洗涤液洗板 3 次，在吸水纸上拍干。

5. 各孔加底物液 100μl，置于室温避光显色 30min。

6. 各孔加 50μl 终止液以终止反应。

7. 用酶标仪于波长 492nm 测各孔吸光度（*A*）。

【结果观察与分析】

$$\frac{\text{样品}A\text{值}-\text{空白对照}A\text{值}}{\text{阴性对照}A\text{值}-\text{空白对照}A\text{值}}\geqslant 2.1\ \text{为抗}-\text{HBc IgM 阳性}$$

【问题与思考】

1. 简述 ELISA 夹心法检测 HBsAg 的原理？

2. 简述 ELISA 竞争法检测抗 -HBe 的原理？

3. 简述 ELISA 捕获法检测抗 -HBc IgM 的原理？

（李　恋）

第六节　人类免疫缺陷病毒感染的实验室诊断

【实验目的】

1. 掌握酶联免疫法检测人类免疫缺陷病毒（HIV）特异性抗体的原理、方法及意义。

2. 掌握免疫印迹法检测 HIV 特异性抗体的原理、方法及意义。

【实验内容】

1. 初筛试验 - 酶联免疫法（ELISA）检测 HIV 特异抗体

2. 确证试验 - 免疫印迹法检测 HIV 特异性抗体

人类免疫缺陷病毒（HIV）分两型，HIV-1 型在全球范围内流行，HIV-2 型的流行则局限于非洲西部。目前 HIV 感染的实验室检测项目主要包括：HIV 抗体检测、HIV-1 抗原检测、HIV 核酸检测、HIV-1 耐药检测、$CD4^+$ 和 $CD8^+$ T 淋巴细胞检测。其中应用最广泛的还是 HIV 的抗体检测包括初筛试验和确证试验。常用初筛试验有酶联免疫法、免疫荧光法等，确认试验以免疫印迹法最为常用。

一、初筛试验－酶联免疫法（ELISA）检测 HIV 特异抗体

常用的检测方法有酶联免疫吸附试验（ELISA）、免疫凝集试验、金标免疫纸条层析或斑点渗滤试验等方法，本试验重点介绍 ELISA 法。

【原理】

采用 HIV 多肽抗原（HIV-1gp41，p24 及 HIV-2gp36）包被聚丙乙烯多孔反应板，用此固相化抗原捕捉待检血清标本中的相应抗体。如果标本中含有抗 HIV-1 或 HIV-2 的 IgG 抗体时，会和抗原发生特异性结合而被固定在反应板上，此时再加入辣根过氧化物酶（HRP）标记的羊抗人 IgG，又可与 HIV-1 或 HIV-2 的 IgG 抗体发生特异结合。标记酶即 HRP 可作用于底物四甲基联苯胺（TMB）使其显色，最后根据酶底物反应液的颜色变化对 HIV 抗体做定性分析。当血清样品中 HIV 抗体阴性时，无显色。本实验属间接 ELISA 法，同时检测 HIV-1 和 HIV-2 的抗体，灵敏度较高，但有约 1% 的假阳性率，因此 ELISA 法检测结果阳性的标本仍需进行确证试验。

【材料】

1．商品化 HIV 酶联免疫法检测试剂盒　包括以下物质。

（1）HIV 抗原包被的酶标反应板。

（2）浓缩洗涤液。

（3）样品稀释液。

（4）辣根过氧化物酶（horseradish peroxidase，HRP）标记的羊抗人 IgG。

（5）酶标抗体稀释液。

（6）底物溶液、显色液、终止液。

2．标本　患者血清或血浆、阳性对照血清及阴性对照血清。

3．器材　洗板仪、酶标仪、水浴锅等。

【方法】

按试剂盒说明书逐步操作。开始检测前将试剂和样品全部放置室温下（18～25℃）进行平衡。

1．配液　配样品稀释液、酶标抗体稀释液、将浓缩洗涤液用去离子水或蒸馏水稀释 20 倍成工作液。

2．编号　按实际所需数量放置微孔反应板条，做好标记。每次试验应设阴性对照 3 孔，HIV-1 和 HIV-2 抗体阳性对照和空白对照各 1 孔，注意空白对照孔不加样品及酶标试剂，其余各步相同。

3．加样　分别在相应孔中加入待测样品或阴、阳性对照各 100μl，试验中若无需要可不加 HIV-2 抗体阳性对照。

4．温育　用封板膜封住反应板后，置 37℃温育 30min。

5．洗板　小心揭掉封板膜，用洗板仪洗涤 5 遍，最后在滤纸上拍干。

6．加酶　每孔加入酶标试剂 100μl，空白孔除外。

7．温育　用封板膜后，置 37℃温育 30min。

8．洗板　小心揭掉封板膜，用洗板机洗涤 5 遍，最后在滤纸上拍干。

9．显色　每孔加入显色液 A、B 液各 50μl，轻轻振荡混匀，37℃避光显色 10min。

10．测定 每孔加终止液 50μl，轻轻振荡混匀，尽快使用酶标仪检测结果，选择波长 450nm，用空白孔调零后测定各孔吸光度即 *A* 值。（如条件允许建议使用双波长，参考波长为 600～650nm，可不设空白对照）。

【结果判定与分析】

按试剂盒说明书进行判定。

1．阴性对照孔 *A* 值≤0.1，若有 1 孔阴性对照 *A* 值>0.1 则舍弃，若两孔或两孔以上阴性对照 *A* 值都>0.1，数据无效，应重复实验。

2．阳性对照孔应比阴性对照孔 *A* 值高 0.6，方认为数据有效。

3．临界值计算方法：临界值 = 阴性对照 *A* 值均数 +0.15。

待测样本 *A* 值>临界值 HIV 抗体检测结果判定为阳性。

待测样本 *A* 值≤临界值 HIV 抗体检测结果判定为阴性。

4．临床检测中，凡是通过 ELISA 法判定为阳性的待测样本，必须进行复检。再次取样，使用其他两种试剂盒或原有试剂加另一厂家试剂，复孔检测。只有 2 次复测结果均为阳性，才能出具报告 ELISA 法检测 HIV 抗体阳性。假如为一阴一阳，则需进一步做确证试验。

☞【注意事项】

1．严格按照规定时间和温度进行温育，温育过程不可让微孔干燥。

2．洗板不净可能导致结果不准确。

3．清除板底残留液体和手指印否则影响读数。

4．底物显色液应为无色或浅色，已经变蓝则禁止使用。

二、确证试验 - 免疫印迹法检测 HIV 特异性抗体

确证试验通常采用免疫印迹法（Western-blot，WB），也可采用线性免疫印迹和间接免疫荧光（IFA）等方法。应使用 HIV- 1/2 混合型免疫印迹试剂进行检测。出现 HIV-2 型特异性条带者，则需进一步做 HIV-2 抗体确证试验。

【原理】

HIV 感染实验室检测中，WB 法检测 HIV 抗体敏感性和特异性均高于 ELISA 法，它可以分别检测 HIV-1 或 HIV-2 不同蛋白质抗原的抗体，可用于 HIV 分型，是目前公认的 HIV 感染的确证试验。此法需先将 HIV 蛋白质抗原裂解，通过 SDS- 聚丙烯酰胺凝胶（SDS-PAGE）进行蛋白质电泳，使各蛋白质抗原组分彼此分离，形成按分子量大小依次排列的不同条带，再转印至硝酸纤维素膜（NC）上。将带有 HIV 抗原的硝酸纤维素薄膜切割成条状，加待测样本与之反应，如血清中有抗 HIV 抗体，则抗体会与膜条上对应的抗原条带结合，形成抗原抗体复合物。此时再加入酶标记抗人 IgG 抗体，又可以与 HIV 抗体特异结合，洗涤后再加入酶底物，可使抗原抗体结合的条带显色，膜条上可出现肉眼可见的不同条带，而无关的抗原条带则不显色。

【材料】

1．商品化 HIV 检测 Western-blot 诊断试剂盒 其中应包括以下物质。

（1）含有 HIV 蛋白质抗原的硝酸纤维素薄膜。

（2）HIV-1 型和 HIV-2 型阳性对照血清。

（3）HIV-1 型或 HIV-2 型阴性对照血清。

（4）辣根过氧化物酶（HRP）或碱性磷酸酶标记的羊抗人 IgG。

（5）浓缩样本稀释液（10×）、浓缩洗液（20×）。

（6）封闭液。

（7）底物溶液。

2．标本　患者血清或血浆。

3．器材　恒温摇床、镊子、去离子水、滤纸等。

【方法】

一般先用HIV-1/2混合型试剂进行检测。如呈阴性反应，则报告HIV抗体阴性；如呈阳性反应，则报告HIV抗体阳性；如果不满足阳性标准，则判为HIV抗体不确定。如果出现HIV-2型的特异性指示条带，还需要用HIV-2免疫印迹试剂再做单一的抗HIV-2抗体确认试验。呈阴性反应，报告抗HIV-2抗体阴性；呈阳性反应，则报告HIV-2抗体阳性。具体步骤如下。

1．从冰箱取出试剂盒，恢复至室温18～25℃。

2．配液

（1）配样本稀释液，将浓缩样本稀释液（10×）用去离子水做1∶10倍稀释。

（2）配封闭液，用样本稀释液配置5%脱脂奶粉作为封闭液使用，每次使用前现用现配。

（3）配洗涤液，用蒸馏水将浓缩洗液做1∶20倍稀释。

3．使用平口镊子将转印了HIV抗原的NC膜取出，每份待检样本取1条，同时需再取阳性对照和阴性对照各1条，使膜条带有号码标记的一面向上，置反应槽中，每个反应槽中加3ml洗涤液，放摇床上室温下振荡5min，弃去洗涤液。

4．每个反应槽中加3ml封闭液，然后分别加入30μl待测样本血清及阴性阳性对照血清，室温中震荡孵育1h。

5．吸尽槽内液体，注意更换枪头。每个反应槽加3ml洗涤液，室温振荡5min，重复3次。

6．吸尽槽内液体，加3ml酶标记抗人IgG抗体，室温中振荡孵育1h。

7．重复步骤5。

8．吸尽槽内液体，加3ml酶底物液，室温振荡10～15min，直到阳性对照出现典型条带。

9．吸尽槽内液体，加3ml蒸馏水，室温振荡5min，重复4次。

10．小心转移膜条至滤纸上，吸干水分，观察结果。

【结果判定与分析】

1．世界各国对该试验判定标准并不完全一致。世界卫生组织（WHO）的阳性判定标准为：至少1条env带（gp120/gp41）加1条gag带（p24/p17/p7）；至少1条env带加1条pol带（p51/p61/p32/p11）；至少1条env带、1条gag带和1条pol带；或者出现2条env带，gag带或pol带可有可无。

2．我国判定标准需根据《全国艾滋病检测技术规范》2009年修订版，同时参照试剂盒说明书做出综合判定。

（1）HIV-1型抗体阳性：至少出现2条env带或1条env带和p24带同时出现。

（2）HIV-1型抗体阴性：无特异抗体条带出现。

（3）HIV-1型抗体不确定：出现特异抗体条带，不够阳性判定标准。

（4）HIV-2型抗体阳性：需同时符合下列两标准。

1）符合WHO阳性判定标准。

2）符合试剂盒阳性判定标准。

（5）满足 HIV-2 抗体阴性判定标准者，报告 HIV-2 抗体阴性；满足 HIV-2 抗体阳性判定标准者，报告 HIV-2 抗体血清学阳性，并进行核酸序列分析做最后确证。出现 HIV-2 特异性条带，但不满足阳性判定标准者，报告 HIV-2 抗体不确定。

3．质控标准

（1）阴性对照：在阴性对照膜条上没有 HIV-1 型、2 型的特异条带，同时标本质控条带清晰可见。

（2）阳性对照：试剂盒说明书规定的所有相关抗原 2 条带都必须出现。相关条带可能包括 env 带，gag 带或 pol 带。

【注意事项】

1．不同试剂盒对抗 HIV 抗体测定的敏感性不同，待测血清与 NC 膜反应时，可以采用过夜温育提高结合率。

2．HIV 的实验室检测需按照《全国艾滋病检测工作管理办法》严格执行，检测人员与实验室都应具有资质，经国家或省级以上卫生主管部门审查批准后才能开展工作。

3．出现抗体不确定的可能原因

（1）待检者可能已经感染 HIV，但正处于“窗口期”，免疫应答不典型。

（2）待检样本可能存在 HIV 抗原的交叉抗原。

（3）HIV 抗体中的抗 p24 和抗 p31 可能随着艾滋病病程进展逐渐减少。

（4）同时患有恶性肿瘤的 HIV 感染者以及接受免疫抑制剂治疗的患者有可能不出现典型阳性结果。

【问题与思考】

1．WB 法检测 HIV 的原理是什么？如何判断阳性结果？

2．目前 HIV 检测有哪些方法？

（卢 莎）

第三篇

医学寄生虫学

第十一章　医学蠕虫

蠕虫是借肌肉收缩而使虫体做蠕形运动的一类多细胞无脊椎动物。在自然界分布甚广，多数营寄生生活。寄生于人体且与医学有关的蠕虫称为医学蠕虫。医学蠕虫主要包括扁形动物门的吸虫和绦虫、线形动物门的线虫和棘头动物门的棘头虫。

1. 线虫：成虫外观呈线形或圆柱形，体表光滑不分节，两侧对称，前端钝圆，后端逐渐变细。雌雄异体，雌虫略大于雄虫，雄虫尾部卷曲或膨大。各种线虫大小不一，小的不足 1cm，大的可达 1m 以上。虫卵无卵盖，一般呈卵圆形，颜色多为无色、淡黄色或棕黄色，卵内含有卵细胞、胚胎或幼虫。

2. 吸虫：背腹扁平，多呈叶状、长舌状，两侧对称，大小为 0.3 ~ 80mm。虫体表面光滑或有角质层覆盖。吸盘为附着器管（口吸盘，腹吸盘）。消化系统不完整，有口无肛，肠管终于盲端。生殖孔通常位于腹吸盘的前缘或后缘处，排泄孔位于虫体的末端。虫卵大多呈椭圆形，一端有卵盖，个别无卵盖（如日本血吸虫），卵内含有 1 个卵细胞和多个卵黄细胞，或含一毛蚴。

3. 绦虫：虫体背腹扁平，带状，左右对称，分节。无口和消化道，也无体腔，生殖器官发达，雌雄同体。体长因种而异，从数毫米到数米不等。虫体一般分为头节、颈节和链体 3 部分。圆叶目绦虫卵多为圆球形，卵壳很薄，卵内含有六钩蚴。假叶目绦虫卵多为椭圆形，卵壳较薄，顶端有一卵盖，卵内含有 1 个卵细胞和若干个卵黄细胞，形态似吸虫卵。

第一节　似蚓蛔线虫（蛔虫）

【实习目的】

1. 掌握蛔虫卵的形态，认真比较蛔虫受精卵和蛔虫未受精卵的异同点。
2. 识别成虫，联系生活史。

【实习内容】

蛔虫受精卵和蛔虫未受精卵（提示：低倍镜下找，高倍镜下观察）

蛔虫受精卵

蛔虫未受精卵

【示教内容】

1. 蛔虫成虫（雌、雄虫）大体标本（图 11-1-1） 注意颜色、形状，比较雌雄虫的大小及尾部形状。

2. 蛔虫口唇 蛔虫口孔位于虫体前端，周围有 3 片排列呈“品”字形的唇瓣（图 11-1-2），内缘上有细齿（图 11-1-3）。

3. 蛔虫雄虫尾部 蛔虫雄虫尾端向腹面卷曲，有可伸缩的交合刺 1 对（图 11-1-4）。

4. 蛔虫（雌、雄虫）内部结构 雌虫生殖器管为双管型（图 11-1-5），雄虫生殖器管为单管型（图 11-1-6）。

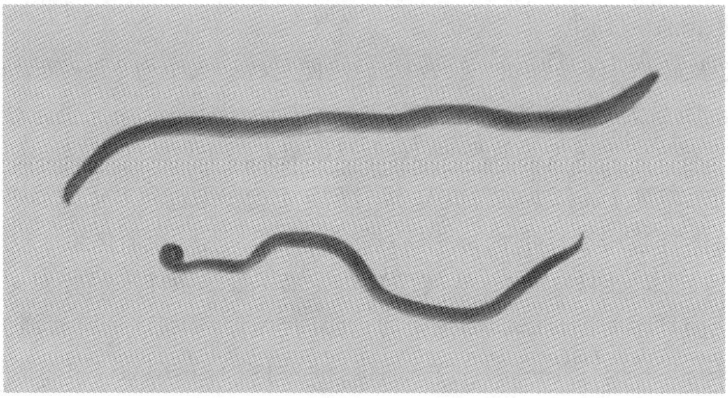

图 11-1-1 蛔虫成虫（雌雄）（见彩图）

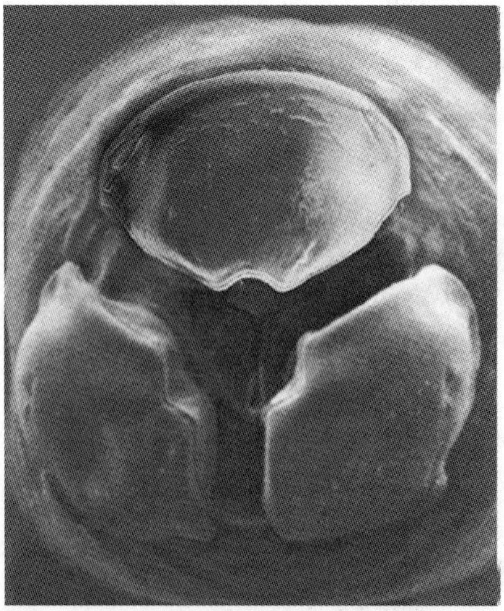

图 11-1-2 蛔虫唇瓣（见彩图）

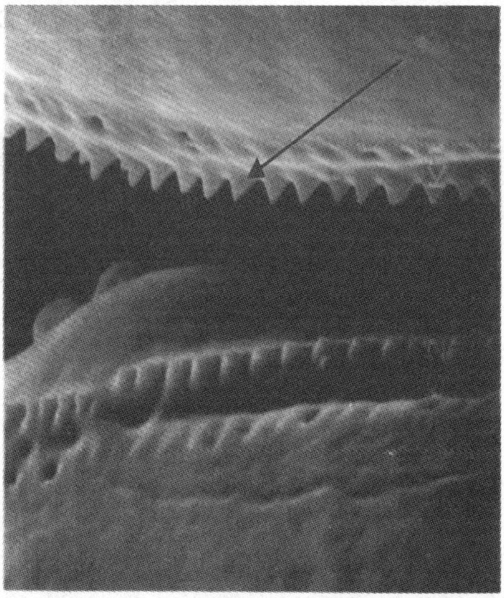

图 11-1-3 蛔虫唇瓣内缘上的细齿（见彩图）

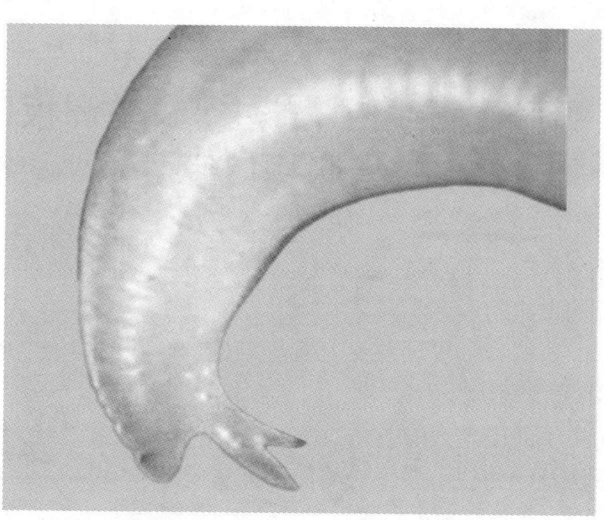

图 11-1-4　蛔虫雄虫尾部（见彩图）

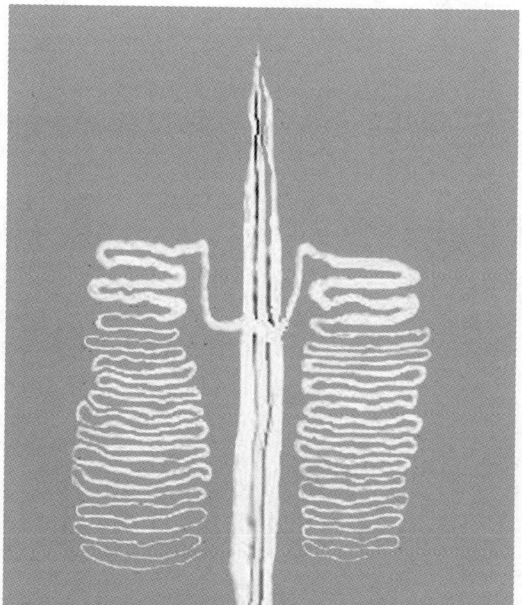

图 11-1-5　蛔虫雌虫内部结构（见彩图）

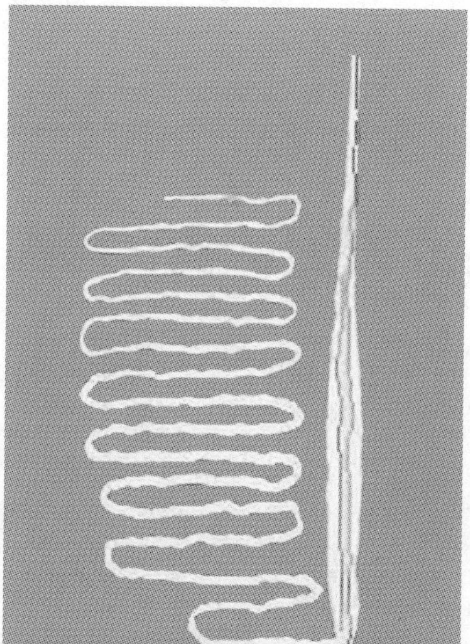

图 11-1-6　蛔虫雄虫内部结构（见彩图）

第二节 蠕形住肠线虫（蛲虫）、美洲板口线虫及十二指肠钩口线虫

【实习目的】

1．掌握蛲虫卵与钩虫卵的形态。

2．认识蛲虫外形、头翼、咽管球及交合刺等结构。区别两种钩虫成虫形态。（虫体前端发达的角质口囊用低倍镜观察）。

3．掌握蛲虫、钩虫生活史与人的关系。

4．熟悉透明胶纸法及饱和盐水浮聚法的使用方法。

【实习内容】

蛲虫卵和钩虫卵（提示：蛲虫卵用暗视野观察）

蛲虫卵

钩虫卵

【示教内容】

1．蛲虫大体标本（图 11-2-1）

2．钩虫大体标本（图 11-2-2，图 11-2-3）

3．十二指肠钩虫口囊（图 11-2-4），美洲钩虫口囊（图 11-2-5）

4．钩虫成虫吸附肠壁的标本（图 11-2-6）

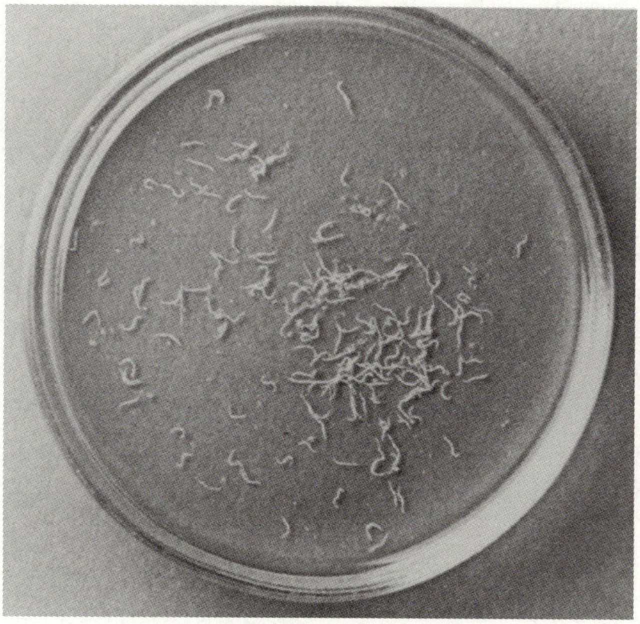

图 11-2-1　蛲虫雌雄虫（见彩图）

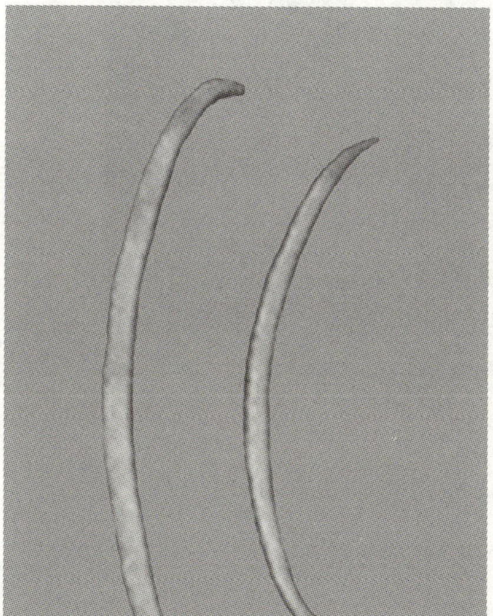

图 11-2-2　十二指肠钩虫雌雄虫（见彩图）

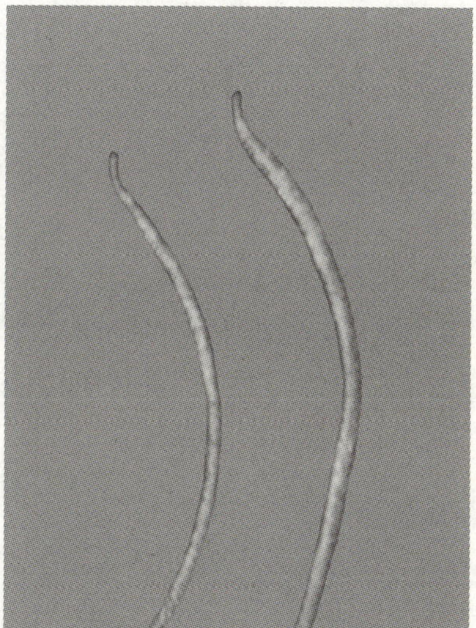

图 11-2-3　美洲钩虫雌雄虫（见彩图）

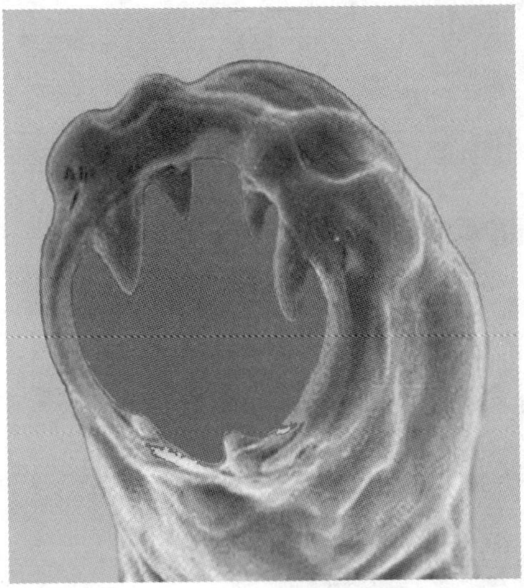

图 11-2-4 十二指肠钩虫口囊（见彩图）

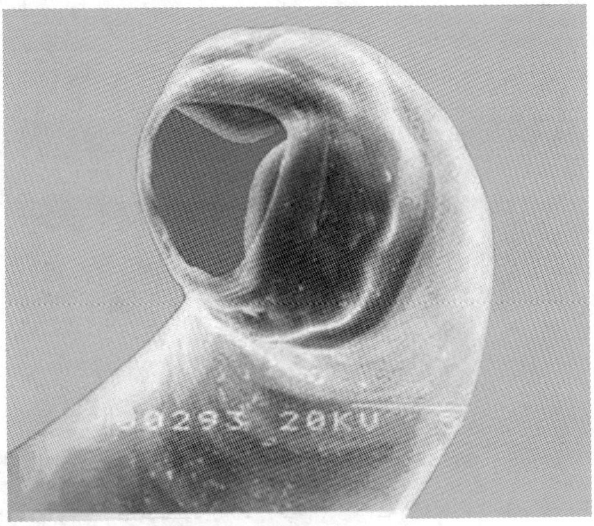

图 11-2-5 美洲钩虫口囊（见彩图）

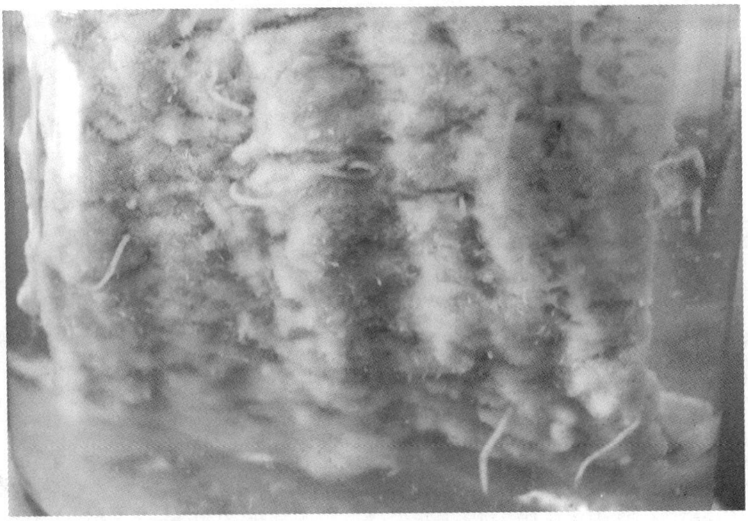

图 11-2-6 钩虫成虫吸附肠壁（见彩图）

第三节 旋毛形线虫、班氏丝虫与马来丝虫

【实习目的】

1. 能够识别肌肉切片中旋毛虫囊包中的幼虫形态，能够区分 2 种丝虫微丝蚴。
2. 联系旋毛虫生活史。

【实习内容】

1．旋毛虫囊包

旋毛虫囊包

班氏丝虫微丝蚴

马来丝虫微丝蚴

2．班氏丝虫微丝蚴及马来丝虫微丝蚴

（木　兰　王晓娟）

第四节 卫氏并殖吸虫（肺吸虫）和日本裂体吸虫（日本血吸虫）

【实习目的】

1．掌握肺吸虫和血吸虫虫卵的形态。比较两者的特点。
2．观察血吸虫成虫和肺吸虫成虫。
3．观察肺吸虫和血吸虫中间宿主，比较两者的生活史。

【实习内容】

肺吸虫卵，血吸虫卵及血吸虫雄虫

肺吸虫卵

日本血吸虫卵

【示教内容】

1．肺吸虫成虫玻片标本（图 11-4-1）。注意卵巢和子宫二者的位置。

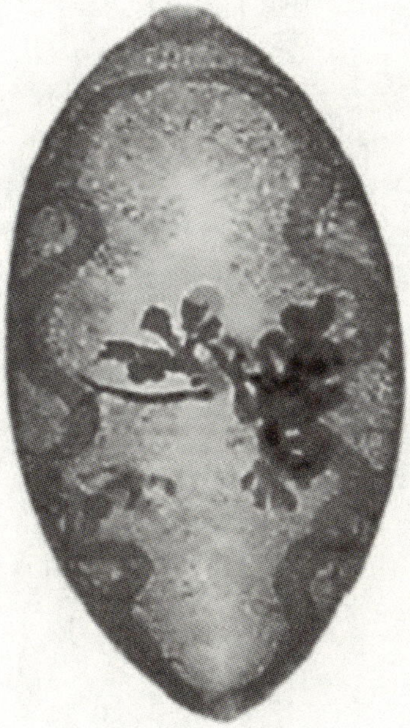

图 11-4-1　肺吸虫成虫（见彩图）

2．肺吸虫寄生于动物肺脏的标本（图 11-4-2）。联系对人体的危害。

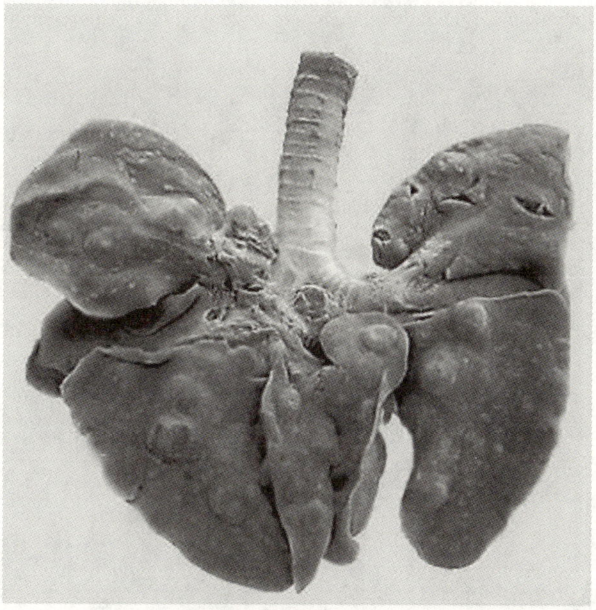

图 11-4-2　肺吸虫寄生于动物肺（见彩图）

3．肺吸虫的第一中间宿主川卷螺（图 11-4-3）、第二中间宿主淡水蟹及蝲蛄（图 11-4-4）。

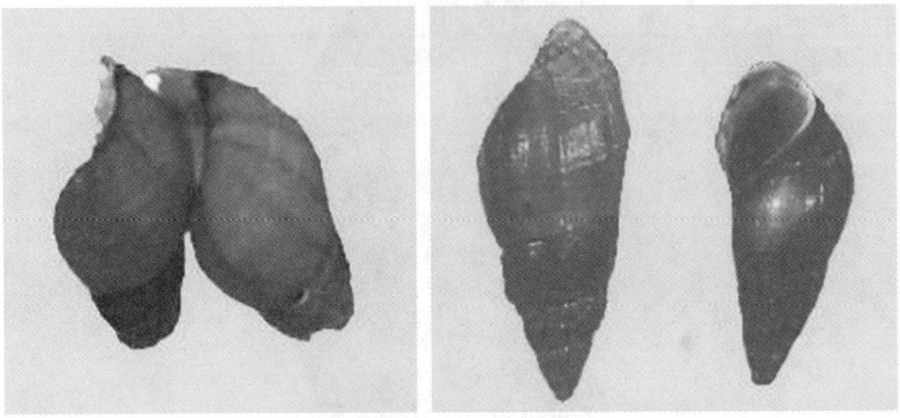

图 11-4-3 川卷螺（见彩图）

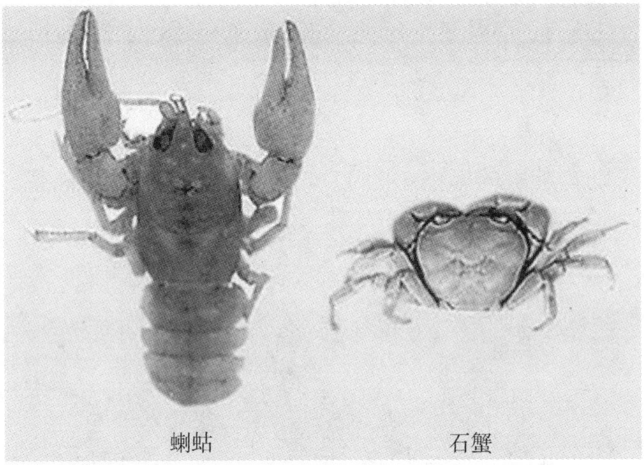

图 11-4-4 淡水蟹及蝲蛄（见彩图）

4．血吸虫成虫自然形态（图 11-4-5）。注意颜色、形状等特征。

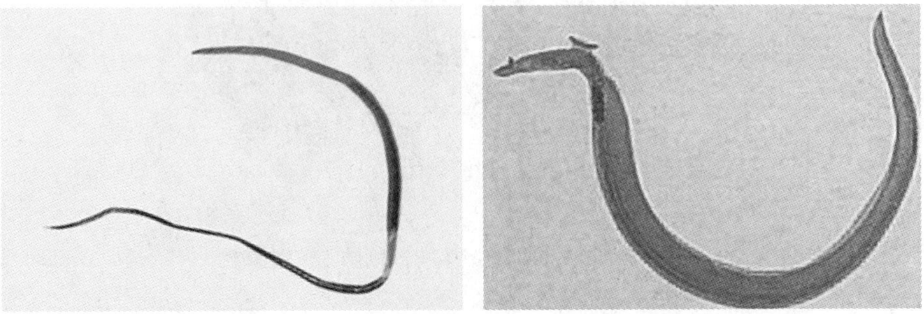

图 11-4-5 血吸虫成虫（左雌右雄）（见彩图）

5．血吸虫的中间宿主。钉螺是日本血吸虫唯一的中间宿主（图 11-4-6）。

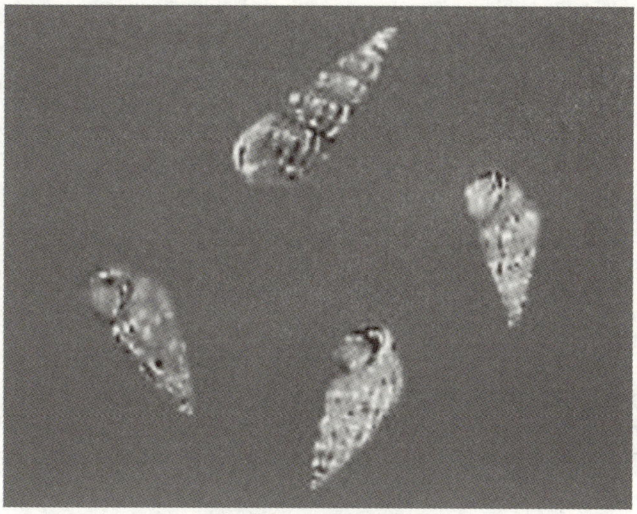

图 11-4-6　钉螺（见彩图）

6．血吸虫尾蚴的尾部又分尾干和尾叉，属叉尾形尾蚴（图 11-4-7）。

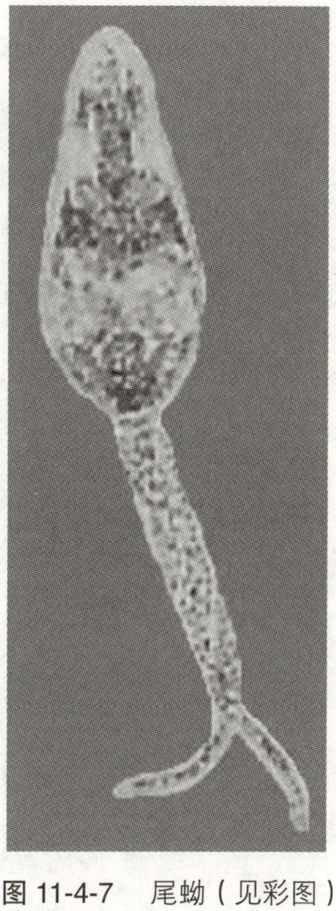

图 11-4-7　尾蚴（见彩图）

7．实验动物肠系膜（图 11-4-8）。

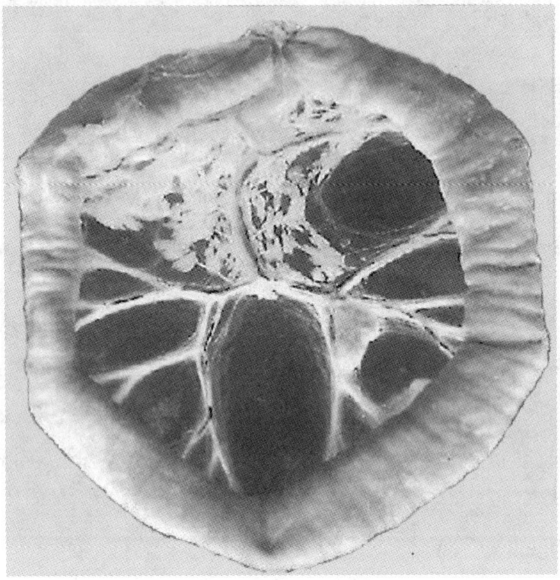

图 11-4-8 实验动物肠系膜（见彩图）

8．血吸虫雌雄虫合抱状态（图 11-4-9）。

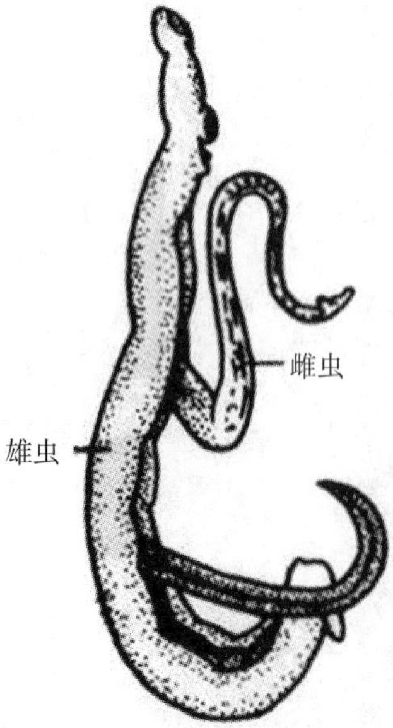

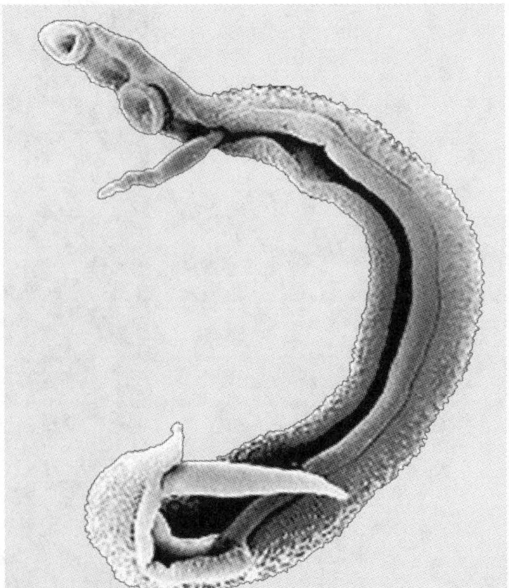

图 11-4-9 血吸虫雌雄虫合抱

第五节　链状带绦虫（猪带绦虫）和肥胖带绦虫（牛带绦虫）

【实习目的】

1. 能识别猪带绦虫和牛带绦虫的头节、成节、孕节及囊尾蚴。
2. 掌握带绦虫卵的特征。两种带绦虫卵形态相似,在光镜下难以鉴别,故统称为带绦虫卵。
3. 比较猪带绦虫和牛带绦虫的生活史。

【实习内容】

带绦虫卵、头节、孕节（提示：头节用低倍镜看，孕节裸眼观察）

带绦虫卵　　猪带绦虫头节　　牛带绦虫头节

猪带绦虫孕节　　牛带绦虫孕节

【示教内容】

1．猪带绦虫成虫（图 11-5-1）及牛带绦虫成虫（图 11-5-2）。注意颜色、形状、虫体长度、头节的大小、节片数量及厚度。

2．猪囊尾蚴寄生于肌肉（图 11-5-3）、脑等组织器官的标本（图 11-5-4）。

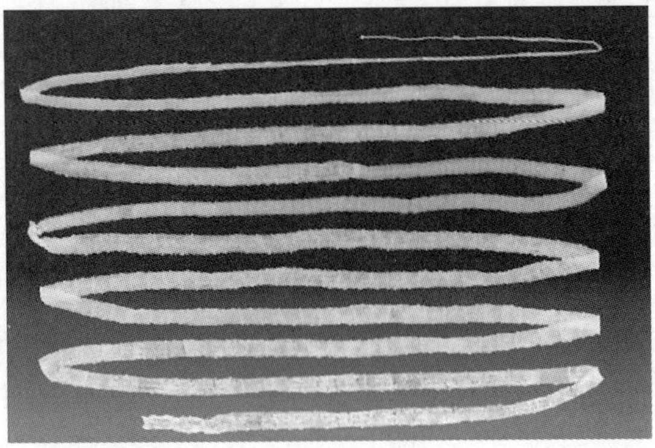

图 11-5-1 猪带绦虫成虫（见彩图）

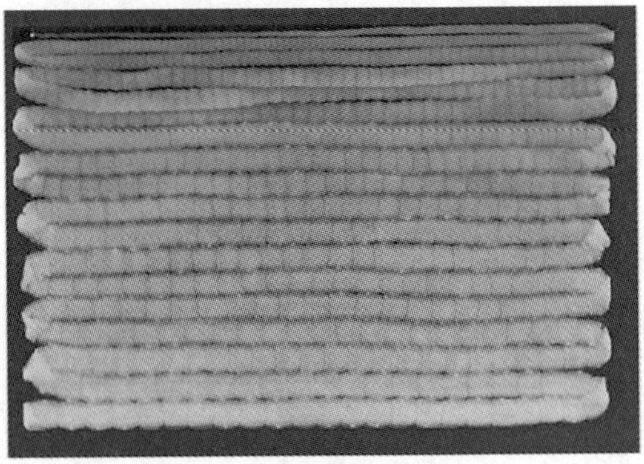

图 11-5-2 牛带绦虫成虫（见彩图）

3．猪带绦虫成节（图 11-5-5），猪带绦虫成节中卵巢分 3 叶。

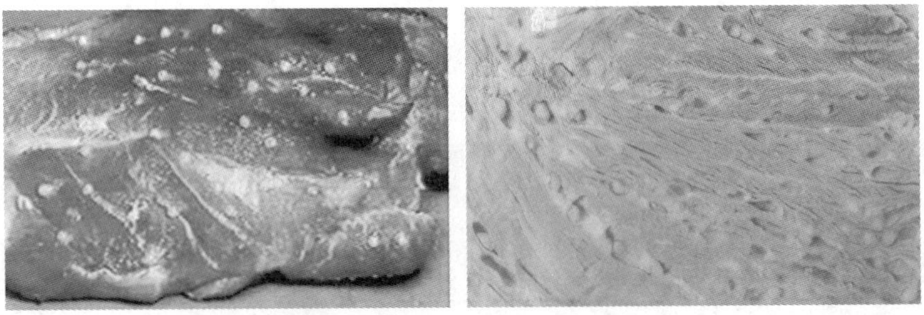

图 11-5-3 猪囊尾蚴寄生于肌肉（左为新鲜猪肉）（见彩图）

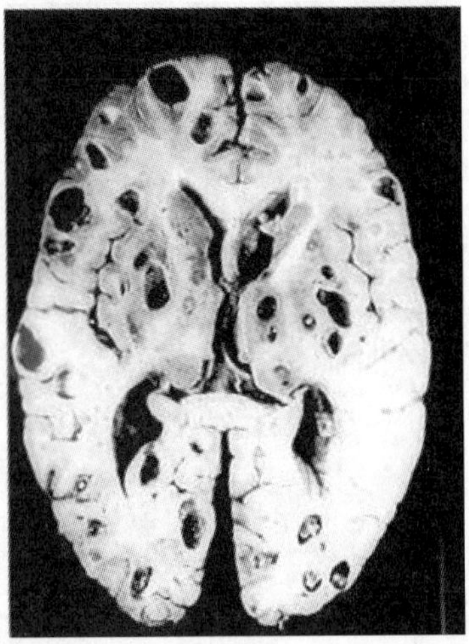

图 11-5-4 猪囊尾蚴寄生于脑（见彩图）

4．牛带绦虫成节（图 11-5-6），牛带绦虫成节分 2 叶。

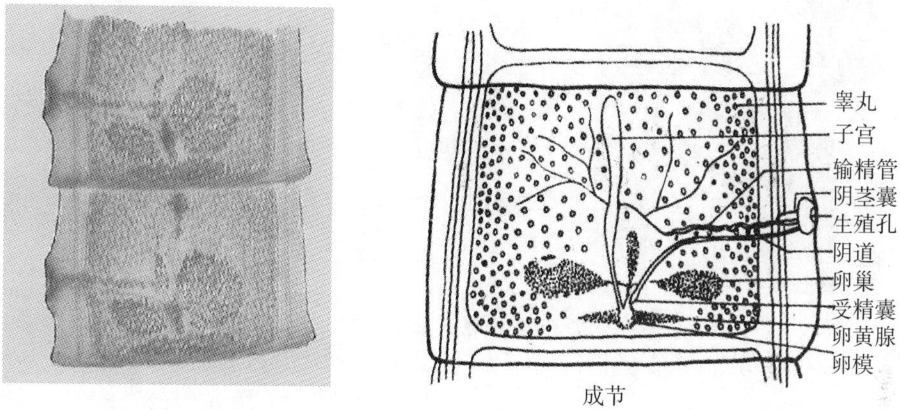

图 11-5-5　猪带绦虫成节（左图为染色压片标本）（见彩图）

5．离体囊尾蚴（图 11-5-7）。囊尾蚴大小约 5mm × l0mm。囊尾蚴为白色半透明囊状物，囊内充满透明的囊液，头节凹陷在囊内，头节的形态同成虫。

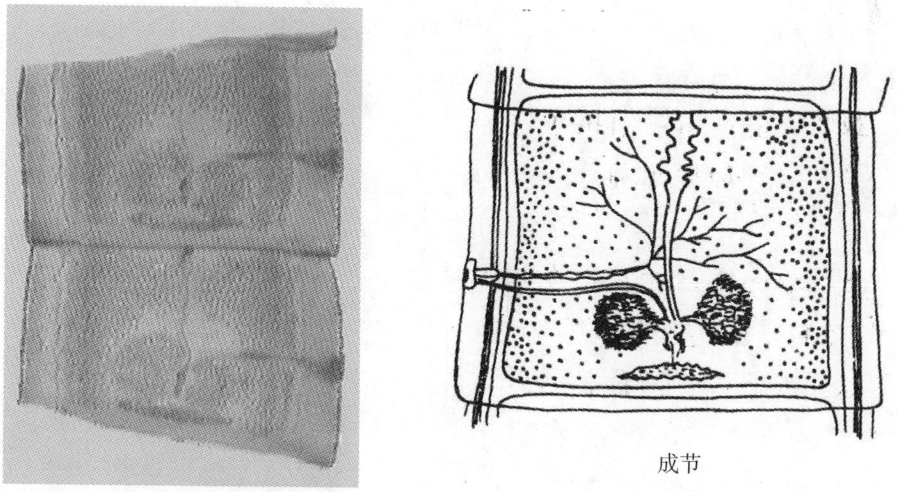

图 11-5-6　牛带绦虫成节（左图为染色压片标本）（见彩图）

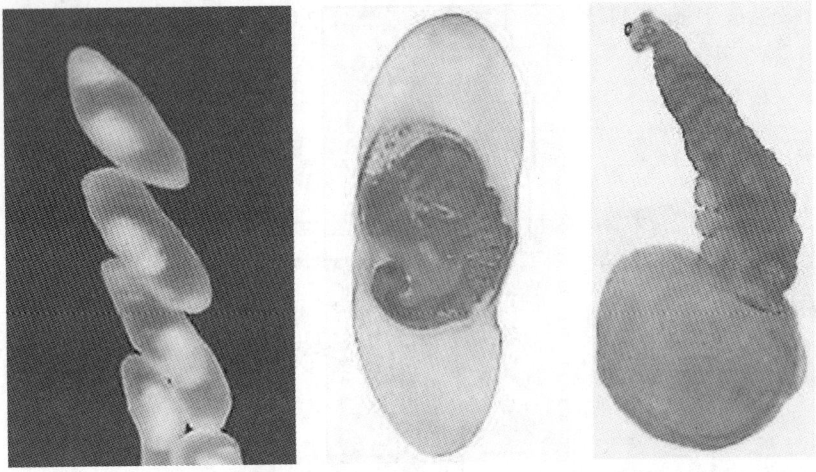

图 11-5-7 囊尾蚴（见彩图）
（左图为离体囊尾蚴、中图为囊尾蚴染色压片标本、右图为囊尾蚴头节翻出标本）

第六节 细粒棘球绦虫（包生绦虫）和微小膜壳绦虫（短膜壳绦虫）

【实习目的】

1. 掌握短膜壳绦虫虫卵的形态特征。

2. 掌握棘球蚴砂中的原头蚴的形态，原头蚴为椭圆形或圆形，有向内翻卷收缩的头节。

3. 掌握细粒棘球绦虫的幼虫——棘球蚴的结构。包括囊壁（角皮层、生发层）、原头蚴、生发囊（育囊）、子囊及孙囊等。

4. 指出这两种绦虫的形态和生活史特点，明确这两种绦虫与人的关系。

【实习内容】

短膜壳绦虫卵，原头蚴

短膜壳绦虫卵　　原头蚴

【示教内容】

1. 短膜壳绦虫成虫大体标本（图 11-6-1）。

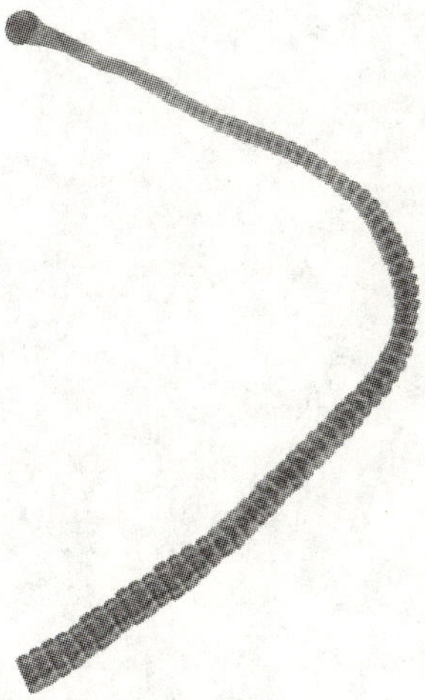

图 11-6-1　短膜壳绦虫成虫（见彩图）

2. 细粒棘球绦虫大体标本（图 11-6-2）。

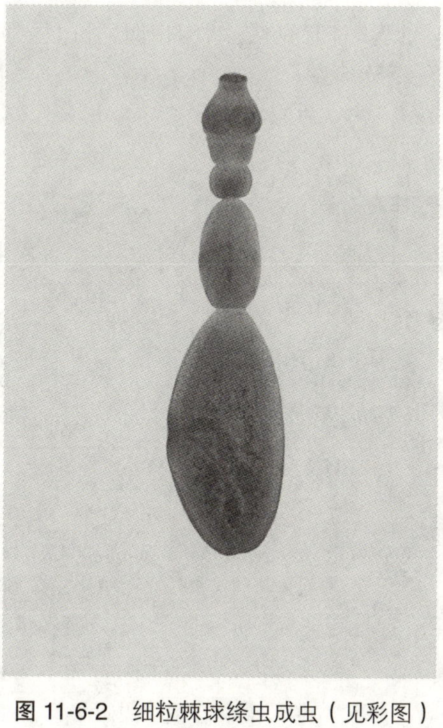

图 11-6-2　细粒棘球绦虫成虫（见彩图）

3．棘球蚴寄生在骆驼肝中的标本（图 11-6-3）。

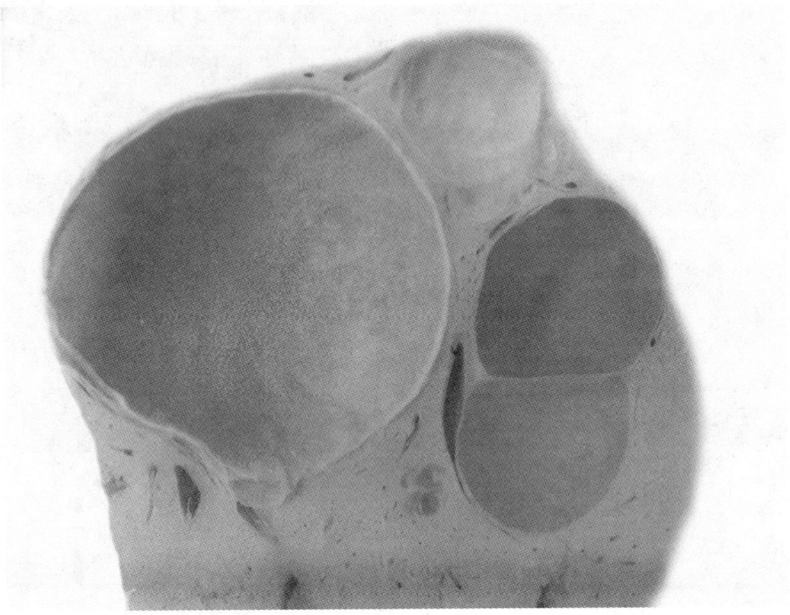

图 11-6-3 棘球蚴寄生在骆驼肝（见彩图）

4. 离体子囊(图 11-6-4)。子囊结构与母囊结构相似，乳白色半透明囊状物，囊内充满囊液，子囊内还可长出原头蚴、生发囊及孙囊。

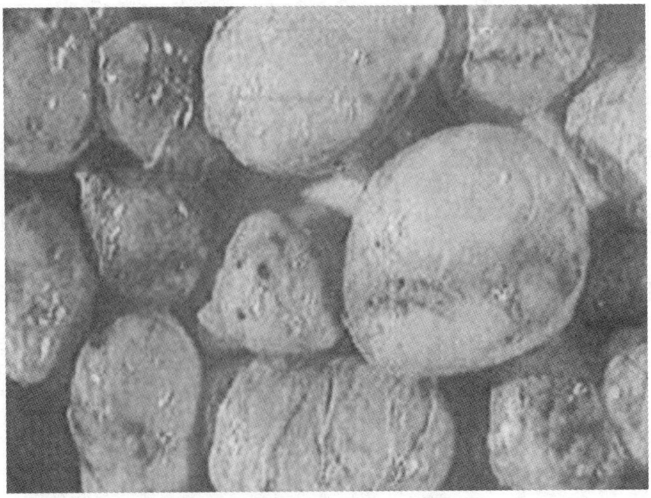

图 11-6-4 离体子囊（见彩图）

5．犬肠壁上的细粒棘球绦虫成虫（图 11-6-5）。成虫寄生于终宿主的小肠上段，以头节上的吸盘和小钩附着于肠黏膜上，孕节随粪便排出。

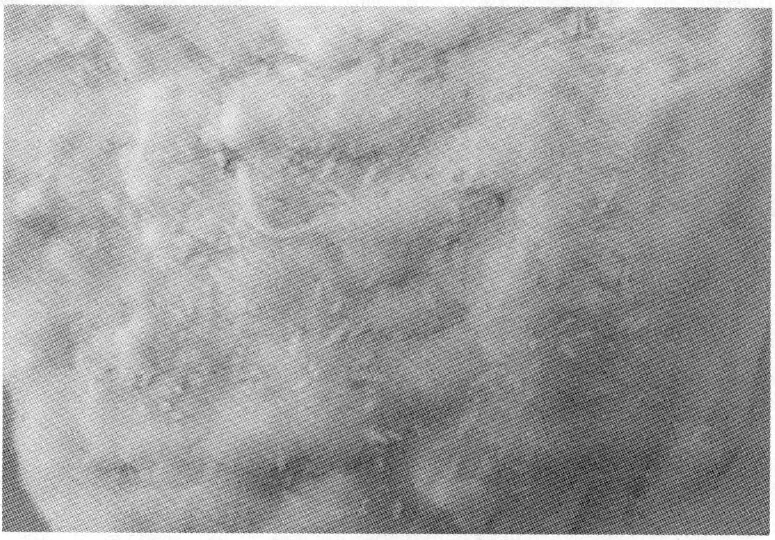

图 11-6-5　犬肠壁上的细粒棘球绦虫成虫（见彩图）

（木　兰　王晓娟　高权荣）

第十二章　医学原虫

原虫为单细胞真核动物，体微小，但能独立完成生命活动的全部生理功能。迄今已发现约 65 000 多种，多为自生或腐生生活，其中约有近万种为寄生原虫。

医学原虫是指寄生在人体管腔、体液、组织或细胞内的致病及非致病（共栖型）原虫，约 40 余种。

形态结构特点

（1）个体小：为 2 ~ 300μm，多数在 10μm 左右。

（2）形状多样：球形、卵圆及不规则形。

（3）种类繁多，分布广：分布在各类生态环境当中。

（4）结构简单：由胞膜、胞质、胞核构成。

第一节　蓝氏贾第鞭毛虫和阴道毛滴虫

【实习目的】

1. 掌握贾第虫滋养体和包囊的形态。
2. 联系生活史；了解贾第虫滋养体与致病的关系。
3. 掌握阴道毛滴虫的形态。了解阴道毛滴虫与人体的关系。
4. 掌握显微镜油镜的使用方法。

【实习内容】

贾第虫包囊，阴道毛滴虫滋养体

【示教内容】

贾第虫滋养体染色标本（图 12-1-1）。

贾第虫包囊

阴道毛滴虫滋养体

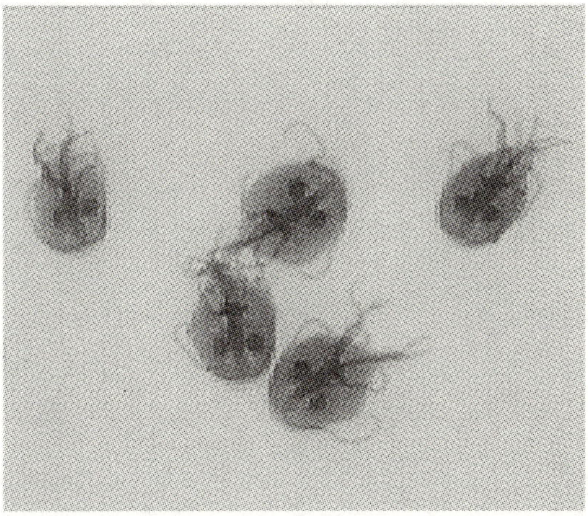

图 12-1-1　蓝氏贾弟鞭毛虫染色标本（见彩图）

第二节　疟原虫、溶组织内阿米巴

【实习目的】

1. 掌握间日疟原虫在人体红细胞内的各期形态。结合教材中彩图了解恶性疟原虫、三日疟原虫及卵形疟原虫在人体红细胞内各期形态。

2. 能熟练使用油镜观察间日疟原虫血涂片。注意被寄生的人体红细胞的变化。

3. 复述间日疟原虫生活史，并联系致病。

4. 掌握杜氏利什曼原虫的无鞭毛体和前鞭毛体的形态。

5. 联系生活史；了解杜氏利什曼原虫各期与人体的关系。杜氏利什曼原虫生活史中有两种发育期：在人体和保虫宿主体内为无鞭毛体，在传播媒介白蛉和培养基中为前鞭毛体。

6. 掌握溶组织内阿米巴滋养体和包囊的形态特点，并能与结肠内阿米巴鉴别。

7. 联系溶组织内阿米巴的生活史。

8. 掌握刚地弓形虫滋养体的形态特点。联系生活史。

9. 熟悉疟原虫的检查方法。

【实习内容】

间日疟原虫红内期各期、杜氏利什曼原虫无鞭毛体、阿米巴包囊（碘液染色）

特别提示：下次实习自己设计蠕形螨自检和粪便自检。

【示教内容】

1. 间日疟原虫（图 12-2-1）。

2. 疟疾传播媒介——按蚊（图 12-2-2）。

3. 动合子（图 12-2-3）。

4. 子孢子（图 12-2-4）。

间日疟原虫环状体　　间日疟原虫大滋养体　　间日疟原虫裂殖体

间日疟原虫配子体　　杜氏利什曼原虫无鞭毛体　　阿米巴包囊（碘液染色）

5．杜氏利什曼原虫前鞭毛体（图 12-2-5）。

6．溶组织内阿米巴包囊（图 12-2-6）及滋养体（铁苏木素染色）（图 12-2-7）。

7．刚地弓形虫滋养体（图 12-2-8）。

8．白蛉（图 12-2-9）。

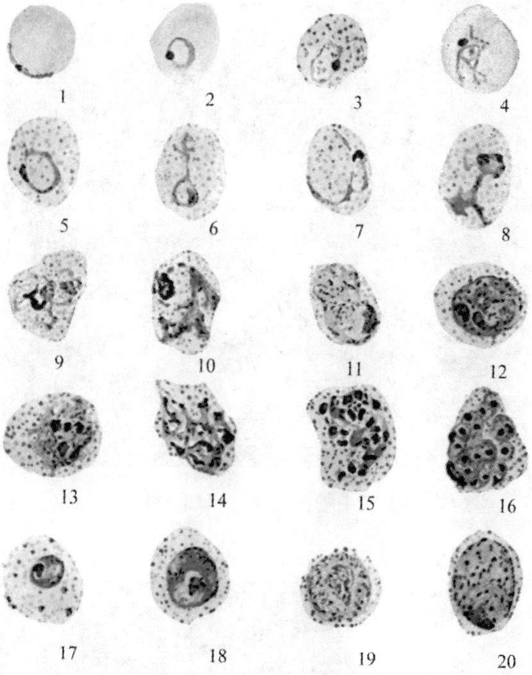

图 12-2-1　红细胞内间日疟原虫形态（薄血膜姬氏染色）（见彩图）

1. 环状体位于红细胞边缘；2. 环状体；3-7. 发育中的滋养体；8-11. 晚期滋养体；12-15. 未成熟裂殖体；16. 成熟裂殖体；17-18. 发育中的配子体；19. 成熟雄配子体；20. 成熟雌配子体

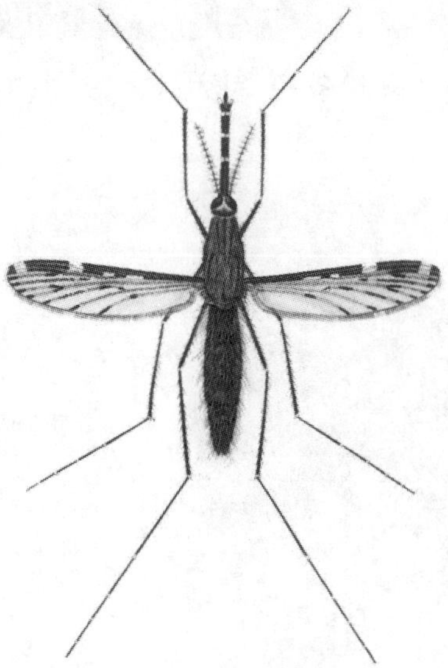

图 12-2-2　中华按蚊（见彩图）

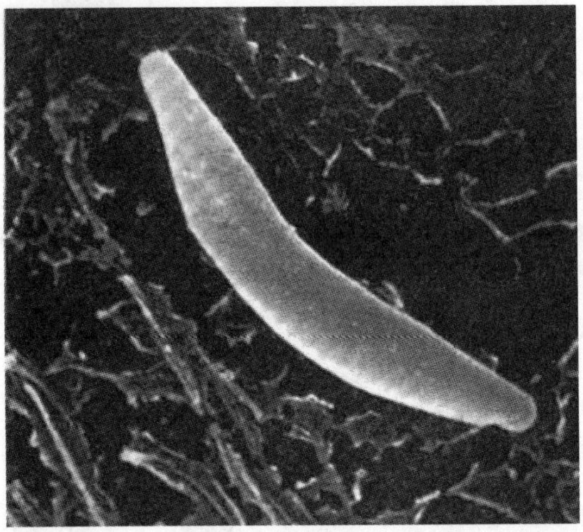

图 12-2-3 动合子（见彩图）

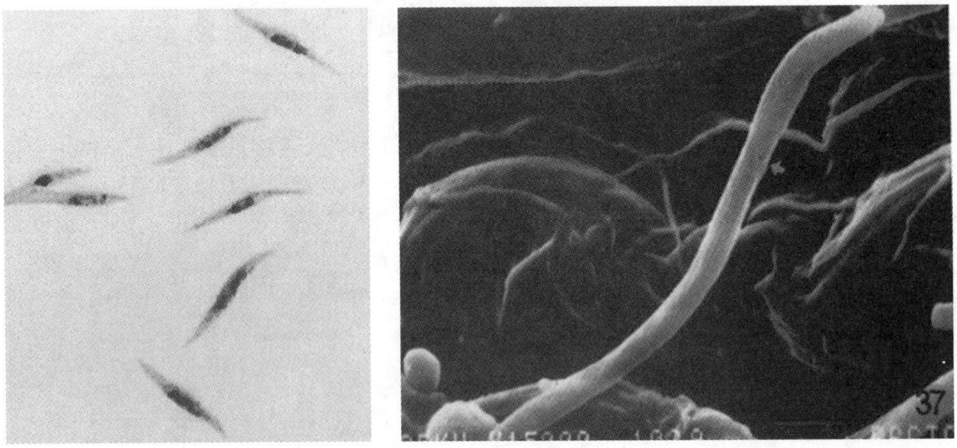

图 12-2-4 子孢子（见彩图）

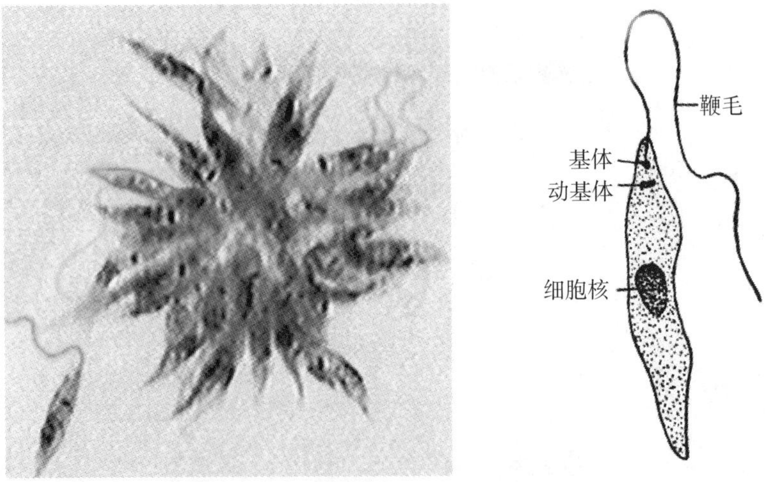

图 12-2-5 杜氏利什曼原虫前鞭毛体（见彩图）

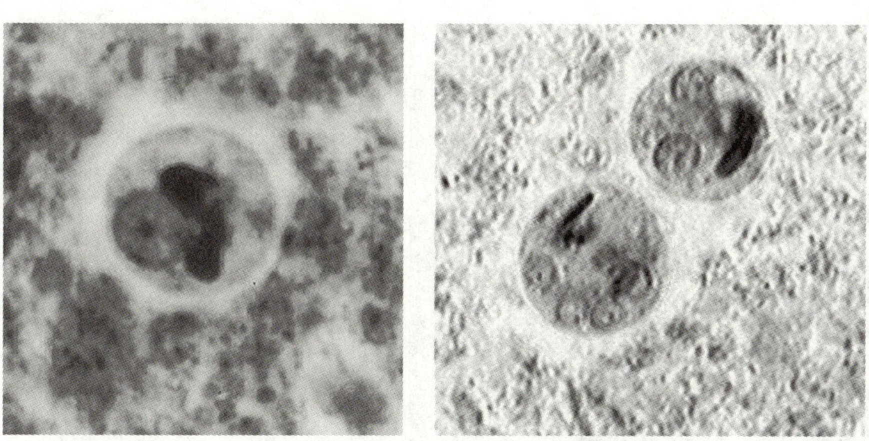

图 12-2-6 溶组织内阿米巴包囊（铁苏木素染色）（见彩图）

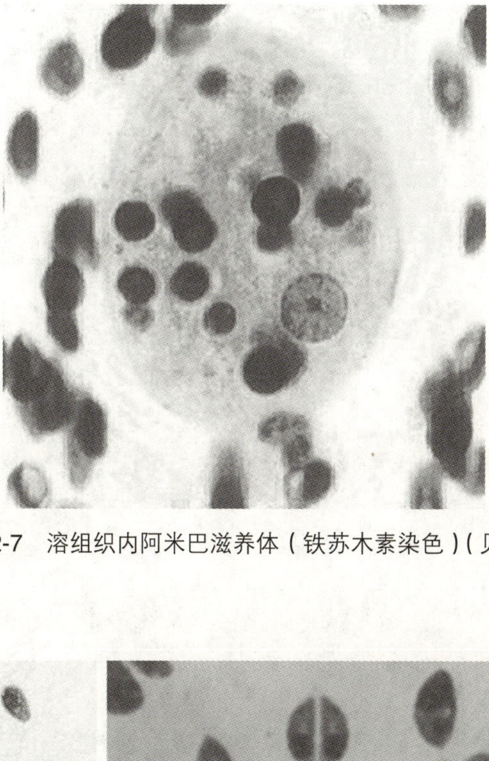

图 12-2-7 溶组织内阿米巴滋养体（铁苏木素染色）（见彩图）

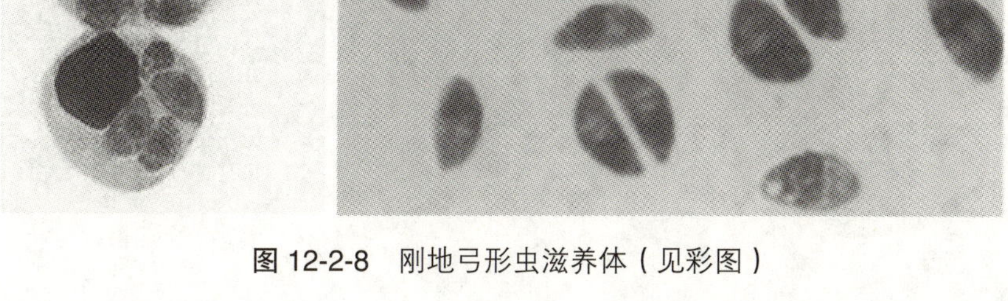

图 12-2-8 刚地弓形虫滋养体（见彩图）

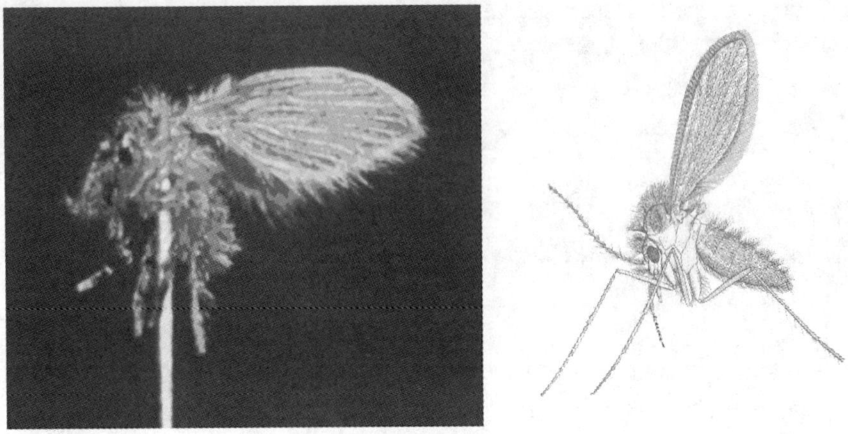

图 12-2-9 白蛉

第十三章　医学节肢动物

医学节肢动物是指与医学有关，即危害人畜健康的节肢动物。可通过刺蛰、吸血、寄生、骚扰等方式对人体造成直接危害，更重要的是可作为传播媒介传播多种疾病。医学上重要的节肢动物有蚊、蝇、白蛉、蚤、虱、蜱、螨等。

节肢动物的主要特征：

1．虫体左右对称，躯体和附肢既分节又对称；

2．体表骨骼化，体表由几丁质及醌单宁蛋白质组成，亦称外骨骼；

3．循环系统开放式，体腔称血腔，内含无色或不同颜色的血淋巴；

4．发育过程大都有蜕皮和变态的现象。

第一节　蜱、蚊、蝇、蚤

【实习目的】

1．熟悉蜱的一般形态特征，了解蜱的生活史与人的关系。能区别硬蜱与软蜱。

2．熟悉蚊的基本形态特征，掌握三属蚊类各期形态主要区别（卵、幼虫、蛹、成蚊）及三属蚊成虫代表：淡色库蚊、中华按蚊、白蚊伊蚊的形态特征。

3．熟悉蝇、蚤的一般形态特征；能识别常见的蝇、蚤；了解蝇、蚤与疾病的关系。

【实习内容】

观看视频确定医学昆虫类别及名称：蜱、蚊，蝇、蚤

1．a 硬蜱；b 软蜱；c 硬蜱（雄）；d 硬蜱（雌）。

2．a 中华按蚊；b 微小按蚊；c 致倦库蚊；d 淡色库蚊；e 白纹伊蚊；f 埃及伊蚊。

3．a 家蝇；b 大头金蝇；c 丝光绿蝇；d 巨尾阿丽蝇；e 黑尾黑麻蝇；f 厩腐蝇。

4．a 致痒蚤；b 印鼠客蚤；c 黄鼠蚤。

【示教内容】

1．蚊生活史各期（图 13-1-1）

2．蝇头部（图 13-1-2）

3．蝇足部（图 13-1-3）

4．蝇生活史各期（图 13-1-4）

5．蚤生活史各期（图 13-1-5）

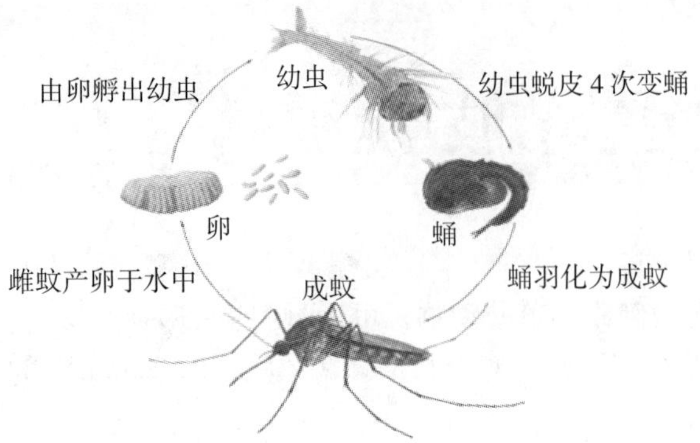

图 13-1-1 蚊生活史各期（见彩图）

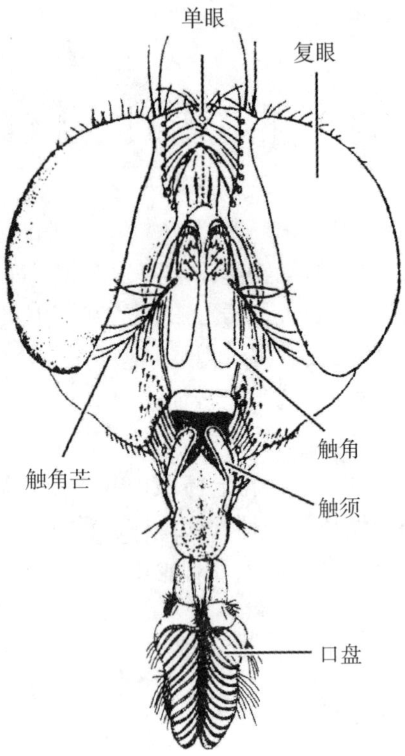

图 13-1-2 蝇头部（见彩图）

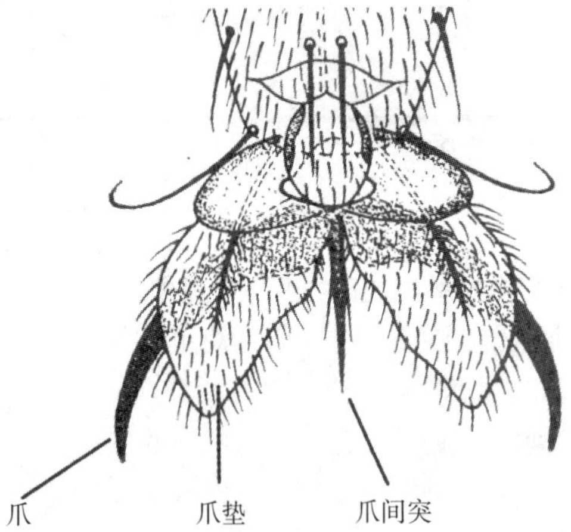

图 13-1-3 蝇足部（见彩图）

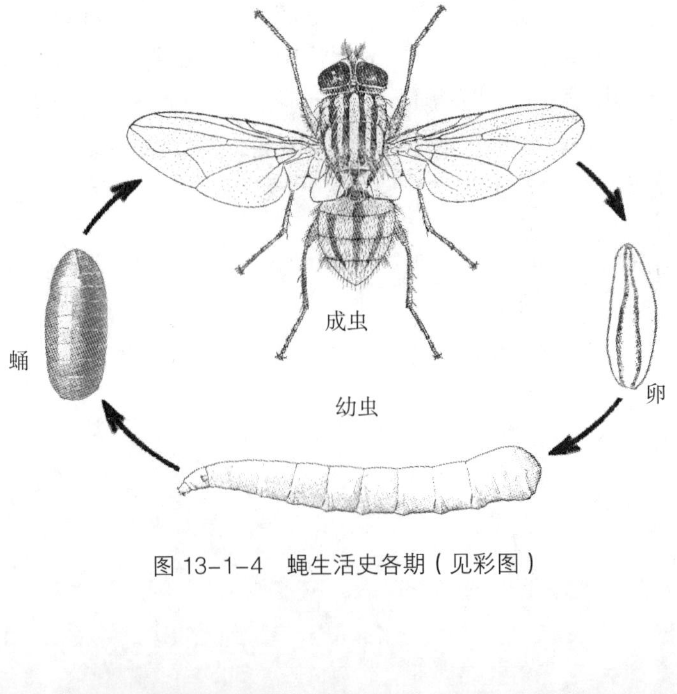

图 13-1-4 蝇生活史各期（见彩图）

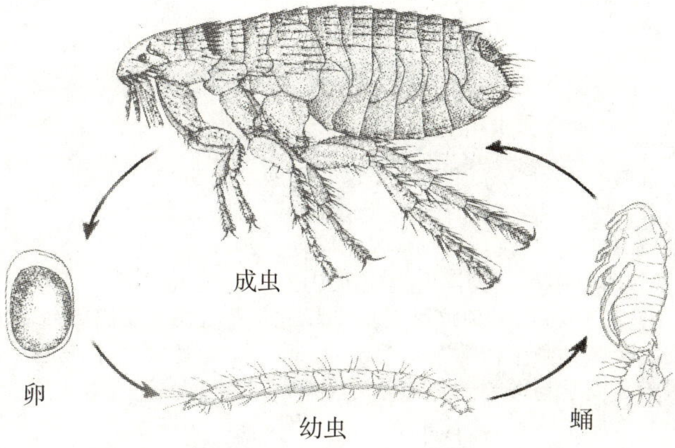

图 13-1-5　蚤生活史各期（见彩图）

第二节　蠕形螨自检

【实习目的】

1. 要求掌握蠕形螨的检查方法（透明胶纸粘贴法或挤粘结合法）。

2. 确定检出的蠕形螨的种类。

【实习内容】

自己取材，运用透明胶纸粘贴法或挤粘结合法，根据教材对蠕形螨的描述，在镜下确定检出的蠕形螨的种类，写出检查结果

（于晶峰）

参考文献

[1] 高晓莉.医学免疫学实验教程.北京：北京大学医学出版社，2010.
[2] 新燕.免疫学实验教程.北京：高等教育出版社，2013.
[3] 熊平源.医学免疫学实验教程.武汉：武汉大学出版社，2011.
[4] 余平.免疫学实验.武汉：华中科技大学出版社，2012.
[5] 柳忠辉，吴雄文，王全兴，等.医学免疫学实验技术.北京：人民卫生出版社，2014:204-211
[6] 戚中田，王健，朱诗应.医学微生物学实验指导.上海：第二军医大学出版社，2011.
[7] 薛向阳，董海艳.医学免疫学与医学微生物学实验指导.北京：高等教育出版社，2013.
[8] 刘伯阳.医学免疫学与病原生物学实验.北京：科学出版社，2011.
[9] 康润田，贾炳权.医学微生物学免疫学实验指导.北京：中国科学技术出版社，1998.
[10] 邬国军，戴橄，谭宇蓉.实验医学微生物学.长沙：中南大学出版社，2006.
[11] 马淑霞，沈晓玲，刘伯阳.病原生物学实验教程.北京：北京大学医学出版社，2010.
[12] 朱万孚.医学微生物学实验指导.北京：北京大学医学出版社，2003.
[13] 倪语星.微生物学和微生物学检验实验指导.北京：人民卫生出版社，1999.
[14] 谷鸿喜，张维哲.病原生物学实验.长春：吉林人民出版社，2001.
[15] 马淑霞，沈晓玲.病原生物学实验教程.北京：北京大学医学出版社，2010.
[16] 沈继龙.人体寄生虫学要点解析与实验指导.2版.北京：人民卫生出版社，2008.
[17] 何蔼.人体寄生虫学实验指导.2版.北京：人民卫生出版社，2010.
[18] 赵瑞.人体寄生虫学实验指导.北京：科学出版社，2013.
[19] 韩俭.病原生物学实验指导.北京：清华大学出版社，2012.

彩　　图

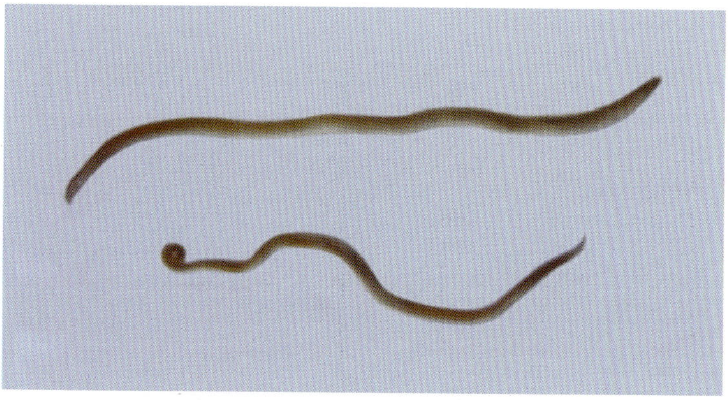

图 11-1-1　蛔虫成虫（雌雄）

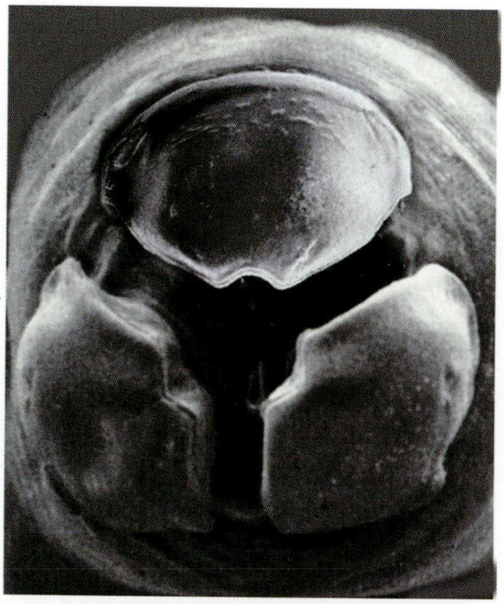

图 11-1-2　蛔虫唇瓣

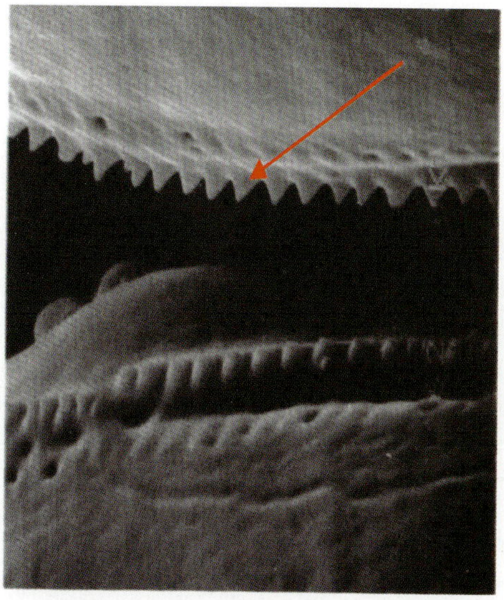

图 11-1-3　蛔虫唇瓣内缘上的细齿

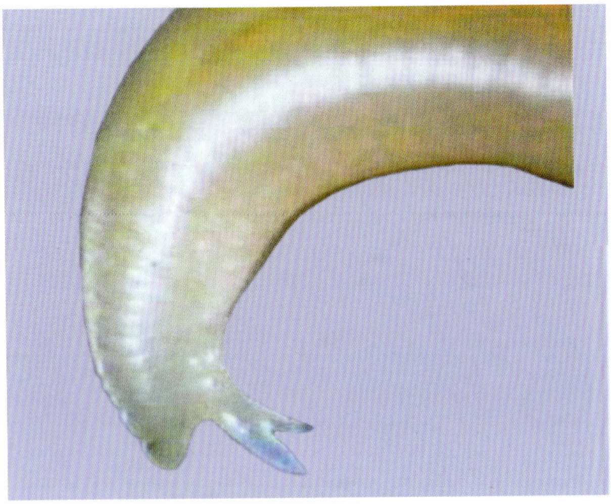

图 11-1-4　蛔虫雄虫尾部

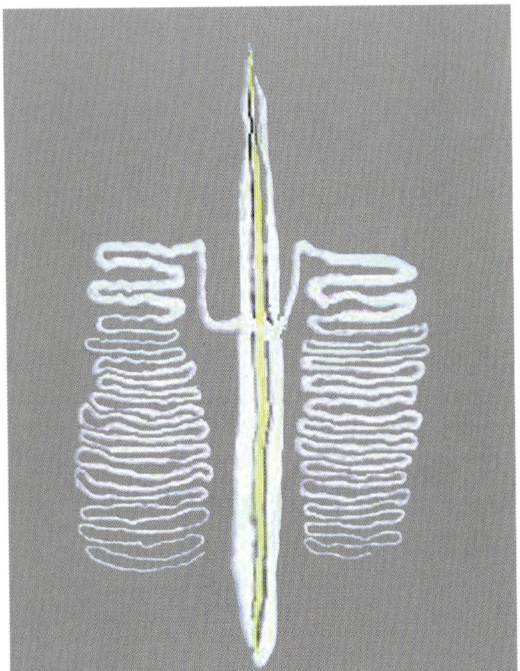

图 11-1-5　蛔虫雌虫内部结构

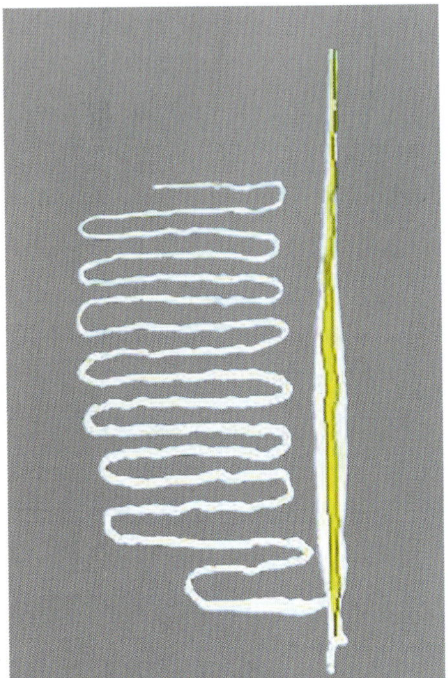

图 11-1-6　蛔虫雄虫内部结构

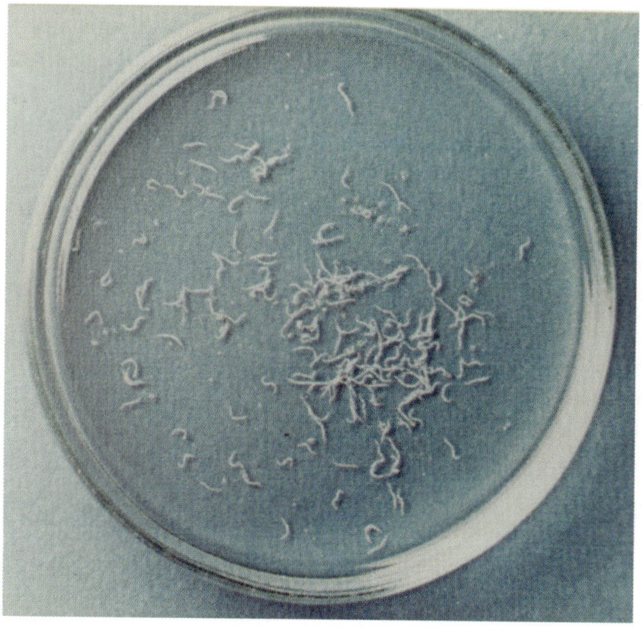

图 11-2-1　蛲虫雌雄虫

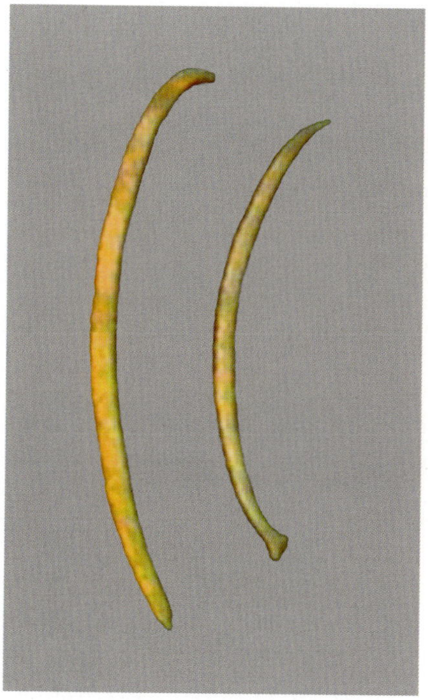

图 11-2-2　十二指肠钩虫雌雄虫

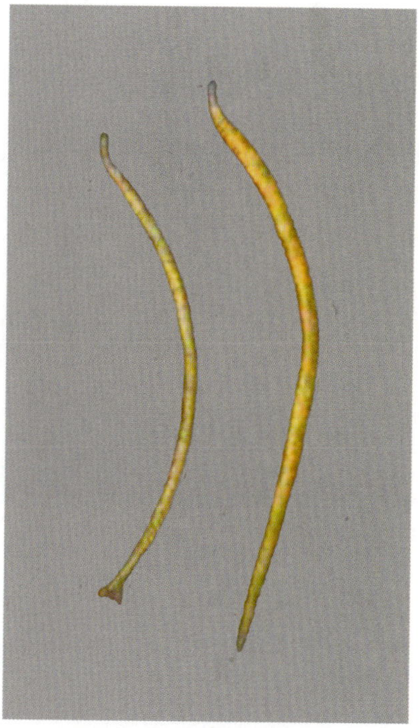

图 11-2-3　美洲钩虫雌雄虫

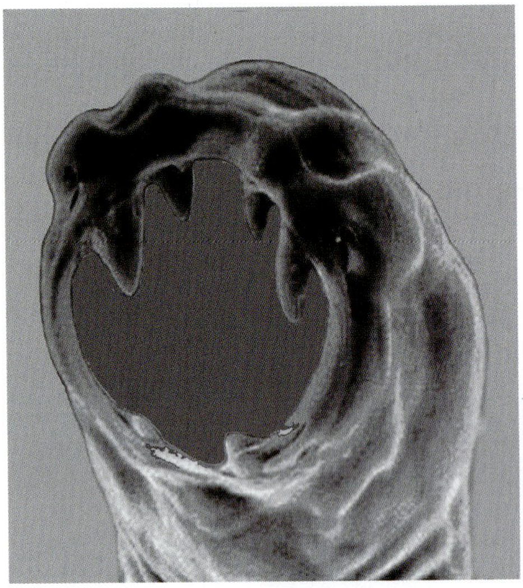

图 11-2-4　十二指肠钩虫口囊

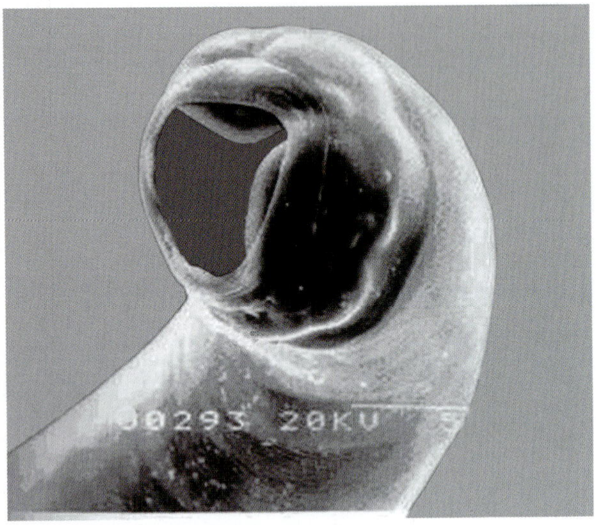

图 11-2-5　美洲钩虫口囊

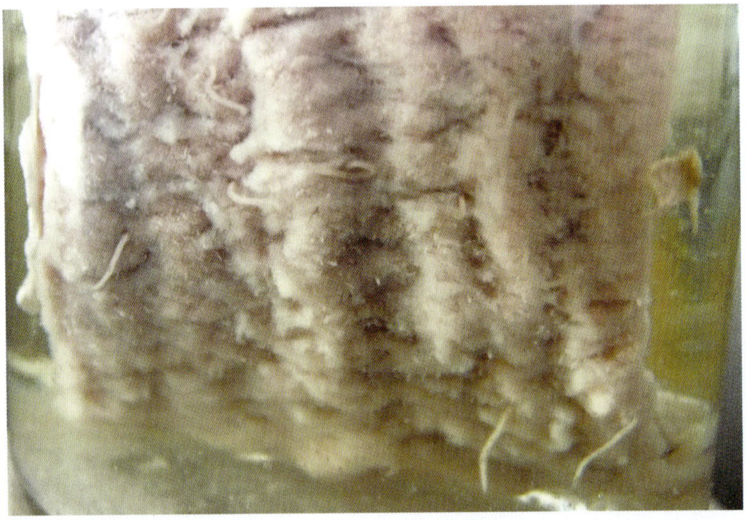

图 11-2-6　钩虫成虫吸附肠壁

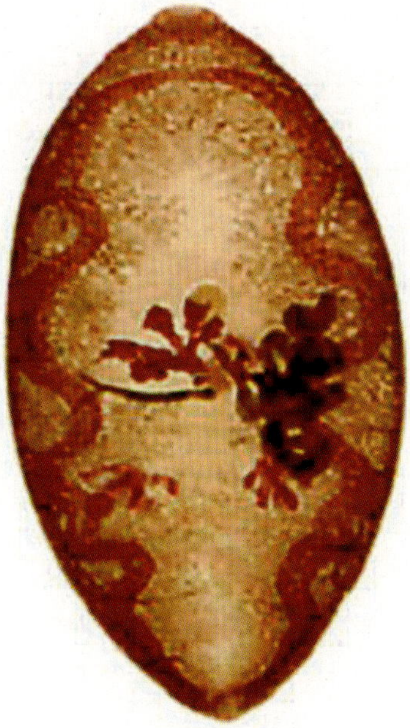

图 11-4-1　肺吸虫成虫

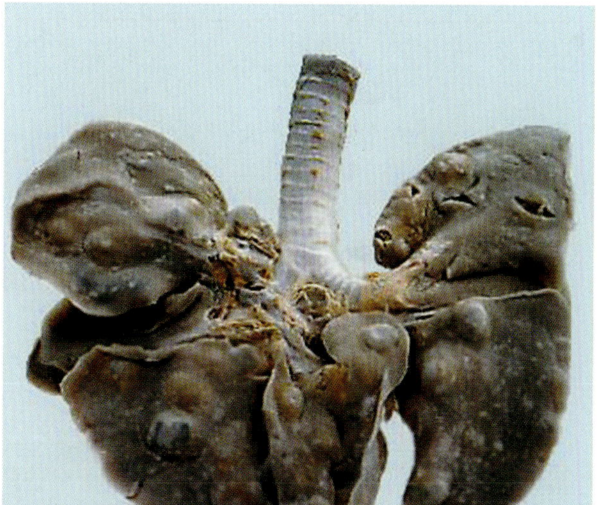

图 11-4-2　肺吸虫寄生于动物肺

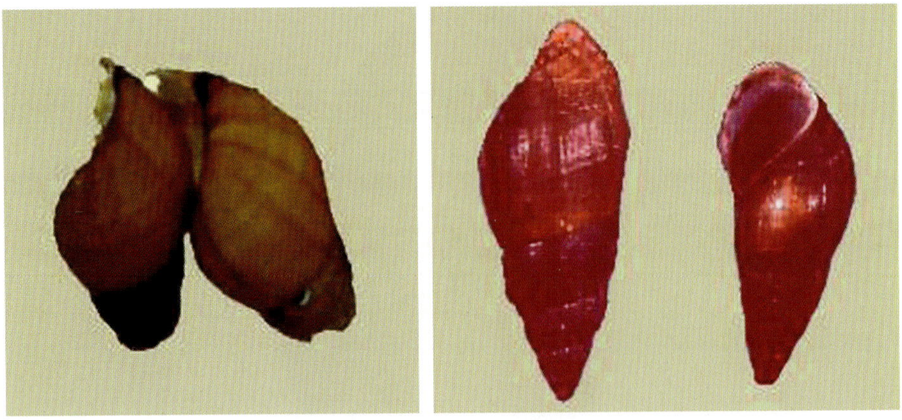

图 11-4-3 川卷螺

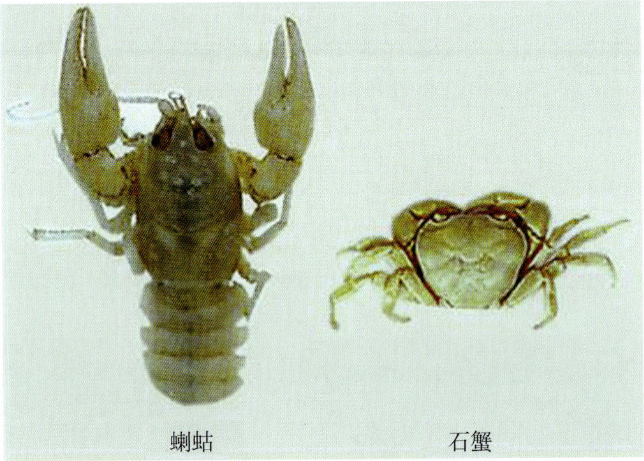

图 11-4-4 淡水蟹及蝲蛄

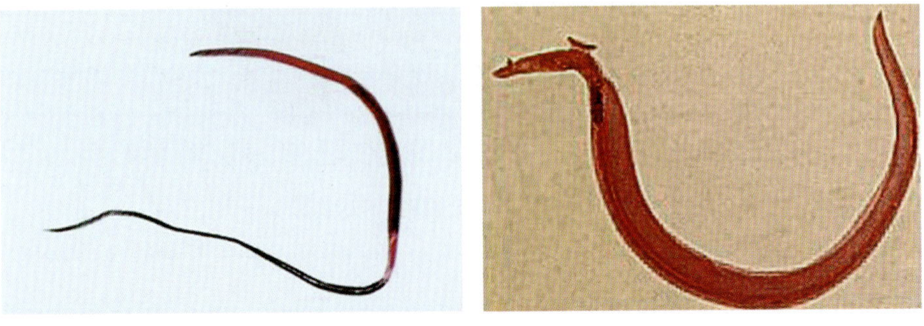

图 11-4-5 血吸虫成虫（左雌右雄）

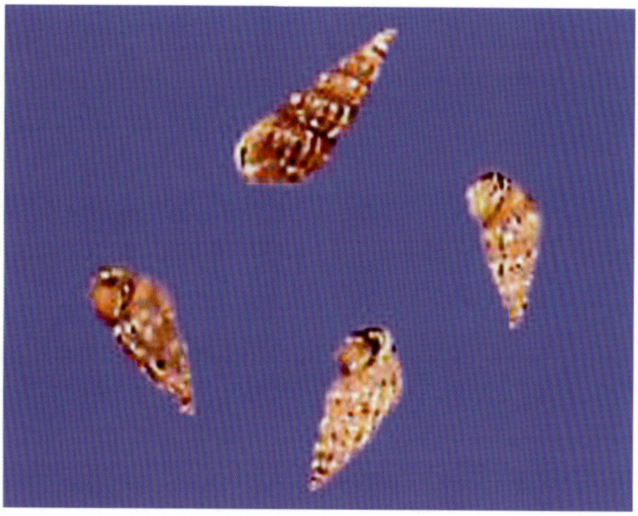

图 11-4-6 钉螺

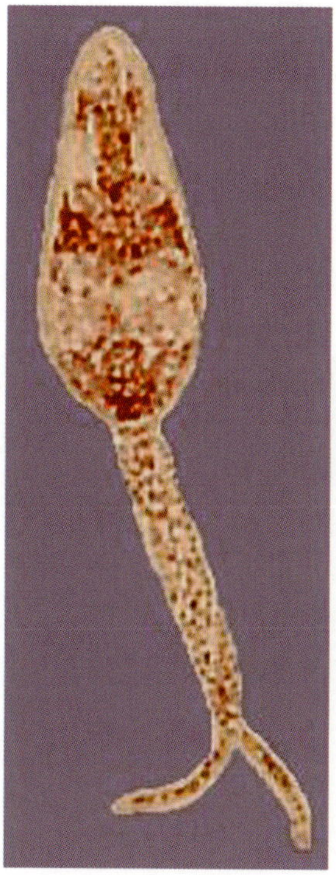

图 11-4-7 尾蚴

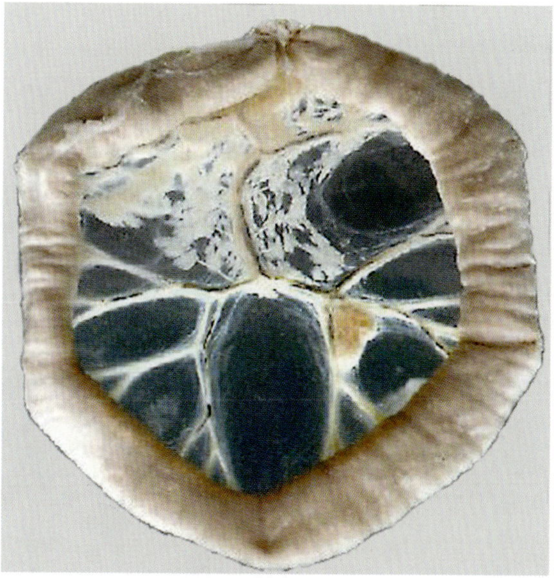

图 11-4-8 实验动物肠系膜

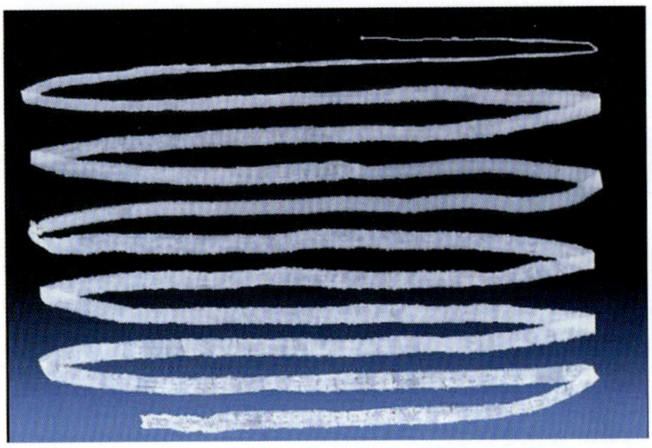

图 11-5-1 猪带绦虫成虫

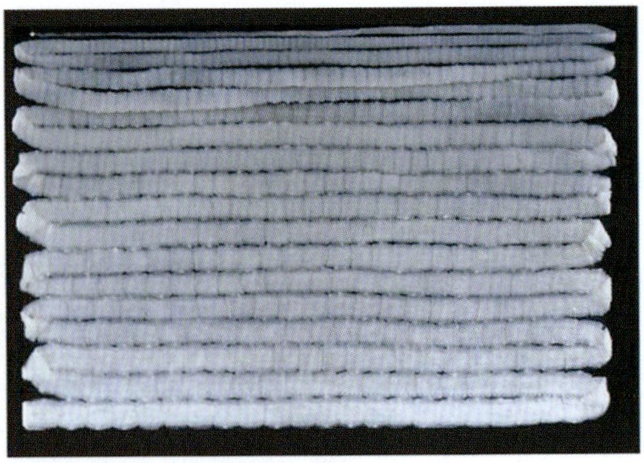

图 11-5-2 牛带绦虫成虫

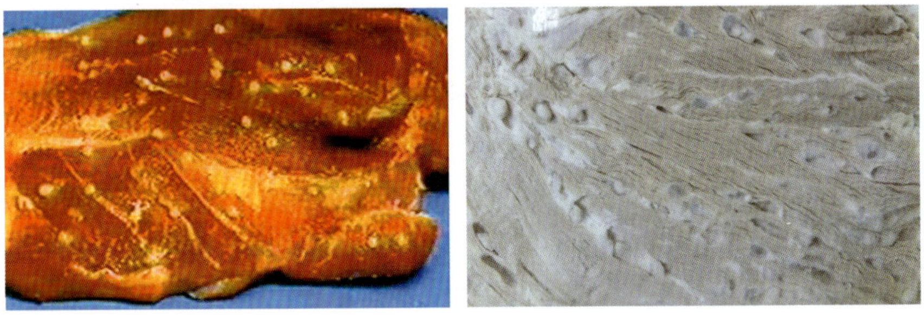

图 11-5-3 猪囊尾蚴寄生于肌肉（左为新鲜猪肉）

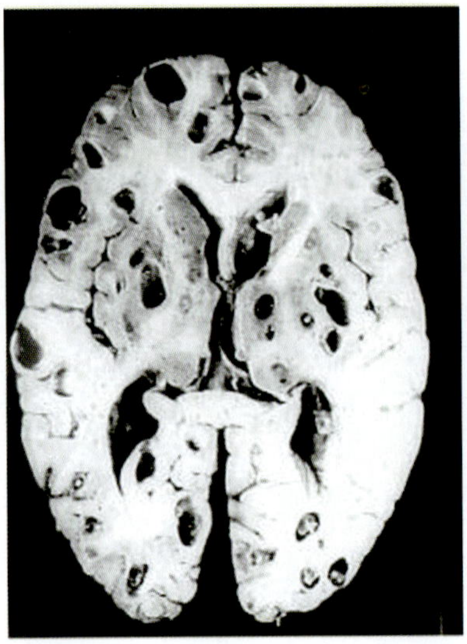

图 11-5-4 猪囊尾蚴寄生于脑

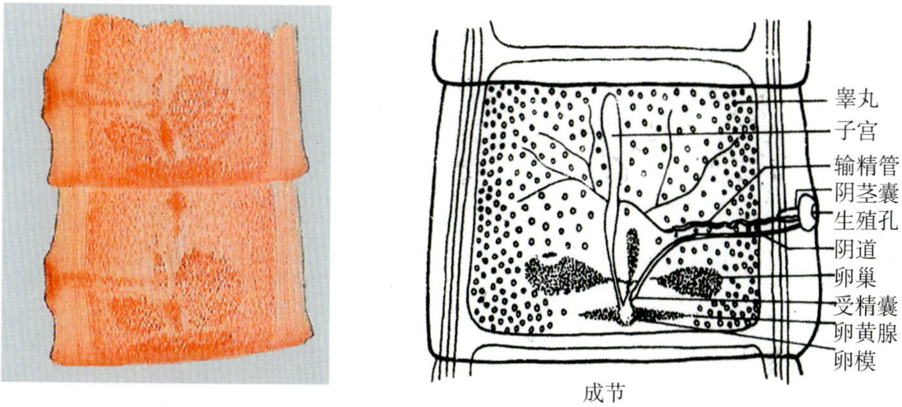

图 11-5-5　猪带绦虫成节（左图为染色压片标本）

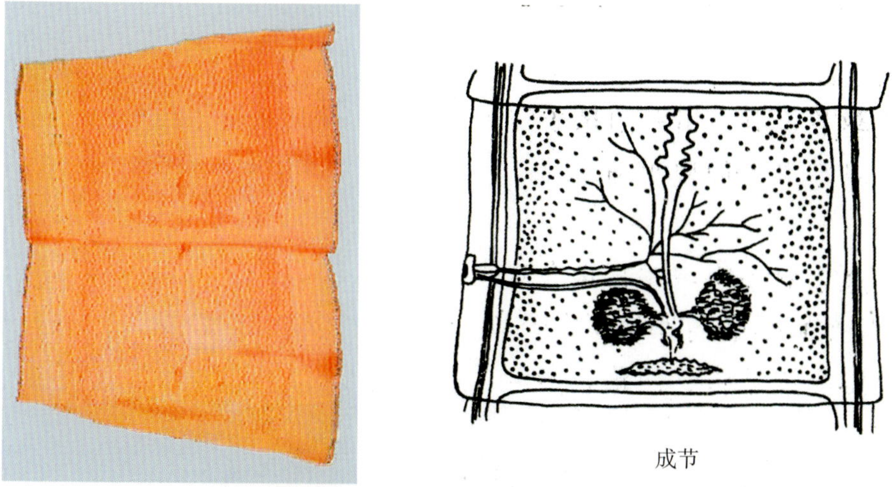

图 11-5-6　牛带绦虫成节（左图为染色压片标本）

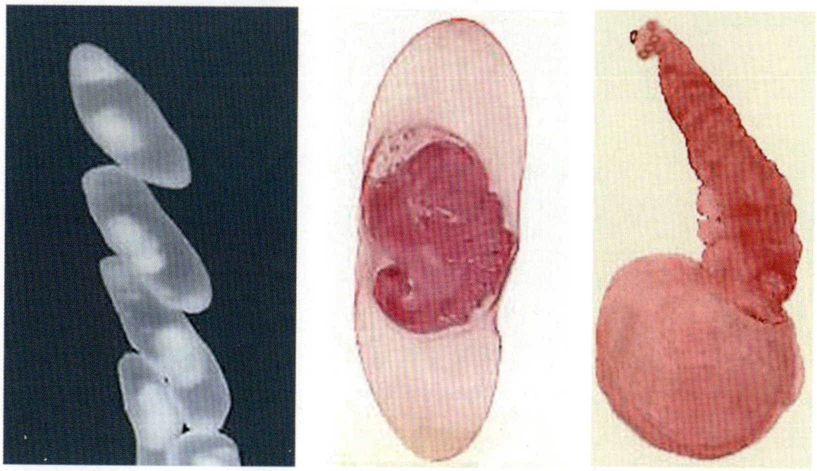

图 11-5-7　囊尾蚴

（左图为离体囊尾蚴、中图为囊尾蚴染色压片标本、右图为囊尾蚴头节翻出标本）

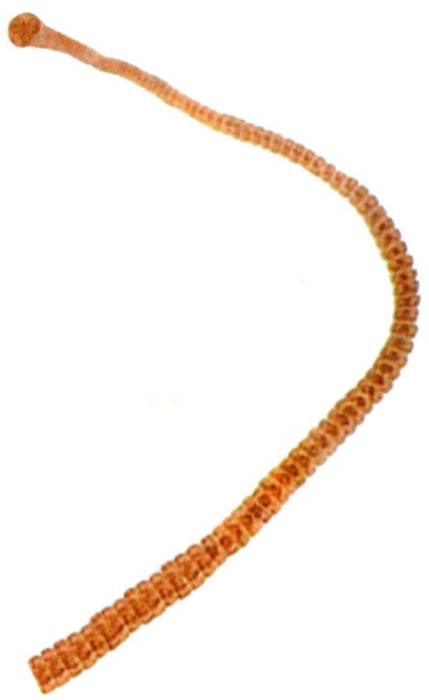

图 11-6-1 短膜壳绦虫成虫

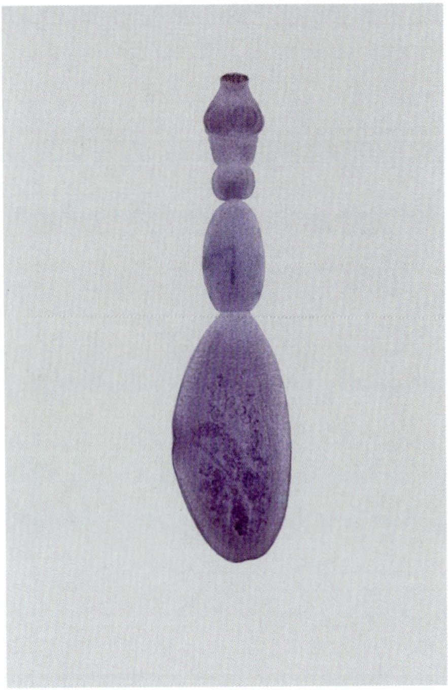

图 11-6-2 细粒棘球绦虫成虫

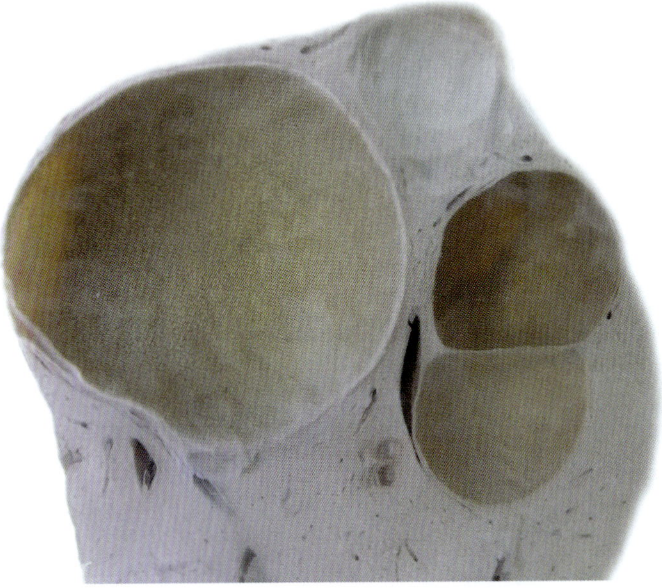

图 11-6-3 棘球蚴寄生在骆驼肝

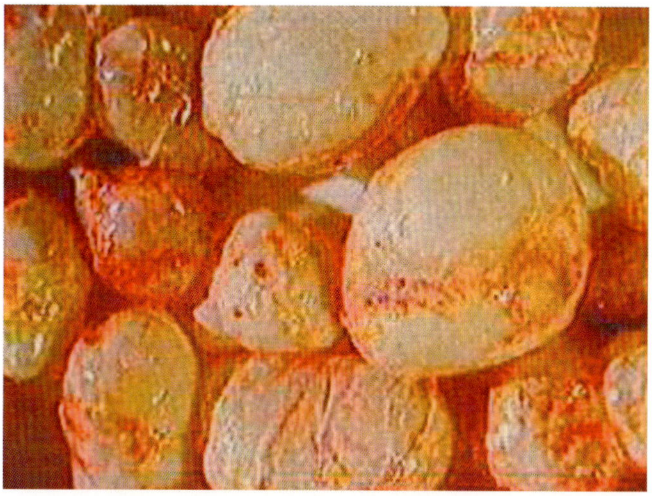

图 11-6-4 离体子囊

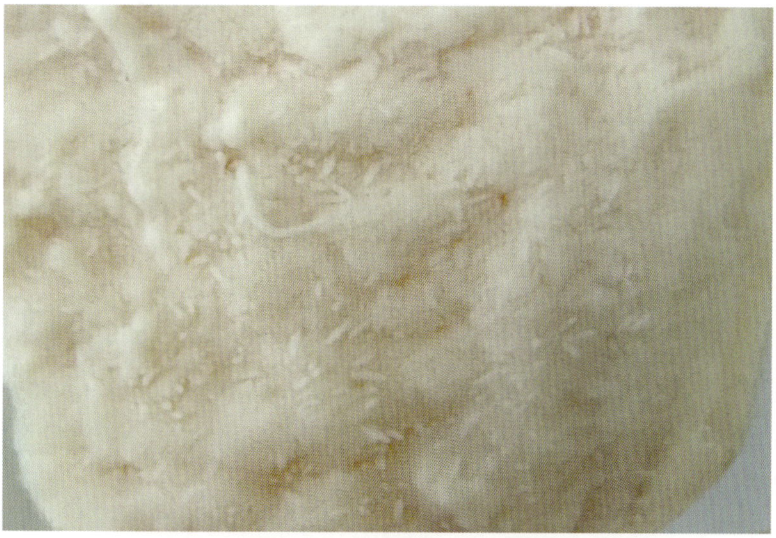

图 11-6-5 犬肠壁上的细粒棘球绦虫成虫

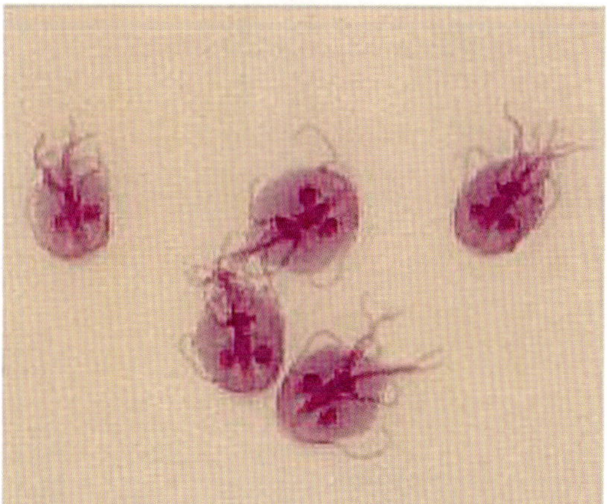

图 12-1-1 蓝氏贾弟鞭毛虫染色标本

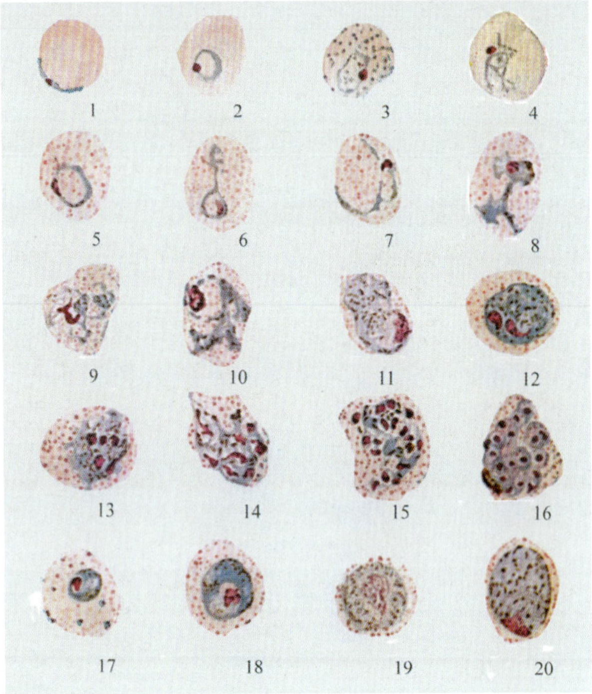

图 12-2-1 红细胞内间日疟原虫形态（薄血膜姬氏染色）

1. 环状体位于红细胞边缘；2. 环状体；3-7. 发育中的滋养体；8-11. 晚期滋养体；12-15. 未成熟裂殖体；16. 成熟裂殖体；17-18. 发育中的配子体；19. 成熟雄配子体；20. 成熟雌配子体

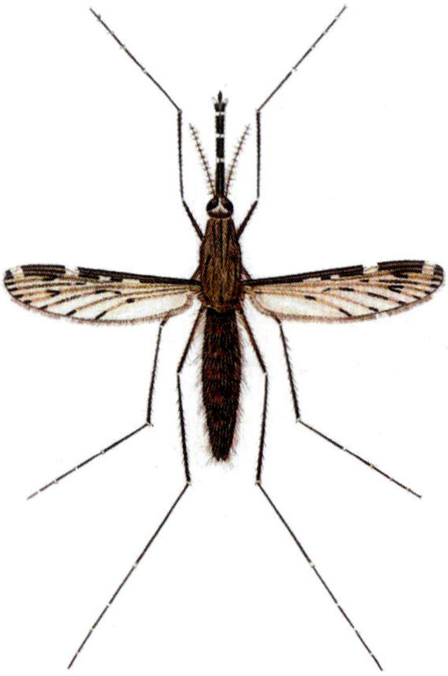

图 12-2-2 中华按蚊

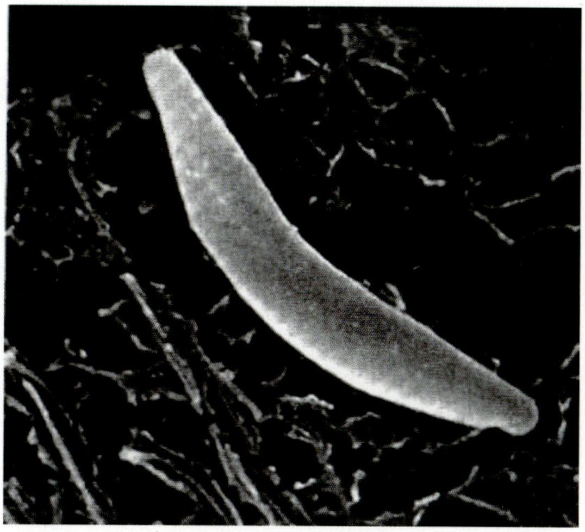

图 12-2-3 动合子

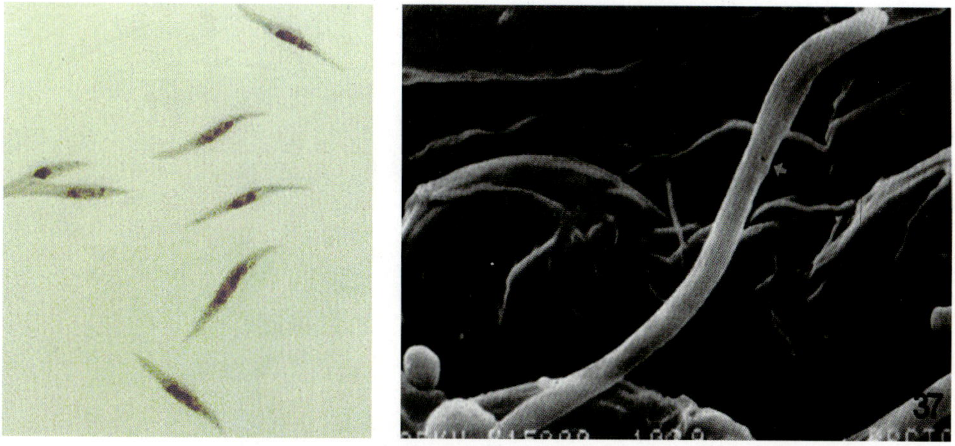

图 12-2-4 子孢子

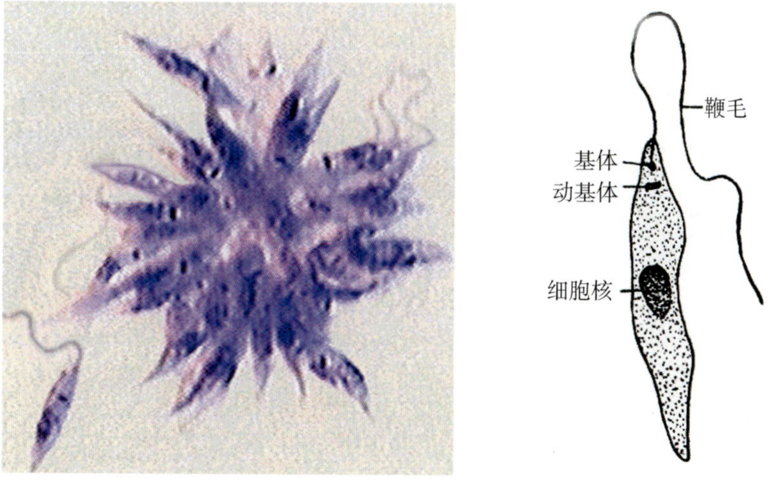

图 12-2-5 杜氏利什曼原虫前鞭毛体

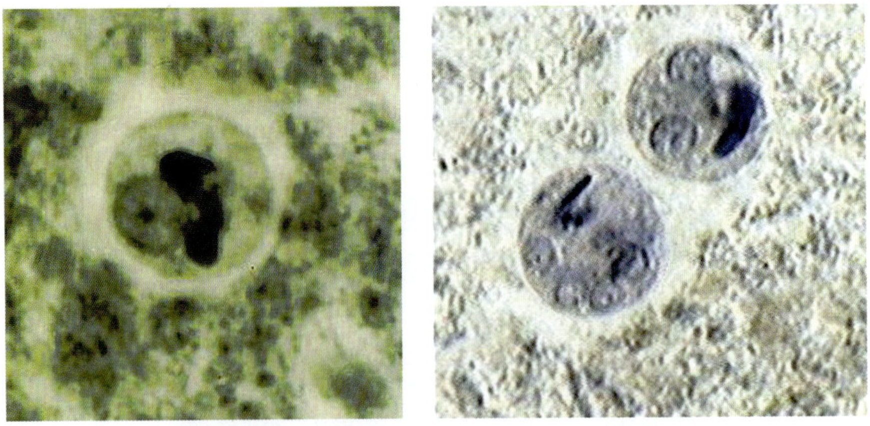

图 12-2-6　溶组织内阿米巴包囊（铁苏木素染色）

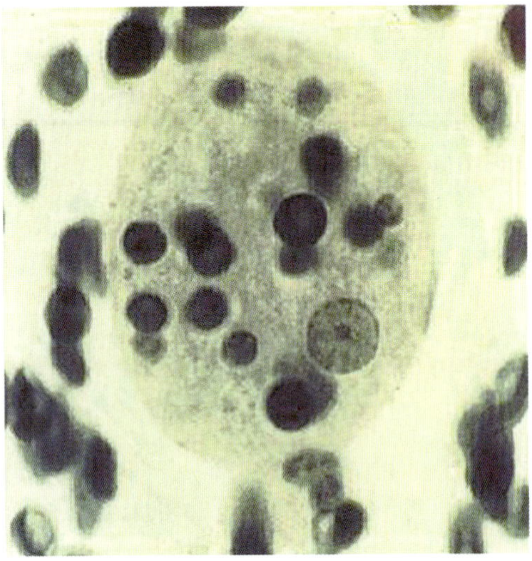

图 12-2-7　溶组织内阿米巴滋养体（铁苏木素染色）

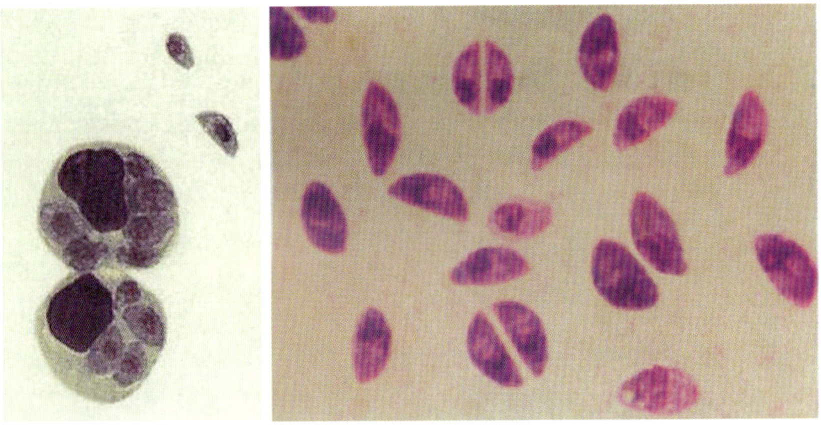

图 12-2-8　刚地弓形虫滋养体